国家卫生健康委员会"十四五"规划教材

全国高等中医药教育教材

供中医学、针灸推拿学、中西医临床医学等专业用

中医眼科学

第3版

U0284822

主　编　段俊国　秦裕辉

副主编　毕宏生　吴丹巍　周　剑　张铭连

编　委　（按姓氏笔画排序）

马芬俞（山西中医药大学）　　　姚　靖（黑龙江中医药大学）

王利民（贵州中医药大学）　　　姚小磊（湖南中医药大学）

毕宏生（山东中医药大学）　　　秦裕辉（湖南中医药大学）

牟　琳（西南医科大学）　　　　高卫萍（南京中医药大学）

吴丹巍（上海中医药大学）　　　郭承伟（山东中医药大学）

张铭连（河北省眼科医院）　　　黄冰林（江西中医药大学）

周　丹（长春中医药大学）　　　梁凤鸣（天津中医药大学）

周　剑（北京中医药大学）　　　路雪婧（四川省眼与视觉健康

周春阳（成都中医药大学）　　　　　　　产业技术研究院）

钟瑞英（广州中医药大学）　　　靖春颖（海南医学院）

段俊国（成都中医药大学）　　　霍　勤（河南中医药大学）

俞　洋（宁夏医科大学）

秘　书　周春阳（兼）

人民卫生出版社

·北京·

图书在版编目（CIP）数据

中医眼科学/段俊国，秦裕辉主编. —3版. —北京：人民卫生出版社，2021.9（2025.1重印）

ISBN 978-7-117-31592-0

Ⅰ.①中… Ⅱ.①段…②秦… Ⅲ.①中医五官科学-眼科学-教材 Ⅳ.①R276.7

中国版本图书馆 CIP 数据核字(2021)第 181063 号

人卫智网	www.ipmph.com	医学教育、学术、考试、健康，购书智慧智能综合服务平台
人卫官网	www.pmph.com	人卫官方资讯发布平台

中医眼科学
Zhongyi Yankexue
第 3 版

主　　编：段俊国　秦裕辉
出版发行：人民卫生出版社（中继线 010-59780011）
地　　址：北京市朝阳区潘家园南里 19 号
邮　　编：100021
E - mail：pmph @ pmph.com
购书热线：010-59787592　010-59787584　010-65264830
印　　刷：人卫印务（北京）有限公司
经　　销：新华书店
开　　本：850×1168　1/16　印张：17
字　　数：446 千字
版　　次：2012 年 7 月第 1 版　2021 年 9 月第 3 版
印　　次：2025 年 1 月第 2 次印刷
标准书号：ISBN 978-7-117-31592-0
定　　价：79.00 元

打击盗版举报电话：010-59787491　E - mail：WQ @ pmph.com
质量问题联系电话：010-59787234　E - mail：zhiliang @ pmph.com

数字增值服务编委会

◇◇◇ 修 订 说 明 ◇◇◇

为了更好地贯彻落实《中医药发展战略规划纲要(2016—2030 年)》《中共中央国务院关于促进中医药传承创新发展的意见》《教育部 国家卫生健康委 国家中医药管理局关于深化医教协同进一步推动中医药教育改革与高质量发展的实施意见》《关于加快中医药特色发展的若干政策措施》和新时代全国高等学校本科教育工作会议精神,做好第四轮全国高等中医药教育教材建设工作,人民卫生出版社在教育部、国家卫生健康委员会、国家中医药管理局的领导下,在上一轮教材建设的基础上,组织和规划了全国高等中医药教育本科国家卫生健康委员会"十四五"规划教材的编写和修订工作。

为做好新一轮教材的出版工作,人民卫生出版社在教育部高等学校中医学类专业教学指导委员会、中药学类专业教学指导委员会和第三届全国高等中医药教育教材建设指导委员会的大力支持下,先后成立了第四届全国高等中医药教育教材建设指导委员会和相应的教材评审委员会,以指导和组织教材的遴选、评审和修订工作,确保教材编写质量。

根据"十四五"期间高等中医药教育教学改革和高等中医药人才培养目标,在上述工作的基础上,人民卫生出版社规划、确定了第一批中医学、针灸推拿学、中医骨伤科学、中药学、护理学 5 个专业 100 种国家卫生健康委员会"十四五"规划教材。教材主编、副主编和编委的遴选按照公开、公平、公正的原则进行。在全国 50 余所高等院校 2 400 余位专家和学者申报的基础上,2 000 余位申报者经教材建设指导委员会、教材评审委员会审定批准,聘任为主编、副主编、编委。

本套教材的主要特色如下:

1. 立德树人,思政教育　坚持以文化人,以文载道,以德育人,以德为先。将立德树人深化到各学科、各领域,加强学生理想信念教育,厚植爱国主义情怀,把社会主义核心价值观融入教育教学全过程。根据不同专业人才培养特点和专业能力素质要求,科学合理地设计思政教育内容。教材中有机融入中医药文化元素和思想政治教育元素,形成专业课教学与思政理论教育、课程思政与专业思政紧密结合的教材建设格局。

2. 准确定位,联系实际　教材的深度和广度符合各专业教学大纲的要求和特定学制、特定对象、特定层次的培养目标,紧扣教学活动和知识结构。以解决目前各院校教材使用中的突出问题为出发点和落脚点,对人才培养体系、课程体系、教材体系进行充分调研和论证,使之更加符合教改实际、适应中医药人才培养要求和社会需求。

3. 夯实基础,整体优化　以科学严谨的治学态度,对教材体系进行科学设计、整体优化,体现中医药基本理论、基本知识、基本思维、基本技能;教材编写综合考虑学科的分化、交叉,既充分体现不同学科自身特点,又注意各学科之间有机衔接;确保理论体系完善,知识点结合完备,内容精练、完整,概念准确,切合教学实际。

4. 注重衔接,合理区分　严格界定本科教材与职业教育教材、研究生教材、毕业后教育教材的知识范畴,认真总结、详细讨论现阶段中医药本科各课程的知识和理论框架,使其在教材中得以凸显,既要相互联系,又要在编写思路、框架设计、内容取舍等方面有一定的区分度。

5. **体现传承,突出特色** 本套教材是培养复合型、创新型中医药人才的重要工具,是中医药文明传承的重要载体。传统的中医药文化是国家软实力的重要体现。因此,教材必须遵循中医药传承发展规律,既要反映原汁原味的中医药知识,培养学生的中医思维,又要使学生中西医学融会贯通,既要传承经典,又要创新发挥,体现新版教材"传承精华、守正创新"的特点。

6. **与时俱进,纸数融合** 本套教材新增中医抗疫知识,培养学生的探索精神、创新精神,强化中医药防疫人才培养。同时,教材编写充分体现与时代融合、与现代科技融合、与现代医学融合的特色和理念,将移动互联、网络增值、慕课、翻转课堂等新的教学理念和教学技术、学习方式融入教材建设之中。书中设有随文二维码,通过扫码,学生可对教材的数字增值服务内容进行自主学习。

7. **创新形式,提高效用** 教材在形式上仍将传承上版模块化编写的设计思路,图文并茂、版式精美;内容方面注重提高效用,同时应用问题导入、案例教学、探究教学等教材编写理念,以提高学生的学习兴趣和学习效果。

8. **突出实用,注重技能** 增设技能教材、实验实训内容及相关栏目,适当增加实践教学学时数,增强学生综合运用所学知识的能力和动手能力,体现医学生早临床、多临床、反复临床的特点,使学生好学、临床好用、教师好教。

9. **立足精品,树立标准** 始终坚持具有中国特色的教材建设机制和模式,编委会精心编写,出版社精心审校,全程全员坚持质量控制体系,把打造精品教材作为崇高的历史使命,严把各个环节质量关,力保教材的精品属性,使精品和金课互相促进,通过教材建设推动和深化高等中医药教育教学改革,力争打造国内外高等中医药教育标准化教材。

10. **三点兼顾,有机结合** 以基本知识点作为主体内容,适度增加新进展、新技术、新方法,并与相关部门制订的职业技能鉴定规范和国家执业医师(药师)资格考试有效衔接,使知识点、创新点、执业点三点结合;紧密联系临床和科研实际情况,避免理论与实践脱节、教学与临床脱节。

本轮教材的修订编写,教育部、国家卫生健康委员会、国家中医药管理局有关领导和教育部高等学校中医学类专业教学指导委员会、中药学类专业教学指导委员会等相关专家给予了大力支持和指导,得到了全国各医药卫生院校和部分医院、科研机构领导、专家和教师的积极支持和参与,在此,对有关单位和个人表示衷心的感谢!希望各院校在教学使用中,以及在探索课程体系、课程标准和教材建设与改革的进程中,及时提出宝贵意见或建议,以便不断修订和完善,为下一轮教材的修订工作奠定坚实的基础。

人民卫生出版社

2021 年 3 月

前　言

　　国家卫生健康委员会"十四五"规划教材《中医眼科学》（第3版）是在前两版的基础上，组织修订的全国高等中医药教育五年制本科教材。本版教材对第2版教材内容做了部分修订和调整，以期更符合临床实际，同时也能充分体现中医眼科学术发展的新进展。

　　全书分总论和各论两部分。总论为中医眼科基础知识，包括绪论、眼的解剖与生理功能、眼与脏腑经络的关系、眼病病因病机、眼科诊法、眼科治疗概要、眼病的调护与预防等。各论介绍中医眼科疾病，分为三篇：上篇外障，包括胞睑疾病、两眦疾病、白睛疾病和黑睛疾病；中篇内障，包括黄仁疾病、晶珠疾病、五风内障、神膏疾病、视衣疾病和目系疾病；下篇其他，包括屈光异常、眼外肌疾病与弱视、目眶疾病及眼外伤等。另外，根据眼科教学的特点，配以丰富的插图。

　　本版教材由全国22位中西医眼科专家组成的编委会反复讨论、修改而成。具体编写分工如下：第一章，段俊国；第二章，吴丹巍、周春阳；第三章，段俊国、路雪婧；第四章，秦裕辉；第五章，张铭连、周春阳；第六章，梁凤鸣、周春阳；第七章，靖春颖；第八章，周丹、俞洋；第九章，牟琳；第十章，霍勤、钟瑞英；第十一章，吴丹巍、姚靖；第十二、二十一章，郭承伟；第十三章，毕宏生；第十四章，姚小磊；第十五章，马芬俞；第十六章，王利民、路雪婧、黄冰林；第十七章，周剑；第十八章，周春阳；第十九章，高卫萍；第二十章，霍勤。

　　本教材在编写和修订过程中得到了诸多眼科相关人士的支持和帮助，同时也参考、借鉴了一些本专业相关教材的特色和亮点。在此，谨向所有对本教材做出贡献的专家表示最诚挚的敬意。

　　尽管全体编写人员倾注了极大热情，精心编撰，但由于时间和水平有限，教材难免存在疏忽之处，祈请读者、同道批评指正，以便今后修订和完善。

编者
2021 年 3 月

◇◇◇ 目 录 ◇◇◇

总 论

各　论

上篇　外　障

中篇　内　障

下篇　其　他

总　论

◆◆◆ **第一章** ◆◆◆

绪　论

学习目标

　　通过本章的学习,掌握中医眼科学发展的五个阶段,并熟悉各发展阶段重要眼科著作与成就。了解中医眼科学学科定位及其与中医学的关系,了解学习中医眼科课程的重要性和实用性。

　　眼主视觉,是人体重要的感觉器官,人类所获得的外界信息,绝大部分通过视觉功能来完成。中医眼科学是以中医学基础理论为指导,认识和研究眼的解剖、生理、病因、病理和眼病的各种临床表现、诊断、辨证、治疗与预防的一门临床学科,其任务是防治眼病,维护人体视觉器官的健康。

　　中医眼科学是中医药学的重要组成部分,是我国人民几千年来在与疾病做斗争的过程中,逐渐形成和发展起来的一门临床学科,它的形成和发展,与社会的发展以及整个中医学的发展息息相关。中医眼科学的基本理论和辨证论治体系建立在中医基础理论的基础之上,与此同时,中医眼科学在每一个时期的成长和进步也是对中医学术与技术的丰富和发展。但是,由于眼的位置、结构和功能特殊,中医眼科在专科基本理论和疾病诊断、防治等方面又有着鲜明的特点。随着时代的进步,当代中医眼科不仅继承传统的中医理论和方法,也与时俱进,结合现代检测、诊疗手段,借鉴西医学一些相关知识,在发挥中医眼科学科优势的同时,进一步提高临床科研水平,不断地丰富中医眼科学术理论体系。

　　学习《中医眼科学》的目的在于掌握中医眼科学的基本理论、基本知识,掌握常见眼病的诊断、辨证论治和预防方法,以及对一些急重眼病进行初步处理的知识。

第一节　中医眼科学发展简况

　　中医眼科学的形成和发展与中医学的发展息息相关、一脉相承,根据其不同时期发展历程与学术特点,可以划分为五个阶段,即萌芽阶段、奠基阶段、独立发展阶段、兴盛阶段、衰落与复兴阶段。

一、萌芽阶段（上古—南北朝）

　　中医眼科的萌芽远在上古,经历了我国历史上商、周、秦、汉诸代。这一时期,我们的祖先通过一段漫长而原始的、一症一药对症治疗眼疾的年代之后,开始向着探索眼的解剖结构、生理病理,乃至辨证论治的方向进步。自从文字出现以后,有关眼病的医药知识逐渐有了记载。不过,最初多散见于各种书籍文献。以后,随着《黄帝内经》《神农本草经》《伤寒论》《金匮要略》等医药专书的出现,有关眼与眼病的知识在医药书籍中开始有了比较集中的记载和论述。

（一）散见于书籍文献的眼及眼病的记述

从在殷墟出土的甲骨文考察可知,早在武丁时代(公元前14—前13世纪),就有关于"目""疾目""丧明"的记载。春秋战国及其以后,有关眼及眼病的记述日渐增多。《诗经》和《书经》等关于目盲,根据其病状不同,分别采用"瞽""矇""瞍"等词加以区分,《毛诗诂训传》注释:"有眸子而无见曰蒙,无眸子曰瞍。"《韩非子》"目不能决黑白之色谓之盲"对"盲"作了定义。《春秋左传》曰"目不识五色之章为昧",是世界上有关色盲的最早描述。《荀子》《史记》分别记载尧舜、项羽"重瞳",是世界上关于瞳孔异常的最早记载。

对于眼病的治疗,在先秦时代的《山海经》中,记载100余种药物,其中已有7种可以防治眼病。《淮南子》载"目中有疵,不害于视,不可灼也",说明在汉时已有一些眼部的手术治疗。《晋书》也有手术治疗眼病的记载:"帝目有瘤疾,使医割之。"又据《史记》所载,战国时期的名医扁鹊到周都洛阳时,"闻周人爱老人,遂为耳目痹医",因而扁鹊可能是我国最早从事五官科的医生。

（二）医药书籍中关于眼的论述为中医眼科学科的形成做了前期准备

成书于战国时期的《黄帝内经》,对眼的解剖生理,眼病的病因病机、临床证候、针刺疗法等已有初步的论述。从解剖学的角度提出目、眼、匡、内眦、外眦、约束、络、白眼、黑眼、瞳子、目系等名词;所载眼部病症名有目赤、目痛、目眦疡、目下肿、目不明、目盲、视歧等不下30余候。后世中医眼科学中关于眼与脏腑经络的关系、五轮八廓学说、眼病的脏腑辨证等许多基本理论,就是在《黄帝内经》的基础上发展起来的。

大约编著于秦汉时期的《神农本草经》,除记载十几种眼部病症外,在收载的365味药物中眼科用药已达70余种,可用于治疗胞睑、两眦、白睛、黑睛、瞳神等眼病,反映了当时眼科药物治疗的水平,其中不少药物至今仍为眼科所常用。

东汉末年,张仲景著《伤寒论》和《金匮要略》,在阐述全身性疾病时,涉及目赤、目黯、目不识人等20余种眼部病症。张仲景从整体观念出发,参合全身脉证,辨证论治,为后世治疗眼病结合全身证候辨证论治的方法奠定了基础。

晋代王叔和《脉经》中已有眼科类证鉴别的萌芽。此外,还有专节论述目病脉象,及利用症状判断疾病预后等。

其他如皇甫谧《针灸甲乙经》、葛洪《肘后救卒方》、龚庆宣《刘涓子鬼遗方》等均记载有医治眼病的针灸方法或方药。

综上所述,从商周至秦汉的漫长年代里,我们的祖先对防治眼病的医药知识不断增加和积累,并开始从实践上升为理论,载入医药书籍,这是一个很大的进步。不过,此时的中医眼科尚无比较系统的理论,也无收载和论述眼病的专书。所以说,当时的眼科学尚处于萌芽时期。

二、奠基阶段（隋代—唐代）

隋唐时期,我国社会经济、文化空前繁荣,中医学得到显著发展,中医眼科也有了进一步发展,对眼的解剖、生理等基础理论的认识较前深入、系统,对相当多的眼病能做出诊断分类;内治、外治与手术已经具有一定的水平,为中医眼科发展为独立的专科奠定了基础。

（一）耳目口齿科的分设为中医眼科的独立发展奠定了基础

唐初武德年间设立的太医署,分科较细。五官病已正式由内、外科划分出来,自立为"耳目口齿科",这为下一步眼科分化为专科打下了基础。

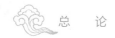

（二）眼科专著的出现为中医眼科独立发展创造了条件

隋唐时期，许多全书、方书中已有集中记载眼科病因证治的文献，同时也出现了眼科专著，这些眼科专著对后世中医眼科学术体系完善作用巨大，为中医眼科独立发展创造了条件。

《隋书·经籍志》所载《陶氏疗目方》和甘浚之的《疗耳目方》，是我国最早的眼科方书，可惜已失传。

《龙树眼论》是我国第一部有影响的眼科专著，可惜原书也已失传，仅有日本人辑录于朝鲜《医方类聚》的辑本。该书大体可分为总论与各论两部分。总论所述病因病机与《诸病源候论》相似，多主风热；各论所述眼病有 30 节。书中的眼部解剖名词比以前的文献丰富，如"眼睑""眼皮"等词皆属首见；所涉及的眼部病症已增至 60 余种。治疗方面，不仅重视药物，还记载有多种手术疗法，如首次提出对胬肉攀睛使用割烙法和对"睑皮里有核（即胞生痰核）"施行手术治疗，而且对"开内障用针法"的叙述也较前人详细。

《刘皓眼论准的歌》是晚唐时期著成的另一部眼科专书，又称《刘皓眼论审的歌》，是在《龙树眼论》的影响下著成。全书为诗歌体裁，便于记颂。现存《秘传眼科龙木论》中《龙木总论》之"审的歌"，即引自该书。书中所载的"五轮歌"及将 72 种眼部病症按内、外障分类的方法，对以后中医眼科的影响深远。

（三）医学文献中丰富的眼科记述对中医眼科学术发展影响巨大

在医学著作方面，隋唐时期大量的医学文献中，有大量关于眼科疾病与方药的记述，对中医眼科学术发展影响巨大，主要有《诸病源候论》《备急千金要方》《外台秘要》等。

隋代，巢元方等著《诸病源候论》，该书在目病诸候一卷内，集中收载 38 候，包括胞睑、两眦、白睛、黑睛、瞳神等部疾病。此外，对于突眼、近视以及一些与全身性疾病相关的眼病也有了记载，而且对症状描述和病源探讨都比前人前进了一步。

唐代，孙思邈著《备急千金要方》，在七窍病一卷首列目病，首次明确地提出了生食五辛、夜读细书等容易引起眼病的 19 种因素，以及预防眼病的若干注意事项，还首次记述了老人目昏。在眼病的治疗方面，记载了神曲丸等 81 首内服及外用的药方，并第一次提出了食用牛、羊等动物肝脏的明目作用。此外，还介绍了熏洗、外敷、钩、割等眼病外治法和针灸、按摩疗法。所以，该书对后世眼科发展颇具影响。

王焘著《外台秘要》，在眼疾一卷中引印度《天竺经论眼》内容。在眼的解剖方面指出眼乃轻膜裹水，外膜白睛重数有三，黑睛水膜止有一重，不可轻触；眼之黑白分明，肝管无滞，外托三光，内因神识，故有所见。在论述病源方面提出绿翳青盲（相当于青光眼）之类眼病"皆从内肝管缺，眼孔不通所致"的独到见解。并且指出该病初发即须速治，病成则不复可疗。在眼病论治方面，谓治脑流青盲眼（相当于白内障）"宜用金篦决，一针之后豁若开云而见白日"。这是中医古籍有关金针拨内障的最早记载。该书具有较好的参考价值。

此外，唐武宗时期（9 世纪中叶）已能配制假眼。据《太平御览》记载："唐崔眹失一目，以珠代之。"《吴越备史》又载："唐立武选，以击球较其能否，置铁钩于球杖以相击，周宝尝与此选，为铁钩摘一目，睛失……救赐木睛以代之。"这是世界上关于义眼配制的最早记载。

三、独立发展阶段（宋代—元代）

由宋至金元时代，眼的生理解剖、病机学说等基础理论又得到进一步发展，在理论与临床方面都具备了独立性，中医眼科学从此进入独立发展阶段。

（一）太医局单设，是中医眼科成为独立学科的标志

宋代开设太医局，在前代太医署所设耳目口齿科的基础上进一步分化出了眼科单独教授,并将《龙树眼论》列为专科教材之一,也有专习眼科的学生。从此,历代中医眼科皆为一门独立的学科。

（二）眼科医著大为丰富、中医眼科基本理论逐渐完善

宋元时期朝廷组织人员,大规模地编辑整理医书,因而当时大部分眼科文献都得以保存。《太平圣惠方》《圣济总录》《世医得效方》等皆有眼科专篇。眼科专著《秘传眼科龙木论》《银海精微》等也成书于这一时期。

宋初编成的《太平圣惠方》之卷三十二与卷三十三为眼科专篇。总结了以前的眼科成就,并有所发展。眼科五轮学说在该书首次见到运用,并以"眼通五脏,气贯五轮"强调了眼与整体的密切关系。书中除对内治和外治的大量记载外,对金针拨障等手术也做了比较详细的描述。

北宋末年,由朝廷组织编撰的《圣济总录》,全书 200 多卷,有论有方。眼科部分在《太平圣惠方》的基础上加以扩充,写成 12 卷,包括眼病 58 门、手术 2 门,记载眼病用方 750 多首,内容较为丰富。

至于眼科用药,见于宋代著名官方药书《重修政和经史证类备用本草》者,就有 180 多种,其中还吸收了一些外来药物,如没药、龙脑香等。

元代危亦林编《世医得效方》,其中眼科一卷。重点阐述了五轮八廓学说,其次分别叙述眼科 72 证的证治,内容简明扼要而实用。

由宋元医家辑成,刊行于明代的《秘传眼科龙木论》,是影响较大的眼科专著。书中主要内容是按内、外障分类记叙 72 种眼病的病因、症状和治疗,并介绍了古代金针拨内障以及钩、割、剌、洗等手术方法,对后世很有影响。正文之后,另附有《葆光道人眼科龙木集》,其主要部分是"眼科七十二问",此外,它在"五轮"之后,继《三因方》最早提到"八廓"一词后,首次较详细地述及眼科"八廓",虽然八廓学说不如五轮学说有影响,但是仍有一定的参考意义。

《银海精微》为宋以后的人托名孙思邈撰成的眼科专书。书中首先叙述了五轮八廓学说和中医眼科辨证的一些基本理论,接着记述了 80 余种眼病的病因、症状和治疗,并附有部分眼病简图。此外,还初步介绍了按五轮检查眼病的顺序和方法。此书辨析证情比较明白,内治的不少方药也比较精简实用,外治还采用了点、洗、剌、烙、夹等法,对金针拨障(开金针)的手术方法描述尤为详细。

除眼科著述以外,某些文学作品对眼科的成就也有所反映。如南宋《洞天清录》一书记载:"叆叇,老人不辨细书,以此掩目则明。""叆叇"即眼镜,此处用来矫正老视。说明我国早在宋朝就已经开始用眼镜矫正视力。

综上所述,宋元时期眼科得以独立发展,已逐渐形成了一些本学科的基本理论与诊疗特点,有力地促进了中医眼科学术和技术的发展。

四、兴盛阶段（明代—清代鸦片战争以前）

明代直至清代鸦片战争以前这一时段,是中医学发展的兴盛时期,眼科也不例外。

（一）专著涌现,基础理论与临床治疗知识深度和广度大大超过以往

元末明初,倪维德著《原机启微》一书。其上卷按病因将眼病分类,理论联系实际,细分病机,辨证论治;下卷论方剂配伍,后附治疗眼病 40 余方,并有方义说明,是阐述理论比较系统、临床较为实用的眼科专书。

明代,傅仁宇在继承前人眼科著述的基础上,撰成《审视瑶函》。卷首介绍名医医案、五轮八廓、运气学说等;1~2 卷为总论眼的生理及证治概要;3~6 卷为作者在《证治准绳》的基

础上结合自己的经验将眼病综合为 108 证，详述各种眼病的症状、诊断和治疗，其中对金针拨障及其他外治法还做了较为详细的说明。该书自成体系、内容丰富，是中医眼科的重要参考书，流传较广。

清代，黄庭镜著《目经大成》一书，有不少突出见解。本书对五轮八廓学说进行了发挥，特别对八廓从命名到眼部配位均另立新说；继承整理针拨术，因黄氏本人精于眼科手术，所以记载手术方法尤其详尽，在《审视瑶函》基础之上，分别以审机、点睛、射覆、探骊、扰海、卷帘、圆镜、完璧命名，称为金针开内障八法，使手术操作规范化；强调端正医疗作风与详细记录病历，对于现今医者都有重要意义；另外，该书独创病名较多，比如改"黄膜上冲"为"黄液上冲"。

清代还有顾锡著《银海指南》等也是比较有影响的眼科专著。

（二）名家与医著对中医眼科基础与临床知识总结并创新

在此一时期，大量医著对前世眼科基础理论与疾病、方药做了总结，并有所创新。如明初朱橚等所编《普济方》，是医方中集大成之作。该书现存的 426 卷本中，眼目门就占 16 卷，收方 2 300 多首，集病名 30 余种，内容极其丰富。明代金礼蒙等汇集的《医方类聚》保存了较完整的《龙树眼论》原文，收集了数十部医籍中有关眼科的论述和方剂 1 300 余首，剂型方面膏、丹、丸、散俱全，对中医眼科做了较好总结。明代杨继洲《针灸大成》叙述了一百余个穴位治疗眼病的功效，并记载针灸处方近百首，是眼科针灸在那个时代较为系统的总结。清初张璐《张氏医通》在"七窍门"内汇集了明清以前二十余种医籍关于眼科的资料，同时该书详述了金针拨障术的适应证、操作方法，以及拨针针具的制造、消毒，书中还谈到术中常见的两种出血情况及处理，可见其较高的手术水平。清政府组织编撰的《古今图书集成·医部全录》，在"目门"中搜集历代主要眼科著述，分别做内容简介，并附眼科处方和各种疗法，资料丰富，也具有较好的参考价值。明清时期对眼科药物的记载也更为细致深入，如明代李时珍著《本草纲目》，收载眼科用药已达 400 多种。

另外，明代王肯堂编撰《证治准绳·杂病》，在七窍门中，记载眼部病症 170 多种，对病因、症状记述详尽，书中病名多为后世眼科采用，对临床诊断也很有帮助。

总之，由于明清时期的中医眼科，在基础理论与临床诊断、治疗方面发展渐成体系，编著的眼科文献无论在数量与质量上都大大超过以前各代，所以说这个时期是中医眼科最兴盛的时期。

五、衰落与复兴阶段（清朝鸦片战争以后至今）

自 1840 年鸦片战争到 1949 年中华人民共和国诞生前的百余年间，由于国家政治腐败，帝国主义列强入侵，社会经济濒临崩溃，中医事业随之凋零，中医眼科学得不到应有的发展，也由兴盛转向衰落。

衰落时期刊行的一些眼科著作大多内容简单，无明显特色，有一定创见者为数甚少，如撰人不详的《眼科奇书》、康维恂的《眼科菁华录》等。

此外，随着西医学知识的传入，一批较有影响的中西医结合眼科专著也刊行于世。当时比较有代表性的著作如徐庶遥的《中国眼科学》、陈滋的《中西医眼科汇通》等。唐宗海所著《中西汇通医经精义》中也包含有眼科方面的内容。

中华人民共和国成立以来，党的政策振兴了中医，中医学术如枯木逢春，中医眼科学也得到复兴和发展。

20 世纪 50 年代，全国各地相继成立高等中医院校和科研院所，开办中医五官或中医眼科本科、研究生教育，并开展中医眼科科学研究。20 世纪 70 年代开始，举办了系列全国中医眼科师资班。这些举措在继承传统中医学术,推动中医眼科医疗、教学、科研的发展及现代化方面起到了重要的作用,在理论和临床方面取得了不少成果,培养了一大批中医和中西医结合眼科人才,其中包括中医眼科的医学硕士、博士等高级人才。

随着时代的进步,中医眼科与时俱进,借鉴一些相关的西医学基本理论与知识,并逐步引进一些现代科学检测、诊疗设备与技术,不仅提高了临床诊疗水平,也为广泛开展中医眼科基础、临床研究提供了有利条件,而且促进了本学科基础和临床的科学研究,这对中医眼科学的现代化发展具有重要意义。

通过长期临床、教学、科研实践,高等中医院校《中医眼科学》《中西医结合眼科学》研究生、本科、专科等不同层次的统编教材、规划教材、协编教材先后编写出版 10 余部,内容不断得到修订充实和更新。

大量中医眼科学专著出版面世,如陆南山《眼科临症录》、陈达夫《中医眼科六经法要》、庞赞襄《中医眼科临床实践》,一大批中医和中西医结合眼科专书如雨后春笋般陆续出版。此外,1985 年中华中医药学会眼科专业委员会成立以来,几乎每年举办全国性的学术交流大会。还创办了《中国中医眼科杂志》和《中医眼耳鼻喉杂志》。

进入新世纪和新时代,党和政府加大了对中医药事业的支持。中医五官科学、中医眼科学被列为国家重点学科和国家中医药管理局重点学科重点建设;一批中医眼科临床专科被作为国家卫生管理部门、国家中医药管理局重点专科建设;中医药视功能保护重点研究室及视觉生理实验室分别确立为国家中医药管理局重点研究室和三级科研实验室。成立了 10 余个中医眼科重点病种全国协作组,颁布了《中医眼科临床诊疗指南》(21 个病种),糖尿病视网膜病变作为国家中医临床研究基地病种进行业务建设。国家重大科技专项、科技攻关计划、"863"计划、科技支撑计划、国家重点研发计划、国家自然科学基金资助了大量中医眼科项目。中医眼科基础研究、临床研究、新药研究及新产品开发全面展开,取得了大批科研成果,部分成果获得国家或部省级科技奖励,促进了中医眼科学术的发展和临床诊治水平的提升。

第二节 学习中医眼科学的重要性

眼主视觉,是人类获取外界信息的最主要感觉器官,"纳山川之大,及毫芒之细,悉云霄之高,尽泉沙之深"(《原机启微》)。中医眼科学作为认识和研究眼的解剖生理、病因病理和眼病的各种临床表现、诊断、辨证、治疗与预防的一门临床学科,对保障人类健康、促进社会发展意义重大。学习好、继承好、发展好中医眼科是临床实际的需要,是社会发展的需要。

中医眼科作为临床分科独立成科是医学日益发展、分工日益精细的需要,但绝不意味着各个临床分科绝对分离,基础、临床学科之间相互渗透、相互影响,有机构成医学体系。中医学认为,机体各器官、各组织通过经脉相属,构成有机整体。眼作为机体的一部分,也统一于这个整体,不少眼病可以影响到全身,一些全身疾病也会在眼部有所表现。如绿风内障引起恶心、呕吐等消化道反应,突起睛高引起头痛、高热等全身症状;反之,亦有全身性疾病引起眼病,如消渴所致消渴内障、垂体肿瘤引起视野缺损等,全身多个系统的疾病都可能在眼部有一定症状表现,甚至威胁视力。在如此错综复杂的情况下,眼科医师须遵循中医整体观,全面观察、综合分析,才能正确诊断与治疗,而其他各科也应对眼科知识有所了解,不能独擅一科。

随着社会和经济的发展,心理、生理、社会和情绪因素对人类健康影响越来越大,随之产生的心身疾病越来越多,与心身疾病相关的眼科病症如绿风内障、青风内障、肝劳等也明显增多;由于在当今信息时代人们离不开各种视觉终端,用眼负担日益加重,近视及其相关疾病广泛肆虐,同时人类寿命的不断延长,与年龄相关的医学退化性改变也日渐增多,如视瞻昏渺、圆翳内障;一些内科疾病的眼部并发症愈来愈引起重视和关注,如消渴内障。随着社会的发展、经济的繁荣,人们对健康的渴望和对美的追求越来越突出,眼部美容、视力保健的需求也越来越大;现代工业生产或日常劳动中,人身伤害增多,眼作为外露器官受到外伤机会更大,从而危及视力和眼的结构。综上所述,这些随着社会发展而产生的医疗保健市场,尤其是未来与眼科密切相关的热点医学——心身医学、老年医学、康复医学是中医眼科能发挥其特长与优势的领域。因此,学习中医眼科学有重要的实用价值。

●（段俊国）

复习思考题

1. 简述中医眼科发展的分期及各期的特点与成就。
2. 列举中医眼科发展史上对中医眼科学术体系形成和成熟有较大影响的眼科专著。

笔记栏

PPT 课件

第二章

眼的解剖与生理功能

学习目标

通过本章的学习,掌握眼球的解剖结构、生理功能,熟悉视路及眼附属器结构和生理功能、眼球血供及神经分布。了解中医对眼解剖与生理的认识,为本教材后续章节的学习奠定基本的解剖学基础。

眼为视觉器官,包括眼球、视路和眼的附属器以及眼部的相关血管和神经结构。眼球接受外界信息,通过视路向视皮质传递,完成视觉功能。眼附属器则具有保护及运动等功能。

第一节　眼球的解剖与生理

眼球(eyeball)近似球形,中医称为眼珠、目珠。正常人眼球前后径出生时约16mm,3岁时约23mm,成年时约为24mm,垂直径约为23mm,水平径约为23.5mm。

眼球位于眼眶前部,借眼筋膜、韧带与眶壁联系,周围有脂肪等组织垫衬,以减少眼球的震动。眼球前面有眼睑保护,后部有眶骨壁保护。眼球向前方平视时,突出于外侧眶缘12~14mm,受人种、颅骨发育、眼屈光状态等因素影响,但两眼球突出度相差不超过2mm。由于眶外缘较上、下、内眶缘稍偏后,使眼球外侧部分暴露在眼眶之外,故易受外伤。

眼球由眼球壁和眼球内容物所组成(图2-1)。

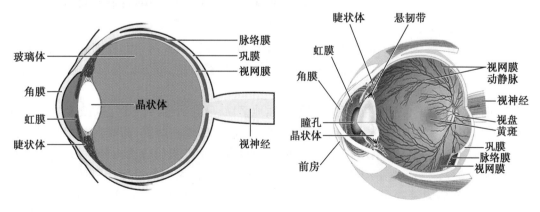

图2-1　眼球

9

一、眼球壁

眼球壁可分为3层,外层为纤维膜,中层为葡萄膜,内层为视网膜。

(一)外层

主要是致密胶原纤维组织,又称为纤维膜。由前1/6透明的角膜和后5/6乳白色的巩膜共同构成眼球完整封闭的外壁,两者移行处称角巩膜缘。纤维膜坚韧而有弹性,起到保护眼内组织和维持眼球形态的作用。

1. 角膜(cornea) 中医称为黑睛。位于眼球前部中央,呈向前凸的透明组织结构。横径为11.5~12.0mm,垂直径为10.5~11.0mm,角膜曲率半径的前表面约为7.8mm,后表面约为6.8mm。角膜中央部厚度为0.50~0.55mm,周边厚度约为1mm。

角膜组织学上从前向后分为5层(图2-2)。

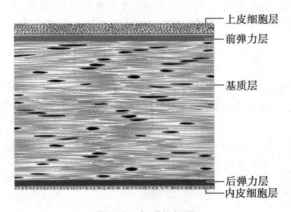

图2-2 角膜组织图

(1)上皮细胞层:厚约35μm,由5~6层鳞状上皮细胞组成,排列特别整齐,表面无角化,基底细胞无色素,易与内面的前弹力层分离。其再生能力强,损伤后较快修复且不留痕迹。

(2)前弹力层:又名Bowman膜。厚约12μm,为一层均质无细胞成分的透明膜,终止于角膜边缘,损伤后不能再生。

(3)基质层:厚约500μm,占整个角膜厚度的90%。由约近200层排列规则的胶原纤维束薄板组成,与角膜表面平行,其间有角膜细胞和少数游走细胞,并有黏蛋白和糖蛋白填充。损伤后不能再生,为瘢痕组织代替。

(4)后弹力层:又名Descemet膜。成年人厚10~12μm,为透明的均质膜,由胶原纤维所组成,损伤后能再生。该层富有弹性,较为坚韧,当角膜溃疡穿孔前常可见后弹力层膨出。

(5)内皮细胞层:厚约5μm,由六角形单层扁平细胞构成。具有角膜-房水屏障功能,正常情况下房水不能透过此层渗入角膜组织中。角膜内皮细胞数量随着年龄的增加而逐渐减少,其损伤后不能再生,只有依靠邻近细胞扩张和移行来填补。若内皮细胞损伤较多,则失去代偿功能,角膜会发生基质水肿和大泡性角膜病变。

角膜无血管,其营养代谢主要来自房水、泪膜和角膜缘血管网。上皮细胞氧供来自泪膜,内皮细胞的氧供来自房水。角膜含有丰富的三叉神经末梢,故感觉特别敏锐,一旦受外界刺激,则立即发生保护性闭眼反应。

2. 巩膜(sclera) 位于角膜周边和后方,质地坚韧,呈乳白色,属中医白睛范畴。其表面被眼球筋膜包绕,前面被球结膜覆盖,于角膜缘处角膜、巩膜和结膜、筋膜在此相互融合附着。巩膜内面与睫状体、脉络膜相连,在后部与视神经交接处巩膜分为内外两层,外2/3移行于视神经鞘膜,内1/3呈网眼状,称巩膜筛板,视神经纤维束由此处穿出眼球。巩膜厚度各处不同,眼外肌附着处最薄(0.3mm),视神经周围最厚(1.0mm)。组织学上巩膜分为:①表层巩膜;②巩膜实质层;③巩膜棕黑板。表层巩膜有较致密的血管结缔组织,角膜缘后的区域有巩膜内血管丛(房水静脉)。此外贯通巩膜全层的巩膜导管内有动脉、静脉和神经通过,其余巩膜几乎无血管和神经。

3. 角巩膜缘(limbus) 是角膜和巩膜的移行区,宽1.5~2mm,由于透明的角膜嵌入不透明的巩膜内,并逐渐过渡到巩膜,所以在眼球表面和组织学上没有一条明确的分界线。角巩膜缘解剖结构上是前房角及房水引流系统的所在部位,临床上又是许多内眼手术切口的标志性部位,组织学上还是角膜干细胞所在之处,因此该处十分重要。一般认为角巩膜缘前界起于角膜前弹力层止端,后缘为后弹力层止端(图2-3)。

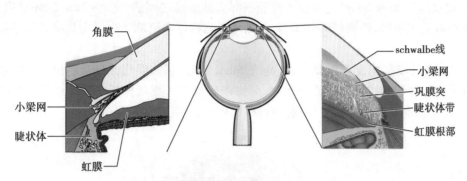

图2-3 角膜缘、前房角结构示意图

4. 前房角(anterior chamber angle) 位于周边角膜和虹膜根部的连接处,在角巩膜缘内面有一凹陷,称巩膜内沟,沟内有网状组织(小梁网)及Schlemm管,沟的后内侧巩膜突出部分为巩膜突。前房角的前外侧壁为角膜缘,从角膜后弹力层止端(Schwalbe线)至巩膜突,后内侧壁为睫状体的前端和虹膜根部。在前房角内依次可见到如下结构:Schwalbe线、小梁网和Schlemm管、巩膜突、睫状体带和虹膜根部(图2-3)。

小梁网为多层束状或板片状的扁平、交叉网孔样结构,每一小梁束由胶原纤维核心和其外被覆的内皮细胞组成。房水滤过的小梁网可分为葡萄膜部(前房侧)、角巩膜部和近小管组织(Schlemm管)3部分,近小管组织是房水外流的主要阻力部位。Schlemm管是围绕前房角一周的房水输出管道,由若干个小腔隙相互吻合而成,内壁仅有一层内皮细胞与小梁网相隔,外壁有25~35条集液管与巩膜内静脉(房水静脉)沟通。

前房角是房水排出眼球的主要通道。

(二)中层

中层即葡萄膜(uveal tract),又称血管膜、色素膜,富含色素和血管。此层由相互衔接的3部分组成,由前向后为虹膜、睫状体、脉络膜。在巩膜突、巩膜导水管出口和视神经3个部位与巩膜牢固附着,其余处均为潜在腔隙,称睫状体脉络膜上腔。

1. 虹膜(iris) 中医称为黄仁。为一圆盘状膜,自睫状体伸展到晶状体前面,将眼球前部腔隙隔成前房与后房。虹膜表面有辐射状凹凸不平的皱褶,称虹膜纹理和隐窝。虹膜中央有1个2.5~4mm的圆孔称为瞳孔(pupil),中医称为瞳神。距瞳孔缘约1.5mm的虹膜上有一环形齿轮状隆起称为虹膜卷缩轮,此轮将虹膜分成瞳孔区和睫状区。虹膜周边与睫状体连接处为虹膜根部,此部很薄,当眼球受挫伤时,易从睫状体上离断。由于虹膜位于晶状体的前面,当晶状体脱位或手术摘除后,虹膜失去依托,在眼球转动时可发生虹膜震颤。虹膜由前面的基质层和后面的色素上皮层构成。基质层是由疏松的结缔组织和虹膜色素细胞所组成的框架网,神经、血管走行其间。基质内色素上皮细胞内的色素含量多少决定虹膜的颜色,白色人种色素少,虹膜色浅呈浅黄或浅蓝色;有色人种色素多,虹膜色深呈棕褐色。虹膜含有瞳孔开大肌和瞳孔括约肌,前者呈放射状排列受交感神经支配,兴奋时具有扩大瞳孔的作用;后者在瞳孔周围呈环形排列受副交感神经支配,兴奋时使瞳孔缩小。当光线直接照射一眼瞳孔时,引起两眼瞳孔均缩小的现象称为瞳孔对光反射。光照眼的瞳孔缩小称直接对光反射,对侧眼的瞳孔缩小称间接对光反射。虹膜的主要功能是根据外界光线的强弱,通过瞳孔反射路使瞳孔缩小或扩大以调节进入眼内的光线强度,保证视网膜成像清晰。瞳孔大小与年龄、屈光状态、精神状态等因素有关。

虹膜组织血管丰富,感觉来源于三叉神经的眼支,故炎症时以渗出反应为主并引起疼痛。

2. 睫状体(ciliary body) 为位于虹膜根部与脉络膜之间的、宽6~7mm的环状组织,其矢状切面略呈三角形,外侧与巩膜相邻,内侧环绕晶状体赤道部。巩膜突是睫状体基底部附着处。

睫状体前1/3较为肥厚称睫状冠,宽约2mm,富含血管,误伤此处最易出血。内表面有70~80个纵行放射状嵴样皱褶称睫状突,分泌产生房水。睫状体后2/3薄而平坦称睫状体扁平部,扁平部与脉络膜连接处呈锯齿状,称锯齿缘,为睫状体后界(图2-4)。

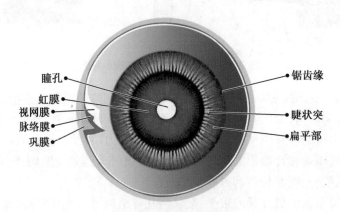

图2-4 睫状体后面观

从睫状体至晶状体赤道部,有纤细的韧带与晶状体相连,称晶状体悬韧带。

睫状体主要由睫状肌和睫状上皮细胞组成。睫状肌是平滑肌,受副交感神经支配。当睫状肌环形纤维收缩时,晶状体悬韧带松弛,晶状体借助自身弹性凸度相应增加,屈光力增强,使眼能看清近处物体,这种作用称为调节。睫状体有两个主要功能:睫状上皮细胞分泌和睫状突超滤过、弥散形成房水;睫状肌舒缩,通过晶状体起调节作用(图2-5)。此外还具有葡萄膜巩膜途径的房水外流作用。睫状上皮细胞间的紧密连接是构成血-房水屏障的重要部分。

3. 脉络膜(choroid) 为葡萄膜的后部,前起于锯齿缘,后止于视盘周围,介于视网膜与

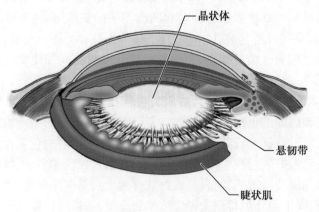

图2-5 睫状肌、晶状体与调节

巩膜之间,有丰富的血管和色素细胞,组成小叶状结构。

脉络膜平均厚约 0.25mm,由 3 层血管组成:外侧的大血管层、中间的中血管层、内侧的毛细血管层,借玻璃膜与视网膜色素上皮相连。睫状后长动脉、睫状后短动脉、睫状神经均由脉络膜上腔通过。血管神经穿过巩膜导水管处,脉络膜与巩膜黏着紧密。

脉络膜血管丰富,血容量大,约占眼球血液总量的 65%,有眼部温度调节作用;含有丰富黑色素,对眼球起遮光和暗房的作用。

（三）内层

内层即视网膜(retina),中医称为视衣。视网膜位于脉络膜与玻璃体之间,前界位于锯齿缘,后止于视盘周围,是一层透明的膜。视网膜后极部,离视盘颞侧约 3mm 处有一无血管凹陷区,临床上称为黄斑(macula lutea),是由于该区含有丰富的黄色素而得名。其中央有一小凹,解剖上称中心凹(fovea),临床上称为黄斑中心凹,是视网膜上视觉最敏锐的部位。黄斑区色素上皮细胞含有较多色素,因此在检眼镜下颜色较暗,中心凹处可见反光点称中心凹反射。

视盘(optic disc),又称视乳头(optic papilla)。距黄斑鼻侧约 3mm,为大小约 1.5mm×1.75mm、境界清楚、略呈纵椭圆形的橙红色盘状结构,是视网膜神经纤维汇集组成视神经,向视觉中枢走行,穿出眼球的部位。视盘中央呈漏斗状凹陷,称生理凹陷或视杯(optic cup)。凹陷内有暗灰色小点,为视神经穿过巩膜处,名巩膜筛板,视盘上有视网膜中央动脉和静脉通过,并分支走行在视网膜上。视盘无视细胞,因此无视觉功能,在视野中是一盲点,称生理盲点(图 2-6)。

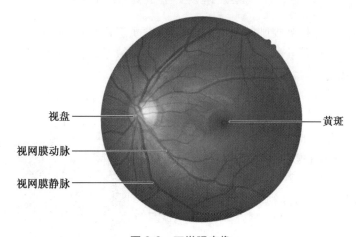

图 2-6 正常眼底像

视网膜是由胚胎时期的神经外胚叶形成的视杯发育而来,视杯外层形成单一的视网膜色素上皮层,视杯内层则分化为视网膜神经感觉层,两者间有一潜在间隙,临床上的视网膜脱离即由此处分离。

视网膜由外向内分为 10 层(图 2-7):①视网膜色素上皮层,是视网膜的最外层,与脉络膜的最内层玻璃膜紧密连接;②视细胞层,由光感受器(视锥、视杆细胞)的内、外节组成;③外界膜,为一薄网状膜,由邻近的光感受器和 Müller 细胞的结合处形成;④外颗粒层,又称外核层,由光感受器细胞核组成;⑤外丛状层,为疏松的网状结构,是视锥、视杆细胞的终球与双极细胞树突及水平细胞突起相连接的突触部位;⑥内颗粒层,又称内核层,主要由双极细胞、水平细胞、无长突细胞及 Müller 细胞的细胞核组成;⑦内丛状层,主要是双极细胞、无长突细胞与神经节细胞相互接触形成突触的部位;⑧神经节细胞层,由神经节细胞核组成;

⑨神经纤维层,由神经节细胞轴突即神经纤维构成;⑩内界膜,为介于视网膜和玻璃体间的一层薄膜,属于 Müller 细胞的基底膜。

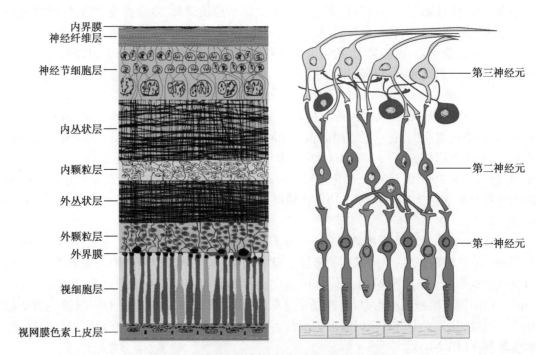

图 2-7　视网膜结构及视信息传递的三级神经元

视网膜色素上皮为排列规则的单层六角形细胞,黄斑部较厚,周边变薄,呈极性排列,基底部与脉络膜的 Bruch 膜紧密连接,细胞顶部有较多微绒毛,将光感受器的外节包埋于黏多糖间质中。视网膜色素上皮具有多种复杂的生化功能以及支持光感受器活动的色素屏障作用;并具有传递脉络膜营养的作用和阻止脉络膜血管的正常漏出液进入视网膜,起到血-视网膜外屏障或称视网膜-脉络膜屏障作用(图 2-8)。

视信息在视网膜内形成视觉神经冲动,以三级神经元传递,即光感受器—双极细胞—神经节细胞。神经节细胞轴突即神经纤维沿视路将视信息传递到外侧膝状体(第四级神经元),换元后再向视中枢形成视觉。光感受器是视网膜的第一级神经元,由两种细胞组成。一种是视杆细胞感受弱光(暗视觉)和无色视觉。另一种是视锥细胞,感受强光(明视觉)和色觉。视锥细胞约 700 万个,主要集中

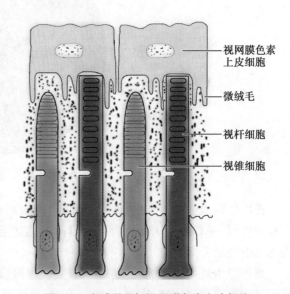

图 2-8　光感受器与视网膜色素上皮细胞

在黄斑区,在中心凹处只有视锥细胞(图 2-9),此区神经元的传递又呈单线连接,故视力非常敏锐;而离开中心凹后视锥细胞密度即显著降低,所以当黄斑病变时,视力明显下降。视杆细胞约 1.2 亿个,在中心凹处缺乏,距中心凹 0.13mm 处开始出现并逐渐增加,在 5mm 左右视杆细胞最多,再向周边又逐渐减少。当周边部视网膜病变时,视杆细胞受损则发生夜盲。

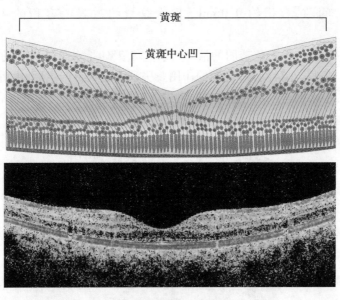

图 2-9　黄斑区结构

每个光感受器细胞外节内只有一种感光色素。视杆细胞外节所含的感光色素为视紫红质,视紫红质需要维生素 A 才能合成,当维生素 A 缺乏时,会出现夜盲。视锥细胞中分别含 3 种色觉感光色素,即视紫蓝质、视紫质、视青质,在光的作用下起色觉作用。如果视锥细胞中缺少某一种感光色素,则发生色觉障碍。黄斑部的色觉敏感度最高,离黄斑部越远,色觉敏感度越低,周边部视网膜几乎无色觉存在,这和视网膜视锥细胞的分布是一致的。解释色觉理论的学说很多,目前公认在视网膜水平上是 Young-Helmholtz 红、绿、蓝三原色学说。

第二级神经元与第三级神经元主要是传导神经冲动,即光线达到视细胞后,经化学变化产生电冲动,传至双极细胞(第二级神经元),再至神经节细胞(第三级神经元),由神经节细胞节后纤维向视盘汇聚。黄斑区纤维以水平缝为界,呈上下弧形排列到达视盘颞侧,此纤维束称视盘黄斑纤维束(简称盘斑束)(图 2-10)。颞侧周边部纤维亦分成上下部分,分别在盘斑束

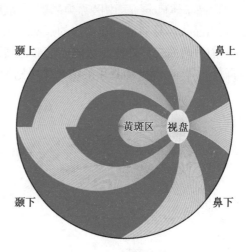

图 2-10　视网膜神经纤维分布图

的上下方进入视盘。视网膜鼻侧上下部的纤维直接向视盘汇集。最后沿视路传达到大脑,产生视觉。

二、眼球内容物

眼球内容物包括房水、晶状体、玻璃体 3 种透明物质,光线进入眼内通过它们到达视网膜。它们与角膜一并被称为眼的屈光介质。

1. 房水(aqueous humor)　中医称为神水。房水为眼内透明液体,充满前房与后房。前房为角膜后面与虹膜和瞳孔区晶状体前面所围成的间隙,容积约 0.2ml。前房中央部深 2.5~3mm,周边部渐浅。后房为虹膜后面、睫状体内侧、晶状体悬韧带前面和晶状

体前侧面的环形间隙,容积约 0.06ml。房水总量约占眼内容积的 4%,处于动态循环中。

房水由睫状突产生,是无色透明的液体,其中 98.75% 是水分。房水具有维持眼内组织(晶状体、玻璃体、角膜、小梁网等)代谢的作用。房水由睫状突产生后,由后房经过瞳孔进入前房,经前房角的小梁网进入巩膜静脉窦,再进入眼的静脉系统。房水也有维持、调节眼压的功能(图 2-11)。

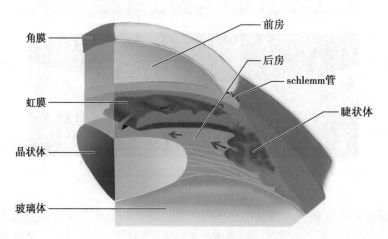

图 2-11　房水循环示意图

2. 晶状体(lens)　中医称为晶珠。晶状体形如双凸透镜,位于瞳孔与虹膜之后,玻璃体之前,由晶状体悬韧带与睫状体的冠部联系固定。晶状体前面的曲率半径约 10mm,后面约 6mm,前后两面交界处称晶状体赤道部,前后两面的顶点分别称为晶状体前极和后极。晶状体直径约 9mm,厚度随着年龄增长而缓慢增加,中央厚度一般约为 4mm(图 2-12)。

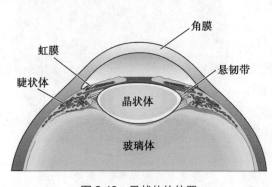

图 2-12　晶状体的位置

晶状体由晶状体囊和晶状体纤维组成。晶状体囊为一层富有弹性的、透明均质基底膜,在晶状体前表面的称前囊,后表面的称后囊。前囊比后囊厚约 1 倍,后极部最薄约为 4μm,赤道部最厚达 23μm。前囊和赤道部囊下有一层立方形上皮细胞,后囊下缺如。赤道部上皮细胞向前后伸展延长形成晶状体纤维。人一生中晶状体纤维不断地生成并将原先的纤维挤向中心,逐渐硬化而形成晶状体核,核外较新的纤维称为晶状体皮质。晶状体富有弹性,但随着年龄的增长晶状体核逐渐浓缩、增大,弹性逐渐减弱。

晶状体无血管,营养来自房水和玻璃体。晶状体相当于约 19D 的凸透镜,是眼的重要屈光介质之一,且可滤去部分紫外线,对视网膜有保护作用。晶状体悬韧带一端源于睫状体的冠部和平坦部,另一端附着在晶状体赤道部周围,通过睫状肌的收缩、松弛来共同完成眼的调节功能(图 2-5)。

3. 玻璃体(vitreous body)　中医称为神膏。玻璃体为无色透明的胶质体,充满了玻璃体腔,占眼球内容积的 4/5,约 4.5ml。玻璃体前界为晶状体、悬韧带和睫状体,后界为视网膜、视神经。前面有一凹面,称玻璃体凹,以容纳晶状体,其他部分与视网膜及睫状体相贴。其间以视盘边缘、黄斑中心凹周围及玻璃体基底部，即锯齿缘前 2mm 和后 4mm 区域粘连紧密。玻璃体前表面和晶状体后囊间有圆环形粘连，在青少年时粘连较紧密，老年时变松弛。在玻璃体中央有一光学密度较低的中央管，称 Cloquet 管，从晶状体后极至视盘前，胎儿时管内有玻璃体动脉。

　　玻璃体是眼屈光介质的组成部分，正常情况下的玻璃体呈凝胶状态，代谢缓慢，不能再生，具有塑形性、黏弹性和抗压缩性，对周围的组织如晶状体、视网膜有支持，减震和代谢作用。其主要成分是水，占 98% 以上，还含有少量胶原与透明质酸和可溶性蛋白质，本身无神经、血管，全靠房水及脉络膜等组织供给营养。随着年龄增长，玻璃体的胶原纤维支架结构塌陷或收缩，导致玻璃体液化、后脱离（图 2-13）。

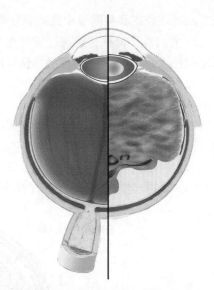

图 2-13　不同年龄状态下晶状体、玻璃体的变化

第二节　视　　路

　　视路（visual pathway）是视觉信息从视网膜光感受器开始到大脑视觉中枢的传导路径。临床上通常指从视神经开始，经视交叉、视束、外侧膝状体、视放射至枕叶视中枢的神经传导通路（图 2-14）。

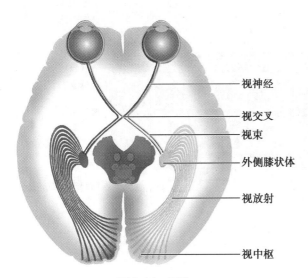

图 2-14　视路

一、视神经

　　视神经（optic nerve），中医称为目系，是中枢神经系统的一部分，起于视盘，止于视交叉前脚，全长约 40mm，按其部位分为眼内段、眶内段、管内段和颅内段。

　　1. 眼内段　从视盘开始，由 100 万~120 万神经节细胞的轴突组成神经纤维，成束穿过巩膜筛板出眼球，长约 1mm。可分为 4 部分：神经纤维层、筛板前层、筛板和筛板后区。眼底检查时可窥见神经纤维层（橙红色）、筛板前层中央部分（杯凹），有时可见到视杯底部的小灰点状筛孔，即筛板。筛板前的神经纤维无髓鞘（直径 1.5mm），筛板以后开始有髓鞘包裹（直径 3mm）。眼内段视神经血供来自视网膜动脉分支和睫状后短动脉分支。

　　2. 眶内段　长 25~30mm，位于肌锥内，长于眼球后部至视神经孔的 18mm 距离，呈 S 形弯曲，以利于眼球的自由转动。在距眼球 10~15mm 处，视盘黄斑纤维束逐渐转入视神经的中轴部，来自视网膜其他部位的纤维，仍位于视神经的相应部位。眶内段视神经血供，主要来自眼动脉分支和视网膜中央动脉分支。

3. 管内段　即视神经通过颅骨视神经管的部分,长4~9mm。鞘膜与骨膜紧密相连,以固定视神经,而骨管外伤时最易挫伤视神经。此段与眼动脉伴行和供血,神经纤维排列不变。

4. 颅内段　为视神经出视神经管后进入颅内到达视交叉前角的部分,长约10mm,直径4~7mm。由颈内动脉和眼动脉供血。

视神经外由视神经髓鞘包裹,此鞘膜是3层脑膜的延续,由外至内为硬膜、蛛网膜及软膜。髓鞘间隙均与颅内同名间隙连通,向前终止于眼球而形成盲管,腔内有脑脊液填充,所以当颅内压增高时,常见视盘水肿。眼眶深部组织的感染,也能沿神经周围的脑膜间隙扩散至颅内。视神经髓鞘上富有感觉神经纤维,故当炎症时球后常有疼痛感(图2-15、16)。

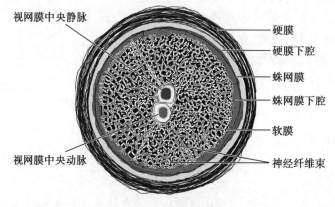

图2-15　视神经截面图

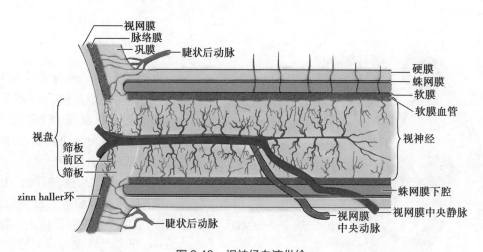

图2-16　视神经血液供给

二、视交叉

视交叉(optic chiasm)位于颅内蝶鞍处,为两侧视神经交汇处,呈长方形,横径约12mm、前后径8mm、厚4mm的神经组织。此处的神经纤维分为两组,来自两眼视网膜鼻侧的纤维交叉至对侧,来自颞侧的纤维不交叉。黄斑部纤维占据视神经和视交叉中轴部的80%~90%,亦分成交叉纤维和不交叉纤维。视交叉与周围组织的解剖关系如下:前上方为大脑前动脉及前交通动脉,两侧为颈内动脉,下方为脑垂体,后上方为第三脑室。这些部位的病变都可侵及视交叉而表现出特征性的视野损害。

三、视束

视束(optic tract)是视神经纤维经视交叉后位置重新排列的一段神经束。离开视交叉后,分为两束绕大脑脚至外侧膝状体。来自下半部视网膜的神经纤维(包括交叉的和不交叉的)位于视束的外侧,来自上半部视网膜的神经纤维(包括交叉的和不交叉的)位于视束的内侧,黄斑部神经纤维起初位于中央,以后移向视束的背外侧。因视神经纤维已进行了部分交叉,因此,当一侧视束有病变时,可出现双眼对侧同向性偏盲。

四、外侧膝状体

外侧膝状体(lateral geniculate body)位于大脑脚外侧,呈卵圆形,由视网膜神经节细胞发出的神经纤维约70%在此与外侧膝状体的节细胞形成突触,换神经元(视路的第四级神经元)后再进入视放射。在外侧膝状体中,灰质和白质交替排列,白质将灰质细胞分为6层,由对侧视网膜而来的交叉纤维止于第1、4、6层,由同侧视网膜而来的不交叉纤维止于第2、3、5层。

五、视放射

视放射(optic radiation)是联系外侧膝状体和枕叶皮质的神经纤维结构。换元后的神经纤维通过内囊和豆状核的后下方呈扇形散开,分成背侧、外侧及腹侧三束,绕侧脑室颞侧角形成Meyer襻,到达枕叶。

六、视皮层

视皮层(visual cortex)位于大脑枕叶皮质相当于Brodmann分区的17、18和19区,即距状裂上、下唇和枕叶纹状区,是大脑皮质中最薄的区域。每侧与双眼同侧一半的视网膜相关联,如左侧视皮质与左眼颞侧和右眼鼻侧视网膜相关。视网膜上部的神经纤维终止于距状裂上唇,下部的纤维终止于下唇,黄斑部纤维终止于枕叶纹状区后极部。交叉纤维在深内颗粒层,不交叉纤维在浅内颗粒层。

由于视觉纤维在视路各段排列不同,所以在神经系统某部分发生病变或损害时对视觉纤维损害各异,表现为特定的视野异常。因此,检出这些视野缺损的特征性改变,对中枢神经系统病变的定位诊断具有重要的意义(图2-17)。

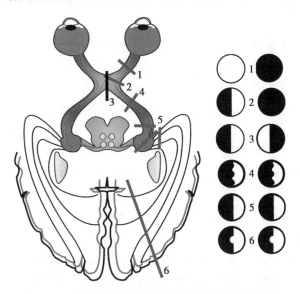

图2-17 视野在中枢神经系统病变的定位诊断作用

笔记栏

第三节　眼附属器的解剖与生理

眼的附属器包括眼眶、眼睑、结膜、泪器和眼外肌。

一、眼眶

眼眶（orbit），中医称为目眶，为四边锥形的骨窝，位于颜面部中央垂直线两侧，其尖端向后，底边向前，由额骨、蝶骨、筛骨、腭骨、泪骨、上颌骨、颧骨7块骨组成。成人眼眶深40～50mm，容积为25～28ml。眼眶有四个壁：上壁、下壁、内侧壁和外侧壁。眼眶外侧壁较厚，其前缘稍偏后，眼球暴露较多，有利外侧视野开阔，但也增加了外伤机会。其他三壁骨质较薄，较易受外力作用而发生骨折，且与额窦、筛窦、上颌窦相邻，这些鼻窦的病变有时可能累及到眶内（图2-18）。

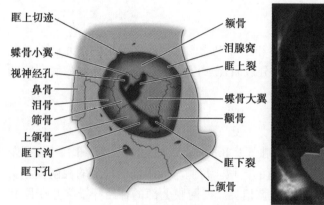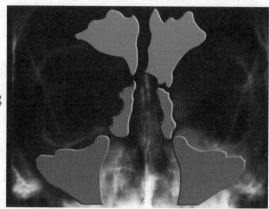

图2-18　眼眶前面观及眼眶与鼻窦之间的位置关系

眼眶骨壁有以下主要结构：

1. 视神经孔和视神经管　视神经孔为位于眶尖部的圆孔，直径4～6mm，视神经管由此孔向后内侧，略向上方通入颅腔，长4～9mm，此管内有视神经、眼动脉和交感神经通过。

2. 眶上裂　在眶上壁和眶外侧壁的分界处，位于视神经孔外下方，长约22mm，与颅中窝相通，动眼神经、滑车神经、展神经及三叉神经的眼支、部分交感神经纤维和眼上静脉由此通过，此处受损则累及通过的神经血管，出现眶上裂综合征。

3. 眶下裂　位于眶外壁与眶下壁之间，有三叉神经的第二支、眶下神经和眶下动脉及眼下静脉一支通过。

4. 眶上切迹（或孔）与眶下孔　眶上切迹位于眶上缘内1/3与外2/3交界处，有眶上神经、三叉神经眼支及血管通过。眶下孔位于眶下缘内1/3，离眶缘约4mm，有眶下神经、三叉神经第二支通过。

眼眶外上角有泪腺窝，内上角有滑车窝，内侧壁前下方有泪囊窝。泪囊窝的前缘的泪前嵴是泪囊手术的重要解剖标志。

眼眶内的眼球、眼外肌、泪腺、血管、神经和筋膜等组织之间有脂肪等组织垫衬，起到减震保护作用。眶内无淋巴结。眼眶前部有一弹性的结缔组织膜，称眶隔，起到连接眶骨膜和睑板，与眼睑形成隔障的作用。

二、眼睑

眼睑(eye lids)中医称为胞睑。位于眼眶前部,覆盖于眼球表面,分上睑和下睑,有保护眼球的功能。上、下眼睑间的裂隙称睑裂。其内外连接处分别称为内眦和外眦。正常平视时,睑裂高度约8mm,上睑缘可遮盖角膜上缘1~2mm。内眦处有一小的肉样隆起称为泪阜,为变态的皮肤组织;泪阜周围的浅窝为泪湖。眼睑的游离缘称睑缘,睑缘有前唇和后唇。前唇钝圆,有2~3行排列整齐的睫毛,毛囊周围有皮脂腺(Zeis腺)及变态汗腺(Moll腺)开口于毛囊。后唇呈直角,于眼球表面紧密接触。两唇间有一条灰线乃皮肤与结膜的交界处。灰线与后唇之间有一排细孔,为睑板腺开口。上下睑缘的内侧端各有一乳头状突起,其上有一小孔称泪点。

（一）眼睑的组织结构

由外向内分为皮肤、皮下组织、肌肉、睑板、睑结膜五层(图2-19)。

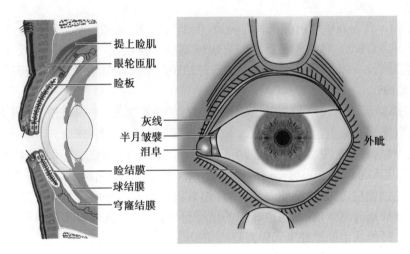

图2-19 上下眼睑截面观及结膜分布示意图

1. 皮肤层 是全身皮肤最薄柔的部位之一,血管分布丰富,易形成皱褶。

2. 皮下组织 为疏松的结缔组织和少量脂肪,有肾病和局部炎症时容易出现水肿。

3. 肌肉 包括眼轮匝肌和提上睑肌。眼轮匝肌是横纹肌,肌纤维走行与睑裂平行呈环形,司眼睑闭合,由面神经支配。提上睑肌,开启睑裂,其起源于眶尖的总腱环,沿眶上壁至眶缘呈扇形伸展,分成前、中、后3部分:前部为薄宽的腱膜穿过眶隔,止于睑板前面,部分纤维穿过眼轮匝肌止于上睑皮肤下,形成重睑;中部为一层平滑肌纤维(Müller肌),受交感神经支配,附着于睑板上缘(下睑Müller肌起于下直肌,附着于睑板下缘)在交感神经兴奋时睑裂特别开大;后部亦为一腱膜,止于穹窿部结膜。

4. 睑板层 为致密的结缔组织形成的半月状结构的软骨样板。睑板内有若干垂直排列的睑板腺,开口于睑缘,分泌类脂质构成泪膜的最表层,有阻止水分蒸发、稳定泪膜的作用,并可润滑眼表面,防止泪液外溢。

5. 睑结膜 是紧贴在睑板表面的黏膜组织,不能移动,透明而光滑,有清晰的微细血管分布。上睑结膜距睑缘后唇约2mm处,有一与睑缘平行的浅沟,称睑板下沟,是异物最易存留的地方。

（二）眼睑的血供

有浅部和深部两个动脉血管丛,分别来自颈外动脉的面动脉支和颈内动脉的眼动脉分支。离睑缘约 3mm 处形成睑缘动脉弓,睑板上缘处形成较小的周围动脉弓。浅部(睑板前)静脉回流到颈内和颈外静脉,深部静脉最终汇入海绵窦。由于眼睑静脉没有静脉瓣,因此化脓性炎症有可能蔓延到海绵窦,而导致严重的后果。

（三）眼睑的淋巴

与静脉回流平行,眼睑外侧引流到耳前、腮腺淋巴结;眼睑内侧引流到颌下淋巴结。

（四）眼睑的感觉

三叉神经第一支和第二支分别司上睑和下睑的感觉。

三、结膜

结膜(conjunctiva)为一层半透明的菲薄黏膜,柔软光滑且富弹性,覆盖于眼睑内面(睑结膜)、部分眼球表面(球结膜)以及睑部到球部的反折部分(穹窿结膜)(图 2-19)。这 3 部分结膜形成一个以睑裂为开口的囊状间隙,称结膜囊(conjunctival sac)。

1. 睑结膜　见眼睑解剖。

2. 球结膜　覆盖在眼球前部巩膜的表面,止于角膜缘,是结膜的最薄和最透明部分,附着较为疏松,可以移动。球结膜与巩膜间有眼球筋膜疏松相连,在角膜缘附近 3mm 以内与球筋膜、巩膜融合。在泪阜的颞侧有一半月形球结膜皱褶称半月皱襞,相当于低等动物的第三眼睑(图 2-19)。

3. 穹窿部结膜　是睑结膜与球结膜相互移行的皱褶部分,组织疏松,有利于眼球自由转动。上方穹窿部有提上睑肌纤维附着,下方穹窿部有下直肌鞘纤维融入。

结膜是一黏膜,有上皮层和固有层,组织学上由不角化的鳞状上皮和杯状细胞组成。上皮 2~5 层,厚度和细胞形态根据不同的部位而不尽相同。杯状细胞多分布于睑结膜和穹窿部结膜的上皮细胞层内,是单细胞黏液腺,分泌黏液。固有层分腺样层和纤维层,含有血管和淋巴管。腺样层分泌浆液,该层由纤细的结缔组织网构成,其间有多量淋巴细胞,炎症时易形成滤泡。纤维层由胶原纤维和弹力纤维交织而成,睑结膜缺乏。

结膜血管来自眼睑动脉弓及睫状前动脉。睑动脉弓穿过睑板分布于睑结膜、穹窿结膜和距角结膜缘 4mm 以外的球结膜,充血时近穹窿部更显著,此称为结膜充血。睫状前动脉在角巩膜缘 3~5mm 处分出细小的巩膜上支组成角膜缘周围血管网并分布于球结膜,充血时以角巩膜为甚,此称为睫状充血。两种不同充血对眼部病变部位的判断有重要意义。

三叉神经司结膜的感觉。

四、泪器

泪器(lacrimal apparatus)包括泪腺和泪道两部分(图 2-20)。

（一）泪腺

泪腺(larimal gland),中医称为泪泉。泪腺位于眼眶前外上方的泪腺窝内,长约20mm,宽12mm,借结缔组织固定于眶骨膜上,提上睑肌外侧肌腱将其分隔成较大的眶部泪腺和较小的睑部泪腺,正常时从眼睑不能触及。泪腺有 10~12 条开口于外侧上穹窿结膜部的排出管。泪腺是外分泌腺,能分泌浆液,湿润眼球,每一腺体含腺细胞和肌上皮细胞。血液供应来自

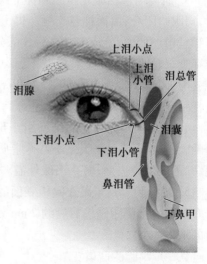

图 2-20　泪器

眼动脉分支的泪腺动脉。

泪腺神经为混合神经,有3种成分:三叉神经眼支的分支为感觉纤维、面神经中的副交感神经纤维和颈内动脉丛的交感神经纤维。

此外,尚有位于穹窿结膜的 Krause 腺和 Wolfring 腺,分泌浆液,称副泪腺。

（二）泪道

泪道(lacrimal passages),中医称为泪窍。泪道是泪液的排出通道,由上下睑的泪点、泪小管、泪囊、鼻泪管组成。

1. 泪点　是引流泪液的起点,位于上、下睑缘后唇,距内眦 6.0~6.5mm 的乳头状突起上,直径 0.2~0.3mm 的小孔,贴附于眼球表面。

2. 泪小管　是连接泪点与泪囊的小管,长约8mm,从泪点开始后的 1~2mm 泪小管与睑缘垂直、然后呈一直角转为水平位。到达泪囊前,上、下泪小管多先汇合成泪总管然后进入泪囊中上部,也有各自分别进入泪囊的。

3. 泪囊　位于眶内壁前下方的泪囊窝内,长约 10mm,宽约 3mm,是泪道最膨大的部分。泪囊大部分位于内眦韧带的后面,上端为盲端,下端与鼻泪管相接。

4. 鼻泪管　位于骨性鼻泪管内,全长约 18mm,上接泪囊,向下后稍外走行,下端开口于下鼻道。鼻泪管下端的开口处有一半月形瓣膜称 Hasner 瓣,有阀门作用。

泪液排出到结膜囊后,一部分蒸发,一部分经眼睑瞬目运动分布于眼球的前表面,并汇聚于内眦处的泪湖,依赖眼轮匝肌的"泪液泵"作用,由接触眼表面的泪小点和泪小管进入泪囊、鼻泪管到鼻腔。正常状态下泪液每分钟分泌 0.9~2.2μl,如超过 100 倍,即使泪道正常亦会出现泪溢。当眼部遭到外来有害物质刺激时,则会反射性得分泌大量泪液,以冲洗和稀释有害物质。

五、眼外肌

眼外肌,中医称为眼带。是司眼球运动的肌肉。每只眼有 6 条眼外肌,即 4 条直肌和 2 条斜肌(图 2-21)。4 条直肌为上直肌、下直肌、内直肌和外直肌,2 条斜肌是上斜肌和下斜肌。4 条直肌均起自眶尖部视神经孔周围的的总腱环,向前展开越过眼球赤道部,分别附着在眼球前部的巩膜上。直肌止点距角膜缘内直肌最近为 5.5mm,下直肌为 6.5mm,外直肌为 6.9mm,上直肌最远为 7.7mm。上斜肌起自眶尖总腱环旁蝶骨体的骨膜,沿眼眶上壁向前至眶内上缘,穿过滑车向后转折,经上直肌下面到达眼球赤道部后方,附着于眼球的外上巩膜处。下斜肌起自眶下壁前内侧上颌骨眶板近泪窝处,经下直肌与眶下壁之间向后外上伸展附着于赤道部后外侧的巩膜上。内直肌使眼球内转;外直肌使眼球外转;上直肌主要使眼球

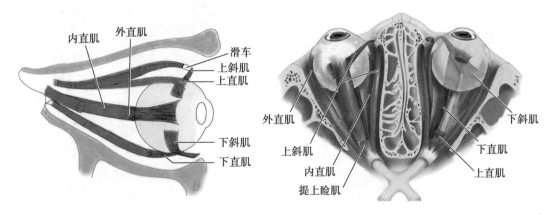

图 2-21　眼外肌侧面及上面观

上转,其次为内转、内旋;下直肌主要使眼球下转,其次为内转、外旋;上斜肌主要使眼球内旋,其次为下转、外转;下斜肌主要使眼球外旋,其次为上转、外转(图2-22)。眼外肌各条肌肉之间的活动是相互合作协调的,这样才能使眼球运动自如,保证双眼单视。如果有某条肌肉麻痹(支配该肌的神经麻痹)时,肌肉之间失去协调,即可发生眼位偏斜而出现复视。

眼外肌为横纹肌。外直肌受展神经、上斜肌受滑车神经支配,其余眼外肌皆受动眼神经支配。眼外肌的血液供应来自眼动脉分出的上、下肌支,泪腺动脉和眶下动脉,除外直肌由泪腺动脉分出的一支血管供给外,其余直肌均由两条睫状前动脉供血,并与睫状体内的动脉大环交通。

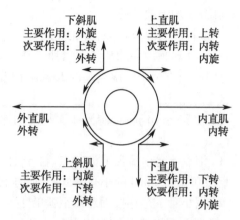

图 2-22　各眼外肌的主要和次要作用示意图

第四节　眼的血循环与神经分布

一、血液供应

(一)动脉

眼球的血液来自眼动脉分出的视网膜中央血管系统和睫状血管系统(图2-23、图2-24,表2-1)。

1. 视网膜中央动脉　视网膜中央动脉(central retinal artery,CRA)为眼动脉眶内段的分支,在眼球后 9～12mm 处从内下或下方进入视神经中央,再经视盘穿出,分为鼻上、鼻下、颞上、颞下 4 支动脉,走行于视网膜神经纤维层内,然后逐渐分布达周边部。从中央动脉经五级分支形成毛细血管,视网膜毛细血管网又分浅、深两层。浅层分布于神经纤维层和神经节

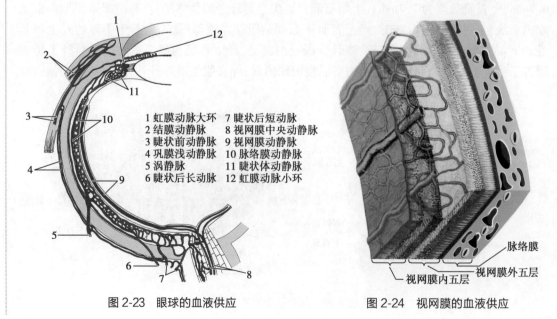

1 虹膜动脉大环　7 睫状后短动脉
2 结膜动静脉　8 视网膜中央动静脉
3 睫状前动静脉　9 视网膜动静脉
4 巩膜浅动静脉　10 脉络膜动静脉
5 涡静脉　11 睫状体动静脉
6 睫状后长动脉　12 虹膜动脉小环

脉络膜

视网膜外五层

视网膜内五层

图 2-23　眼球的血液供应

图 2-24　视网膜的血液供应

表 2-1　眼的动脉系统

颈内动脉—眼动脉，进入眼眶后的主要分支：
　视网膜中央动脉（主要供应视网膜内层）
　泪腺动脉（主要供应泪腺和外直肌）→睑外侧动脉（参与睑动脉弓）
　睫状后短动脉（主要供应脉络膜和视网膜外层）
　睫状后长动脉（主要供应虹膜、睫状体、前部脉络膜）
　　　　　　　　　　　　　　　┌→虹膜睫状体
　肌动脉支（供应眼外肌）→睫状前动脉→角膜缘血管网（供应角巩膜缘）
　　　　　　　　　　　　　　　└→结膜前动脉（供应前部球结膜）
　眶上动脉（主要供应上睑及眉部皮肤）
　鼻梁动脉（主要供应泪囊）→睑内侧动脉→睑动脉弓（供应眼睑）→结膜后动脉（供应睑结膜及后部球结膜）

颈外动脉的主要分支：
　面动脉→内眦动脉（主要供应内眦、泪囊与下睑内侧皮肤）
　颞浅动脉（主要供应上、下睑外侧皮肤及眼轮匝肌）
　眶下动脉（主要供应下睑内侧、泪囊及下斜肌）

细胞层，深层位于内核层。在视网膜黄斑区中央为一无血管区。视网膜中央动脉属终末动脉，以供给视网膜内 5 层组织。

视网膜血管是人体唯一用检眼镜即可直视观察到的血管，有助于临床诊断和病情的判定。

2. 睫状血管　按部位和走行分为睫状后短动脉、睫状后长动脉和睫状前动脉。

（1）睫状后短动脉：是眼动脉的一组分支，分鼻侧和颞侧两支。在视神经周围穿入巩膜进入并分布于脉络膜，营养脉络膜及视网膜的外 5 层组织。

（2）睫状后长动脉：由眼动脉分出 2 支。于视神经的鼻侧与颞侧穿入巩膜，与睫状前动脉吻合，形成虹膜大环，营养虹膜与睫状体，并与后短动脉吻合，营养脉络膜的前部。

（3）睫状前动脉：由眼动脉分支肌动脉而来。走行于表层巩膜与巩膜实质内并分为巩膜上支，至角膜缘组成角膜缘血管网；小的巩膜内支，终止在 schlemm 管周围，大的穿通支，到达睫状体，参与组成虹膜大环。

视盘的血供有其特点：视盘表面的神经纤维层系视网膜中央动脉的毛细血管供应，而筛板和筛板前的血供则来自睫状后短动脉的分支，即 Zinn-Haller 环，此环与视网膜中央动脉也有沟通。

（二）静脉系统

1. 视网膜中央静脉（central retinal vein，CRV）与视网膜动脉伴行，经眼上静脉或直接回流到海绵窦。

2. 涡静脉　位于眼球赤道部后方，有 4~7 条，汇集部分虹膜睫状体及全部脉络膜血液，在直肌之间距角膜缘 14~25mm 处斜穿出巩膜，经眼上、下静脉回流到海绵窦。

3. 睫状前静脉　收集虹膜、睫状体和巩膜的血液。经眼上、下静脉经眶上裂注入海绵窦，一部分经眶下裂注入面静脉及翼腭静脉丛，进入颈外静脉。

二、神经支配

眼部的神经支配丰富，与眼相关的颅神经共有 6 对。第 Ⅱ 颅神经——视神经；第 Ⅲ 颅神经——动眼神经，支配睫状肌、瞳孔括约肌、提上睑肌和除外直肌、上斜肌以外的眼外肌；第 Ⅳ 颅神经——滑车神经，支配上斜肌；第 Ⅴ 颅神经——三叉神经，司眼部感觉；第 Ⅵ 颅神经——展神经，支配外直肌；第 Ⅶ 颅神经——面神经，支配眼轮匝肌。第 Ⅲ 和第 Ⅴ 颅神经与自主神经在眼眶内还形成特殊的神经结构。

（一）睫状神经节

位于视神经外侧，总腱环前 10mm 处。节前纤维由 3 个根组成。

1. 长根　为感觉根，由鼻睫状神经发出。

2. 短根　为运动根，由第Ⅲ颅神经发出，含副交感神经纤维。

3. 交感根　由颈内动脉丛发出，支配眼血管的舒缩。

节后纤维即睫状短神经。内眼手术时施行球后麻醉，即阻断此神经节，对眼球组织有镇痛作用。

（二）鼻睫状神经

为第Ⅴ颅神经眼支的分支，司眼部感觉。在眶内又分出睫状节长根、睫状长神经、筛后神经和滑车下神经等。睫状长神经在眼球后分 2 支，分别在视神经两侧穿过巩膜进入眼内，有交感神经加入，行走于脉络膜上腔，司角膜感觉。其中交感神经纤维分布于睫状肌和瞳孔开大肌。睫状短神经为混合纤维，共 6~10 支，在视神经周围及眼球后极部穿入巩膜，行走于脉络膜上腔，前行至睫状体，组成神经丛。由此发出分支，司虹膜睫状体、角膜和巩膜的感觉，其副交感纤维分布于瞳孔括约肌及睫状肌，交感神经纤维至眼球内血管，司血管舒缩。

第五节　眼的屈光与调节

眼为视觉器官，光线经过眼的屈光系统后，成像在视网膜上，在光感受器进行光电转换后，产生视信息，通过视路传递到视中枢，整合形成视觉功能。在该过程中，眼球的光学特性和屈光状态发挥着重要作用，决定了眼底成像的特点及视力清晰程度。

一、眼的屈光

当光从一种介质进入另一种不同折射率的介质时，光线在界面发生偏折现象，此即视光学中的屈光。人的眼球如同一件精密的光学仪器，是以光作为适宜刺激的视觉生物器官。其屈光介质从前向后包括角膜、房水、晶状体、玻璃体，均匀覆盖在角膜前表面的泪膜提供了光滑的光学界面。眼的屈光系统成像总的来说是凸透镜成像，光线经过眼的屈光系统产生折射，在视网膜上形成清晰缩小的倒像，这种生理功能称为眼的屈光，是获得清晰视觉的前提。眼的屈光系统相当于一组复合透镜，它的状态与各屈光面（角膜、晶状体前后面等）的曲率半径、折射率、各屈光介质彼此间的距离和位置以及眼轴长度密切相关。

调节松弛状态下，外界的平行光线经过眼屈光系统折射后，恰好聚焦于视网膜黄斑中心凹，即为正视眼（图 2-25）。调

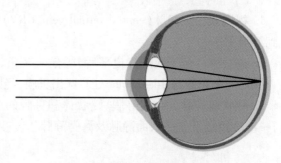

图 2-25　正视

节松弛状态下，外界的平行光线，经过眼屈光系统折射后，不能聚焦于视网膜黄斑中心凹，不能产生清晰的像，称为非正视眼或屈光不正，包括近视、远视和散光三类。

二、眼的调节与集合

为了看清近距离的目标,使来自近处的发散光线在视网膜上形成焦点,需要增加晶状体曲率,从而增强眼的屈光力。这种为看清近距离目标而改变眼的屈光力的能力称为调节。一般认为,眼的调节机制是:当看远处时,睫状肌松弛,睫状肌本身的张力使晶状体悬韧带绷紧,晶状体被拉伸变得扁平;当看近目标时,睫状肌收缩,晶状体悬韧带松弛,晶状体由于自身的弹性而变凸,屈光力增加(图2-26)。

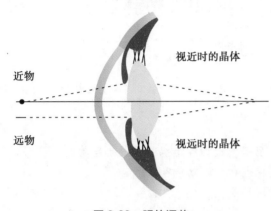

图2-26 眼的调节

调节幅度:眼能产生最大的调节力称为调节幅度,调节幅度与年龄有着密切的关系。青少年调节力强,随着年龄的增加,调节力逐渐减退而出现老视。调节力与年龄的关系,可通过公式估算:最小调节幅度 = 15 − 0.25 × 年龄。

调节范围:眼在调节松弛状态下所能看清的最远一点称为远点,眼在付出最大调节时所能看清的最近的一点称为近点。近点与远点之间的距离为调节范围。

调节与集合:双眼注视远处目标时,调节处于松弛状态。注视近处目标时则需调节,同时为保持双眼单视,双眼还需要内转,称为集合。调节力越大集合也越大,两者保持密切的协同关系。调节时还将引起瞳孔缩小。看近处目标时产生近反射,调节、集合和瞳孔缩小同时产生,为眼的三联动现象。正视眼的调节与集合相互协调,非正视眼的调节与集合不协调,眼对调节与集合的不协调的耐受有一定的限度,如果超过限度将会引起视疲劳,甚至可发生内、外斜视。

附:中西医眼部解剖名称对照表

中医解剖名称	西医解剖名称
眼珠(目珠、睛珠等)	眼球
白睛(白眼、白仁、白珠)	球结膜、球筋膜及前部巩膜
黑睛(黑眼、黑仁、黑珠、乌睛等)	角膜
黄仁(眼帘、睛帘、虹彩)	虹膜
神水	房水
瞳神(瞳子、瞳仁、瞳人、金井)	狭义指瞳孔,广义指瞳孔及其后之眼内组织
晶珠(睛珠、黄精)	晶状体
神膏(护睛水)	玻璃体
视衣	视网膜
目系	视神经、包裹视神经的鞘膜及血管
胞睑(约束、眼胞、眼睑、睥)	眼睑
上胞(上睑、上睥)	上眼睑
下睑(下胞、下睥)	下眼睑
睑弦(眼弦、睥沿)	睑缘

续表

中医解剖名称	西医解剖名称
睫毛	睫毛
睑裂	睑裂
内眦（大眦）	内眦
外眦（锐眦、小眦）	外眦
泪泉	泪腺
泪窍（泪堂、泪孔）	狭义指泪点，广义指泪道
眼带（睛带）	眼外肌
眼眶（目眶）	眼眶

学习小结

（吴丹巍　周春阳）

复习思考题

1. 眼球壁的组成包括哪几层？各由哪些组织构成？各组织有哪些生理功能？
2. 眼球内容物包括哪些？各有哪些解剖特点和生理功能？
3. 眼附属器包括哪些结构？各有哪些生理功能？
4. 何为视路？共有几对颅神经与眼有关？分别是什么？
5. 什么是正视眼？什么是非正视眼？

第三章

眼与脏腑经络的关系

学习目标

通过本章的学习,掌握眼与脏腑之间的密切关系、五轮学说概念及其临床运用;熟悉眼与气血津液之间的关系;了解眼与经络之间的关联。

眼属五官之一,司视觉,通过经络与脏腑和其他组织器官密切联系,共同构成人体这一有机整体。《灵枢·大惑论》"五脏六腑之精气,皆上注于目而为之精"及《灵枢·邪气脏腑病形》"十二经脉,三百六十五络,其血气皆上于面而走空窍,其精阳气上走于目而为睛",均说明了眼与脏腑经络的生理关系。脏腑经络的功能失调可以反映于眼部,甚至引起眼病;而眼部疾病也可影响相应的脏腑,以致引起全身性反应。因此,在研究眼的生理、病理和临床诊治眼病时,须根据眼与脏腑经络的关系全面观察与分析。

第一节　眼与脏腑的关系

《灵枢·大惑论》认识到:"精之窠为眼,骨之精为瞳子,筋之精为黑眼,血之精为络,其窠气之精为白眼,肌肉之精为约束,裹撷筋、骨、血、气之精而与脉并为系,上属于脑,后出于项中。"《审视瑶函·内外二障论》又云:"眼乃五脏六腑之精华上注于目而为明。"说明眼的结构及其功能都与五脏六腑精气作用密切相关。《太平圣惠方·眼论》所述"明孔遍通五脏,脏气若乱,目患即生;诸脏既安,何辄有损",则反映了脏腑与眼病发生的关系。

一、眼与五脏的关系

(一)眼与心的关系

1. 心主血脉,诸脉属目　《素问·五脏生成》曰:"诸脉者,皆属于目。"《灵枢·口问》亦云:"目者,宗脉之所聚也,上液之道也。"指出了全身经脉皆上聚于目,承送血液;血之于目,有重要的充养作用,是目视睛明的重要条件。如《审视瑶函·开导之后宜补论》:"夫目之有血,为养目之源,充和则有发生长养之功,而目不病;少有亏滞,目病生焉。"而"心主身之血脉"(《素问·痿论》),"诸血者,皆属于心"(《素问·五脏生成》),即全身血脉皆连属于心,脉中之血受心气推动,循环全身,上输于目,而目受血养,方得以彰明。

2. 心主藏神,目为心使　《素问·宣明五气》曰:"心藏神。"《素问·灵兰秘典论》曰:"心者,君主之官,神明出焉。"这里的神和神明,指人的精神、意识、思维乃至整个生命活动的外在表现,均由心主宰。《灵枢·本神》中"所以任物者谓之心",更明确说明心具有接受外来事物或刺激并做出相应反应的功能,而视觉的产生即在其中。故《灵枢·大惑论》指出:

"目者,心使也。"

此外,《素问·脉要精微论》曰:"夫心者,五脏之专精也;目者,其窍也。"心主神明,为五脏六腑之大主,五脏六腑之精气皆为心所使,而目赖脏腑精气所养,视物又受心神支配。因此,人体脏腑精气的盛衰,以及精神活动状态均可反映于目,故目又为心之外窍。中医望诊中的望目察神亦即由此而来。

（二）眼与肝的关系

1. 肝开窍于目,目为肝之外候　《素问·金匮真言论》曰"东方青色,入通于肝,开窍于目,藏精于肝",指出目为肝脏与外界相通的窍道。《灵枢·五阅五使》载"目者肝之官也",指出眼目是肝的官窍。因此,肝所受藏的精微物质能上输至目,维持其视觉功能。同时,若肝脏发生病理改变,则可从眼部表现出来。因此,《诸病源候论·目病诸候》曰:"目,肝之外候也。"

2. 肝主藏血,目受血能视　肝主藏血,具有贮藏血液,调节血量的功能。虽然五脏六腑之精气皆上注于目,但由于目为肝之外窍,故肝血对视觉功能的影响最大,《素问·五脏生成》即言:"肝受血而能视。"《审视瑶函·目为至宝论》更曰:"真血者,即肝中升运于目,轻清之血,乃滋目经络之血也。"而"血养水,水养膏,膏护神瞳",从而维持眼的视觉功能。

3. 肝气通目,辨色视物　《灵枢·脉度》曰:"肝气通于目,肝和则目能辨五色矣。"肝主疏泄,能调畅气机,推动血和津液运行;气能生血、生津,又能行气、行津。而目为肝窍,肝气直接通达于目,故肝气的调和与否直接影响到眼的视觉功能。肝气调和,则气机调畅,升降出入有序,有利于气血津液上输至目,目得所养而能辨色视物。反之,则影响视觉。

4. 肝主疏泄,调摄泪液　《素问·宣明五气》曰"五脏化液……肝为泪",《银海精微》亦云"泪乃肝之液"。泪液的分泌和排泄与肝的疏泄功能有关,若肝的功能失调,不能收制泪液,则会出现泪下如泣,故《灵枢·九针》说"肝主泣"。而泪液有润泽和保护目珠的作用。

5. 肝脉上连目系,气血通达于目　《灵枢·经脉》曰:"肝足厥阴之脉……连目系。"十二经脉之中,唯肝脉以本经直接上连目系,充分沟通表里,保证了眼与肝的气血运行,使两者联系更为紧密。

（三）眼与脾的关系

1. 脾输精气,上贯于目　一方面,脾主运化,为气血生化之源,后天之本。唯脾运健旺,方能气血充足,目有所养而目光敏锐;反之,则目失所养,视物不明。《素问·玉机真脏论》在论及脾的虚实时说:"其不及,则令人九窍不通。"即可见脾虚可致目窍不通。另一方面,脾主升清,主精微物质上输头目,目得之则能明视万物。李东垣《兰室秘藏·眼耳鼻门》中述:"夫五脏六腑之精气,皆禀受于脾,上贯于目……故脾虚则五脏六腑之精皆失所司,不能归明于目矣。"视觉功能的正常有赖于脾之精气上输。

2. 脾主统血,血养目窍　脾主统血,《景岳全书·杂证谟》曰:"盖脾统血,脾气虚则不能收摄。"因此,虽然脉为血府,目为宗脉之所聚,目得血而能视,但血液能在目络中运行有序而不外溢,还有赖于脾气的统摄。若脾气虚弱,血失统摄,则可发生眼部出血及目窍失养。

3. 脾主肌肉,眼动如常　《素问·痿论》云:"脾主身之肌肉。"即脾主运化,有生养肌肉之功。眼睑肌肉及眼带(眼外肌)有赖于脾之精气充养,方能眼睑开合自如,目珠转动灵活。

（四）眼与肺的关系

1. 肺为气主,气和目明　《素问·五脏生成》曰:"诸气者,皆属于肺。"《素问·六节脏象论》亦云:"肺者,气之本。"肺主气,司呼吸,影响着全身之气的生成,同时调畅气机,使气血流畅而敷布全身,温煦充养全身组织器官,而目得其养则明视万物;反之,目失所养则视物昏暗。正如《灵枢·决气》云:"气脱者,目不明。"

2. 肺气宣降,目窍通利　肺气宣发,能布散气血津液至全身;肺气肃降,能通调水道,维持正常的水液代谢。肺之宣发与肃降,相互制约,互济协调,使眼络通畅,精微敷布,玄府开通,目窍通利。此外,肺主表,肺之宣降有序,使目得卫气与津液的温煦濡养,而卫外有权,目亦不病。

（五）眼与肾的关系

1. 肾主藏精,涵养瞳神　《素问·上古天真论》谓:"肾者主水,受五脏六腑之精而藏之。"肾既藏先天之精,亦藏后天之精。《审视瑶函·目为至宝论》曰:"肾之精腾,结而为水轮。"水轮即瞳神也。《素问·脉要精微论》言:"夫精明者,所以视万物,别白黑,审短长。以长为短,以白为黑,如是则精衰矣。"眼的形成,有赖于精;眼之能视,凭借于精。正如《审视瑶函·目为至宝论》中指出:"真精者,乃先后二天元气所化之精汁,起于肾……而后及乎瞳神也。"

2. 肾寓阴阳,目视精明　肾寓真阴真阳,化生五脏之阴阳,为全身阴阳之根本。《灵枢·大惑论》谓"阴阳合抟而精明也";《证治准绳·杂病·七窍门》则谓瞳神"乃先天之气所生,后天之气所成,阴阳之妙用"。说明阴阳乃目视精明之基础,因此肾所寓阴阳直接影响到眼的视觉功能。

3. 肾生脑髓,目系属脑　《素问·阴阳应象大论》曰"肾生骨髓";《灵枢·海论》曰"脑为髓海"。肾主骨生髓,诸髓属脑。而目系"上属于脑,后出于项中"(《灵枢·大惑论》)。因此,《灵枢·海论》曰:"髓海不足,则脑转耳鸣……目无所见。"由此可知,脑与髓乃异名同类,均为肾精所化生,肾精充足,髓海丰满,则目视精明;若肾精不足,髓海空虚,则头晕目眩,视物昏花。清代王清任在《医林改错·脑髓说》中则明确将眼的视觉归结于肾精所生之脑,曰:"精汁之清者,化而为髓,由脊骨上行入脑,名曰脑髓……两目即脑汁所生,两目系如线,长于脑,所见之物归于脑。"

4. 肾主津液,上润目珠　《素问·逆调论》曰:"肾者水脏,主津液。"而《灵枢·五癃津液别》指出:"五脏六腑之津液,尽上渗于目。"即肾脏对体内水液的代谢与分布起着重要作用,五脏六腑的津液在肾的调节下,不断输送至目,则为目外润泽之水及目内充养之液。

二、眼与六腑的关系

五脏六腑互为表里,相互依赖。生理上,脏行气于腑,腑输精于脏;病理上,脏病及腑,腑病及脏或脏腑同病。故眼不仅与五脏有密切关系,而且与六腑亦有不可分割的联系。此外,《灵枢·本脏》说:"六腑者,所以化水谷而行津液者也。"六腑主受纳、司腐熟、分清浊、传糟粕,将消化吸收的精微物质传送到周身,以供养全身包括眼在内的组织器官。六腑的功能正常,目得所养,才能维持正常的视功能。

1. 眼与小肠的关系　《素问·灵兰秘典论》曰:"小肠者,受盛之官,化物出焉。"饮食水谷由胃腐熟后,传入小肠,并经小肠进一步消化,分清别浊,其清者由脾转输全身,从而使目得到滋养;其浊者下注大肠,将多余的津液下渗膀胱。若小肠功能失调,则清者不升,浊者不降,可引起浊阴上泛目窍而致病。此外,心与小肠脏腑相合,经脉相互络属,其经气相通。两者受邪常相互波及,心火上炎所致目病,可移热于小肠。

2. 眼与胆的关系　肝与胆相连,经脉相互络属而为表里。《东医宝鉴》曰"肝之余气,溢于胆,聚而成精",此处即指胆汁。胆汁的分泌与排泄均受到肝疏泄功能的影响。胆汁有助脾胃消化水谷、化生气血以营养于目之功,其于眼作用重要。如《灵枢·天年》云"五十岁,肝气始衰,肝叶始薄,胆汁始灭,目始不明",《证治准绳·杂病·七窍门》曰:"神膏者,目内包涵膏液……此膏由胆中渗润精汁积而成者,能涵养瞳神,衰则有损",认为胆汁在神膏的生成及养护瞳神方面起着重要作用。

3. 眼与胃的关系　胃为水谷气血之海,主受纳、腐熟水谷,主通降,以降为和。胃与脾经脉相连,脏腑相和,互为表里。食物入胃而被受纳,经其腐熟,下传小肠,其精微经脾之运化而营养全身。李东垣在《脾胃论·脾胃虚实传变论》中指出"九窍者,五脏主之,五脏皆得胃气乃得通利",若"胃气一虚,耳、目、口、鼻,俱为之病"。此外,脾胃居于中焦,为机体升降出入之枢。脾主升清,胃主降浊,两者升降正常,出入有序,则清浊分明,浊阴出下窍,不致上犯于目。

4. 眼与大肠的关系　《素问·灵兰秘典论》说:"大肠者,传导之官,变化出焉。"大肠与肺脏腑相合,主司传导之责,下输糟粕之物。大肠之传导功能与肺的肃降有关。如唐宗海在《中西汇通医经精义·脏腑之官》中云:"大肠之所以能传导者,以其为肺之腑。肺气下达,故能传导。"肺失肃降,大肠传导之令不行,热结于下,熏蒸于上而发为眼病;反之,大肠积热,腑气不通,亦可使肺气不降,气壅于上而导致眼病。

5. 眼与膀胱的关系　《素问·灵兰秘典论》曰:"膀胱者,州都之官,津液藏焉,气化则能出矣。"膀胱居于下,为水液汇聚之处,有贮藏津液、化气行水、排泄尿液的功能。膀胱与肾直接相通,并有经脉相互络属而为表里。膀胱气化作用隶属于肾的蒸腾气化,因此取决于肾气的盛衰。肾与膀胱的功能失常,则水液停潴而上泛于目,变生目疾。此外,膀胱属足太阳经,主一身之表,易遭外邪侵袭而致眼病。故《银海指南·膀胱主病》曰:"目珠上属太阳见症甚多……故凡治目,不可不细究膀胱。"

6. 眼与三焦的关系　三焦为孤腑,主持诸气,通行水道。《难经·三十一难》曰:"三焦者,气之所终始也。"《难经·三十八难》言三焦"有原气之别焉,主持诸气"。《难经·六十六难》还指出:"三焦者,原气之别使也,主通行三气,经历五脏六腑。"说明三焦是气升降出入的通道,人体之气通过三焦而敷布全身,也使目得滋养。此外,《素问·灵兰秘典论》曰:"三焦者,决渎之官,水道出焉。"全身的水液代谢,虽由肺、脾、肾和膀胱等脏腑协同作用而完成,但须以三焦为通道,方能正常升降出入。若三焦功能失常,可致水谷精微的消化吸收和输布发生障碍,或致脏腑气机失调,气血不能上濡于目,则目失濡养;若三焦水道不利,水液停潴,水湿上泛于目而引发眼病。此外,《证治准绳·杂病·七窍门》认为,眼内所涵的房水,是由"三焦而发源"。若三焦功能失常,可致神水衰竭而生目病。

综上所述,眼之能辨色视物,有赖于各脏腑所化生受藏的精、气、血、津液的濡养及神的主宰。《灵枢·本脏》曰:"人之血气精神者,所以奉生而周于性命者也。"《证治准绳·杂病·七窍门》认为,目中无比重要的神膏、神水、神光、真精、真气、真血皆赖精、气、血、津液和神等所变化和维持。然而,由于古代医家所处的时代不同及临证经验与水平的差异,对眼与各脏腑的关系看法不同。但综观其言,正如《审视瑶函·明目至宝论》所说"大抵目窍于肝,生于肾,用于心,润于肺,藏于脾"。

总之,人体是一个有机整体,无论脏与脏、脏与腑,抑或腑与腑之间均有经络相互联系,它们在生理上相互协调,相互依存;在病理上相互影响,相互传变。因此,临证之时,应仔细观察,全面分析。

第二节　五轮学说概要

五轮学说将眼局部分为五部分,即胞睑、两眦、白睛、黑睛和瞳神,对应于肉轮、血轮、气轮、风轮、水轮五个轮位,分别与脾、心、肺、肝、肾等五脏相属,借以说明眼解剖、生理、病理及其相互关系,以指导临证辨证治疗(图3-1)。

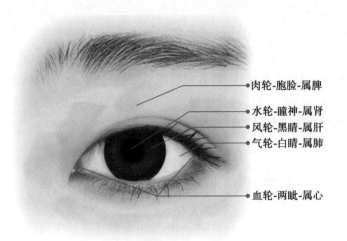

图 3-1 五轮部位与五脏分属

五轮学说溯源于《灵枢·大惑论》，"五轮"之名最早出现于晚唐《刘皓眼论准的歌》。现存医籍中，以《太平圣惠方·眼论》记载为早，后世医家逐渐发展形成五轮学说。所谓"轮"，是喻眼珠如车轮回转灵活之意。如《审视瑶函》曰："五轮者，皆五脏之精华所发，名之曰轮，其像如车轮，运动之意也。"《银海精微·五轮八廓总论》谓："肝属木，曰风轮，在眼为乌睛；心属火，曰血轮，在眼为二眦；脾属土，曰肉轮，在眼为上下胞睑；肺属金，曰气轮，在眼为白仁；肾属水，曰水轮，在眼为瞳人。"

一、肉轮

指胞睑（含睑结膜），内应于脾，脾主肌肉，故称肉轮。胞睑在眼珠前方，分上下两部分，保护眼珠。位上者称上睑或上胞，位下者称下睑或下胞，上下睑之间的裂缝称睑裂。胞睑的游离缘称睑弦或胞沿或眼弦，生有排列整齐的睫毛。胞睑具有司开合、挡灰遮光、润泽眼珠等卫护之功。因脾与胃相表里，故常认为肉轮的生理病理与脾胃有关。

二、血轮

指两眦（含泪阜、半月皱襞、上下泪点及眦部结膜血管），内应于心，心主血，故称血轮。上下眼睑交接处为目眦，鼻侧称内眦或大眦，颞侧称外眦或锐眦或小眦。大眦处上下眼睑间各有一细小窍，称泪窍，为排泄泪液通道的起点。两眦血络及泌出之泪，均有润养眼珠之功。因心与小肠相表里，故常认为血轮的生理病理与心、小肠有关。

三、气轮

指白睛（含前部巩膜与球结膜），内应于肺，肺主气，故称气轮。白睛表面覆有一层透明的膜样组织（球结膜），具有润泽眼珠的作用；里层质地致密而坚韧，具有保护珠内组织之功。因肺与大肠相表里，故常认为气轮的生理病理与肺、大肠有关。

四、风轮

指黑睛（角膜），内应于肝，肝主风，故称风轮。广义的黑睛除角膜外还包括今之前房和虹膜。黑睛位于眼珠前部中央，质地透明而坚韧，是保证神光发越的重要组织，又具保护瞳神之功。因肝与胆相表里，故常认为风轮的生理病理与肝、胆有关。

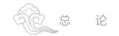

五、水轮

指瞳神(含瞳孔及眼内组织),内应于肾,肾主水,故称水轮。瞳神有狭义与广义之分,狭义的瞳神是指黄仁中间圆形的瞳孔,具有阳看能小、阴看能大的功能。广义的瞳神包括瞳孔及其后的晶珠、神水、神膏、视衣、目系等眼内组织,是视觉发生的重要部位。因肾与膀胱相表里,故常认为水轮的生理病理与肾、膀胱有关。

第三节 眼与气血津液的关系

气血是构成人体的基本物质,是脏腑、经络等组织器官进行生理活动的物质基础。故眼之所以能视,有赖于气血的濡养。

一、眼与气的关系

气是构成人体和维持生命活动的最基本物质。具有温养、推动、固摄和防御作用。《河间六书》"气贯五轮"之说是眼与气密切关系的体现。而眼位至高,脉道细微,非精微轻清之气难以上达于眼,故《灵枢·大惑论》曰:"五脏六腑之精气,皆上注于目而为之精。"精气即有营养作用的精微物质,古人常将能升腾上达于眼之气称为真气。如《审视瑶函》所言:"真气者,即目经络中往来生用之气,乃先天真一发生之元阳也。"因此,气的正常与否,常可直接或间接地由眼表现出来。

二、眼与血的关系

《河间六书》曰:"目得血而能视。"《审视瑶函》亦云:"夫目之有血,为养目之源,充和则有生发长养之功,而目不病,少有亏滞,目病生矣。"血主要有营养、滋润的作用。眼中之血,称为真血,与肌肉间清浊相干之血不同,为轻清上承之血。《审视瑶函》说:"真血者,即肝中升运于目,轻清之血,乃滋目经络之血也。此血非此肌肉间混浊易行之血,因其轻清上行于高而难得,故谓之真也。"若血的功能失常,则可引起眼病。

三、眼与津液的关系

津液是体内正常的液体,清而稀者为津,浊而稠者为液,具有濡养滋润眼组织的作用。眼中之神水、神膏均赖津液以滋养,神水在内则滋养神膏,神膏又能涵养瞳神;在外可润泽眼珠,保持着黑睛、白睛的润滑光泽。另外,津液还能补益脑髓,脑髓充足,则视物精明。

第四节 眼与经络的关系

经络内属脏腑,外络肢节头面,在人体能沟通表里上下,联络脏腑器官,并有行气血、营阴阳之功,将人体脏腑组织器官连接成一个有机的整体。《灵枢·邪气脏腑病形》曰:"十二经脉,三百六十五络,其血气皆上于面而走空窍,其精阳气上走于目而为之睛。"《灵枢·口问》云:"目者,宗脉之所聚也。"说明经络与眼有着密切联系,眼的正常视觉功能的实现,离不开经络不断输送的脏腑气血濡养。

一、眼与十二经脉的关系

十二经脉又名十二正经,是经络系统的主体。三阴三阳表里相合,首尾相贯,其旁支别络纵横交错,承载营血运行于周身,始于手太阴,终于足厥阴,周而复始,如环无端,运行不息。从经络循行的路径来看,十二经脉或直接或间接地与眼发生着联系,密布于眼周,源源不断地将脏腑气血输送至眼。其中,手足三阳经及手少阴心经、足厥阴肝经均与眼有直接联系,而足少阴肾经、足太阴脾经、手太阴肺经及手厥阴心包经则间接与眼发生联系(图3-2)。

兹将与眼有直接联系的 8 条经脉分述如下:

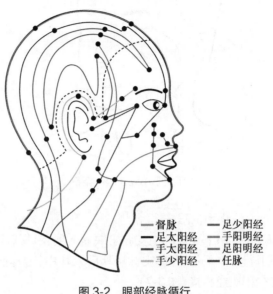

— 督脉　　　— 足少阳经
— 足太阳经　— 手阳明经
— 手太阳经　— 足阳明经
— 手少阳经　— 任脉

图 3-2　眼部经脉循行

（一）手阳明大肠经

手阳明大肠经支脉上行头面,左右相交于人中,经禾髎,止于目眶下鼻旁之迎香,与足阳明胃经相接(图3-3)。

（二）足阳明胃经

足阳明胃经起于鼻旁迎香穴,上行鼻根部,经睛明与足太阳膀胱经交会,后循鼻外侧,经承泣、四白、巨髎下行(图3-4)。

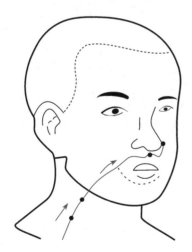

图 3-3　手阳明大肠经眼部循行

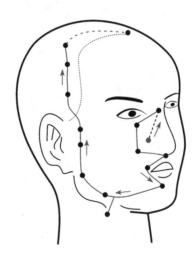

图 3-4　足阳明胃经眼部循行

（三）手太阳小肠经

手太阳小肠经缺盆支脉,循颈上颊,至目外眦,转入耳中;颊部支脉,上行目眶下,抵鼻旁,至目内眦睛明(图3-5)。

（四）足太阳膀胱经

足太阳膀胱经起于目内眦睛明,上循攒竹,过神庭、通天,与督脉交会于巅顶百会穴(图3-6)。其支脉从巅入脑,连属目系。

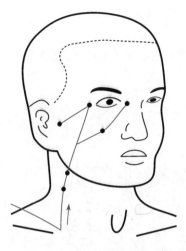

图 3-5　手太阳小肠经眼部循行

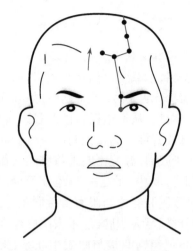

图 3-6　足太阳膀胱经眼部循行

（五）手少阳三焦经

手少阳三焦经胸中支脉出缺盆上项，沿耳后翳风上行，出耳上角至额角，下行至面颊，转而上行达眶下；其耳部支脉从耳后入耳中，走耳前，与前支脉交于面颊，抵目外眦瞳子髎，与足少阳胆经相接（图 3-7）。

（六）足少阳胆经

足少阳胆经起于目外眦，其耳部支脉行止于目外眦后，而另有支脉起于目外眦，循经眶下（图 3-8）。

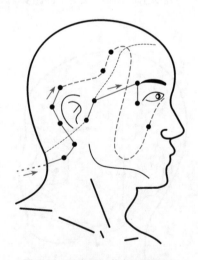

图 3-7　手少阳三焦经眼部循行

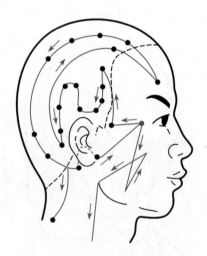

图 3-8　足少阳胆经眼部循行

（七）足厥阴肝经

足厥阴肝经上行沿喉咙之后，上入鼻咽部，连接于目系；其支脉沿眶下部下行绕唇（图 3-9）。

（八）手少阴心经

手少阴心经支脉，挟咽上行与目系相连（图 3-10）。

综上，足三阳经之本经均起于眼周，手三阳经皆有支脉止于眼周，足厥阴肝经以本经、手少阴心经及足太阳膀胱经以支脉与目系相连。

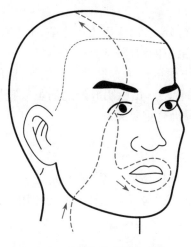

图 3-9　足厥阴肝经眼部循行

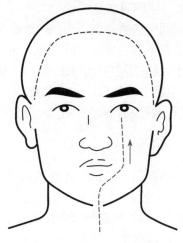

图 3-10　手少阴心经眼部循行

二、眼与十二经别的关系

十二经别是十二正经离入出合的别行部分,是正经别行深入体腔的支脉。经别于肘膝离正经、入胸腹,于头项出体表,合于阳经经脉的循行分布,加强了脏腑之间的联系,也使十二经脉与人体各部分的联系更趋周密,如阴经经别在头项部合于其相表里的阳经经脉,即加强了阴经经脉同头面部的联系。与眼发生直接联系的经别如下:

（一）手少阴心经别和手太阳小肠经别

手太阳、手少阴经别,从腋部别出,入走心与小肠,上出目内眦,合于手太阳小肠经。

（二）足太阴脾经别和足阳明胃经别

足阳明、足太阴经别,从髀部分出,入走脾胃,上出鼻频,联系目系,合于足阳明胃经。

（三）足厥阴肝经别和足少阳胆经别

足少阳与足厥阴经别从下肢分出,行至毛际,入走肝胆,上连目系,至目外眦合于足少阳胆经。

三、眼与十二经筋的关系

十二经筋是十二经脉之气结聚于筋肉关节的体系,行于体表,不入内脏,是十二经脉的外周连属部分,其分布与十二经脉的体表通路基本一致。经筋的作用主要是约束骨骼,利于关节活动,以保持人体正常的运动功能。分布于眼及眼周的经筋有手足三阳之筋。

（一）足太阳之筋

足太阳经筋的一条分支在目上方形成网络,行约束目睫,司开合之功。

（二）足阳明之筋

足阳明经筋,经颧骨,结聚于鼻,并上行与太阳经筋相合,由此,太阳经筋散布于目上,而阳明经筋散布于目下,二筋协同作用,统管胞睑之开合。

（三）足少阳之筋

足少阳经筋的一条分支结聚于目外眦,其收缩令人能左右盼视。

（四）手太阳之筋

手太阳经筋,出耳上,前行而下行结聚于颌,并上行联属于目外眦。与手足少阳之筋会合。

（五）手少阳之筋

手少阳经筋的一条分支,上颊车,循耳前上行连属于目外眦,后结聚于颌。

（六）手阳明之筋

手阳明经筋的一支,上面颊,结聚于颧部;另有直行分支,出于手太阳之前,上左额角者,络于头部向下行右额部。而右侧之筋则上右额角,下至左侧额部。

综上,足三阳之筋均至眼周,手三阳之筋则经过头面至额角。手足三阳之筋,网维结聚于眼及其周围,共同作用,支配着胞睑的开合、眼珠的转动。足厥阴肝经之筋虽未直接分布至眼,然而,肝为罢极之本,主全身之筋,故其经筋与眼仍有重要关系。

四、眼与奇经八脉的关系

奇经八脉是十二正经之外的八条经脉,与脏腑无直接络属关系,彼此间无表里配合关系。但它们循行分布于十二经脉之间,具有沟通十二正经、调节十二经气血的作用。其中督脉、任脉、阳跷脉、阴跷脉及阳维脉与眼有直接联系。

（一）督脉

督脉总督一身之阳经,为"阳脉之海",其分支绕臀而上,与足太阳膀胱经交会于目内眦,上行前额,交会于巅顶,入络于脑;另有分支从少腹直上,终系于两目下正中。

（二）任脉

任脉总督一身之阴经,为"阴脉之海",始于中极下的会阴部,向上环口,终分左右两支沿面部至眶下。

（三）阴跷脉、阳跷脉

阴跷脉为足少阴之别,起于内踝下之照海,阳跷脉起于外踝下之申脉,二脉分别上行连属目内眦,与手足太阳、足阳明会合于睛明。而足太阳经的入脑支脉,别络阴跷、阳跷二脉,而阴跷、阳跷相互交会于目内眦,脉气并行回还而濡养眼目。

（四）阳维脉

阳维脉循经目上方,同时此脉联系诸阳经,包括督脉,而诸阳经皆与目直接相连。

（段俊国　路雪婧）

复习思考题

1. 简述眼与五脏的关系。
2.《灵枢·大惑论》中五轮学说的雏形为何? 简述五轮学说的概念和主要内容。
3. 何为真气、真血?
4. 简述眼与十二经脉的关系。

第四章

眼病病因病机

📂 学习目标

　　眼病的病因病机是中医眼科重要的基础知识,要掌握六淫、疠气、情志、饮食、劳倦、眼外伤、先天与衰老以及其他因素所致眼病常见的特性、致病特点、临床表现。熟悉脏腑功能失调、经络玄府失调、气血津液失调的病变机理、临床表现等知识,为各眼病章节的学习奠定理论基础。

　　病因是指导致人体产生疾病的原因,也即致病因素。病机指疾病发生、发展及变化的机理。中医学认为人体是一个有机的整体,眼作为一个独立的器官,与脏腑经络关系密切,共同维持眼正常的生理平衡,影响或破坏眼生理平衡的因素就是眼病的病因,在病因的作用下眼部可产生多种病理反应,出现多种症状与体征,根据症状、体征及病史来推求病因,从而为治疗用药提供依据,这就是中医的"审因论治"和"辨证求因",所以全面了解眼病的病因病机知识对于提高临床诊疗水平具有重要意义。

第一节　病　　因

　　引起眼病的原因很多,古人对此有比较深刻的认识,唐代医家孙思邈在《备急千金要方》中指出:"生食五辛,接热饮食,热餐面食,饮酒不已,房室无节,极目远视,数看日月,夜视星火,夜读细书,月下看书,抄写多年,雕镂细作,搏弈不休,久处烟火,泣泪过多,刺头出血过多,右十六件,并是丧明之本。"宋代医家陈无择提出致病"三因"学说,将眼病病因归纳为内因、外因、不内外因三类。常见的眼病病因包括六淫、疠气、情志失调、饮食不节、劳倦、眼外伤、先天与衰老、其他等。

一、六淫

　　六淫是六种外来邪气,即天时不正之气。《银海精微》云:"寒、暑、燥、湿、风、火是为六气。当其位则正,过则淫。人有犯其邪者,皆能为目患。"

　　六淫为眼科常见的一类病因,其致病途径多由肌表、口鼻入侵,或直接侵犯眼部,故又称"外感六淫"。

(一)风

　　风邪的特性及致病特点如下:

　　1. 风为阳邪,其性开泄　风具有升发、向上、向外的特点。头为诸阳之首,眼为清阳之窍,其位至高,易受外来风邪侵袭。风邪所致眼病,常表现为目痒,流泪,羞明,目涩,目劄;若客于经络,则可致胞轮振跳,胞睑下垂,目偏视,口眼㖞斜。

2. 风性善行而数变 风邪所致眼病往往发病急骤,变化迅速,如突发眼部红肿,或口眼㖞斜等。

3. 风为百病之长,常夹邪为患 如风与热合,则目赤肿痛,泪多眵结;风与湿并,则眵泪痒涩,眼睑肿胀湿烂。

（二）寒

寒邪所伤而致眼病比较少见,其特性及致病特点如下:

1. 寒为阴邪,易伤阳气 阴寒之邪侵袭人体,损伤体内阳气,使目窍失其温煦濡养,以致泪液失约,神光被阻而致目病,症见冷泪外溢,翳障丛生,视物昏花。

2. 寒主收引,经脉拘急 寒邪入侵,致肌腠闭塞,营卫之气流转运行不利,引发目病,患者可有胞睑紧束不舒、眼内紧涩不适之感;若外寒入侵面颊,可致颊筋拘急,引起口眼㖞斜。

3. 寒性凝滞,易阻脉络 若外寒侵袭眼部,经脉凝滞不通,则头目疼痛,胞睑紫胀,白睛脉络淡红或紫赤。

（三）暑

暑为夏令主气,乃火热所化,其特性及致病特点如下:

1. 暑为阳邪,易伤津耗气 暑热之邪侵袭人体,容易耗损气血津液。若攻及目窍,灼伤脉络,则目赤肿痛,眵泪黏稠;暑邪伤及元气,耗散津液,则脉虚无力。

2. 暑多夹湿,阻碍脾运 由于夏季多湿,故暑邪往往兼夹湿邪,困阻脾胃,使中气不运。表现为胞睑重坠,目赤视昏,兼见胸闷泛恶、食少倦怠等症。

（四）湿

湿邪的特性及致病特点如下:

1. 湿为阴邪,黏滞久稽 湿邪侵袭人体,黏滞体内,难以祛除,故发病缓慢,病程长,缠绵难愈。

2. 湿性重着,易阻气机 常致脾胃升降功能失调,清阳不升,浊阴不降,使眼失清阳温煦,湿浊之邪留滞,导致头重如裹,睑垂不举,视物昏暗。

3. 湿性阴凝,易伤阳气 脾为中土,若被湿邪困阻,常致脾阳不运,水湿停聚而引发眼病。水湿上泛胞睑则胞肿如球;水湿滞留眼内,可致神膏混浊,眼底水肿、渗出,自觉视物昏蒙,视瞻有色,云雾移睛,甚至视衣脱落而失明。

4. 湿邪浊腻,病多污秽 湿邪伤目可见眵泪胶黏,睑弦赤烂,渗流黄水,白睛黄赤或污红,黑睛溃烂如腐渣,经久难愈。

（五）燥

燥邪伤目较少见,且有明显的季节性,常发生于秋季。燥为阳邪,其性干涩。燥邪外侵容易耗伤体内阴精,若燥邪侵袭于目,可致睑弦红赤干痒,或生鳞屑,频频眨目,眼眵干结,白睛红赤少津,黑睛星翳时隐时现,涩痛不适。

（六）火

火邪的特性及致病特点如下:

1. 火为阳邪,其性炎上 火邪升腾炎上,容易上攻头目,引发目疾。如胞肿焮痛,大眦赤肿,白睛红赤,黑睛生翳,睛高突起,绿风内障等,均与火邪有关。

2. 火性炎热,灼津伤络,迫血妄行 火热燔灼,上攻目窍,灼伤阴液则热泪如汤,眵多黄稠;灼伤眼部脉络则见白睛混赤、胬肉攀睛、火疳等;热入血分,迫血外溢则白睛溢血,血灌瞳神,或眼底出血而成暴盲。

3. 热胜则肿,火易致疡 火热之邪易致红痛肿胀,腐烂成脓,常见胞眦红肿,甚至焮痛生疮,溃脓成漏,黑睛溃烂,黄液上冲,甚至眼珠灌脓。

二、疠气

又称疫疠、时气、天行,是一种具有强烈传染性和流行性的致病邪气。古代医家对此早有认识,《素问·刺法论》指出疫疠致病"皆相染易,无问大小,病状相似"。

疠气的性质有寒热之别,眼科所见致病疠气,性多温热,常侵袭白睛,暴发赤眼,具有发病急骤、来势迅猛、传染性强的特点,一年四季都可发生,但以夏季为多,表现为红肿赤痛、怕热羞明、眵泪交加等。

三、七情

七情是人们在日常生活中所表现的七种情志变化,即喜、怒、忧、思、悲、恐、惊。情志变化是人类正常的精神活动,一般情况下不会致病,情志变化过激或长期受到抑制,就可能成为致病因素。

1. 情志内伤,精血暗耗　人的情志活动是以内脏精气为物质基础的,脏腑功能正常则能保障情志的正常活动,而正常的情志活动又能使脏腑安和,精气充沛。如果七情过伤,脏腑内损,精气不能上注于目,使目失濡养,常会引起眼部疾病,如视物昏花,不能久视,久视则酸痛,或致圆翳内障、视瞻昏渺、青盲等。

2. 情志失度,气机逆乱　情志失度,使人体气机升降失常,气血功能紊乱而为病。如怒则气上,喜则气缓,悲则气消,恐则气下,惊则气乱,思则气结。血随气行,气机逆乱则血行不畅,或不循常道而妄行,以致清窍闭塞,目失濡养,诸病丛生。如过度愤怒,则肝的疏泄功能失常,肝气横逆,上冲于目,可致瞳神散大,引发绿风内障。

3. 情志抑郁,日久化火　七情过激或抑郁,使气机郁滞,郁火内生,上炎于目,可致目系、视衣充血、肿胀、渗出,神膏混浊,瞳神散大或紧小,黑睛溃烂,黄液上冲等严重眼病。

四、饮食因素

饮食因素致病主要包括饮食内伤和饮食不节。

1. 饮食内伤　饮食偏嗜,如过食辛辣厚味,或过食生冷,均可损伤脾胃,脾胃失和而变生诸疾。若过食辛辣厚味,或烟酒无度,脾胃内蕴热毒,化生痰浊,热毒痰浊上乘胞睑,常致胞睑疮疡、胞生痰核。

2. 饮食不节　饮食之道贵在均衡全面、有节制,过饱过饥或偏嗜,均可影响脾胃之运化,使其化生精血之职失司。若饥而不食,胃肠空虚,则气血化生乏源;若饮食过量,损伤脾胃,则水谷精微难以运化;若饮食偏嗜,则机体营养摄取不足,日久则五脏精气皆失所养,无以上注于目,致目失滋养,眼病丛生。

五、劳倦因素

由劳倦而致眼病的因素包括劳力过度、劳心过度、房劳过度、劳目过度等,《素问·举痛论》云"劳则气耗",说明劳力、劳心过度能耗散真元之气;房劳伤精损肾亦损伤真元;《素问·宣明五气》所谓"久视伤血",其机理在于久视劳伤心神,暗耗阴血。上述劳伤因素,均能伤气、伤血、伤精,使目中真气真血真精亏损,失其温煦濡养,变生眼疾,如青盲、视瞻昏渺、圆翳内障等。此外,劳倦因素对眼病的稳定和预后也有不利影响,如青少年近视,因不知养惜,持续发展可成为高度近视,高度近视又可因重力劳作导致视衣脱落而失明。

六、眼外伤

引发眼外伤的因素较多,常见的有以下几种:

1. 异物入目　如尘埃、砂土等随风吹入眼内,或金属碎屑、玻璃细渣、麦芒、谷壳等溅入眼内,或细小昆虫飞扑入眼等,这类细小异物主要黏附于胞睑内面及白睛、黑睛表面,以致涩痛流泪,不能睁眼。

2. 撞击伤目　多因眼部受钝力损伤,常由球类、拳掌、棍棒等击伤,或碰撞、跌仆所伤,根据撞击的部位和程度不同而表现各异。常见的有胞睑瘀肿、白睛溢血、瞳神散大、血灌瞳仁、晶珠脱位变混、视衣脱落、目眶骨伤等。

3. 刺击伤目　多因眼部受锐器所伤,常由竹木签、刀剪之类穿通眼球引起,亦可由锐小的物体弹射或爆炸之碎片飞溅入目所致。

4. 烧灼伤目　包括烫伤和烧伤。烫伤多由高温度的水、蒸气、油及溶化的金属物质等造成;烧伤多由火焰或石灰、氨水、酸、碱等化学物质引起;此外紫外线、红外线等射线也能烧伤眼部。

七、先天与衰老

1. 先天因素　常见的有以下几种情况:因母体怀孕期间,身体羸弱,精血亏虚,使胎乏滋养而致先天禀赋不足;因孕妇不善调摄,饮食偏嗜,寒热不节,复感外邪,累及胎儿;因孕期七情内伤,或房室不节,致阴血暗耗,虚损胎儿。常见的先天性眼疾有胎患内障、小儿青盲、高风雀目等。

2. 衰老因素　《灵枢·天年》云:"五十岁,肝气始衰,肝叶始薄,胆汁始减,目始不明。"说明人体到一定的时候,随着年龄的增长而出现衰老征象,眼睛亦然,由于年老体衰,肝肾亏虚,精血不足,不能上荣于目,使目失濡养而导致视物昏花、能远怯近、圆翳内障等病症。

八、其他因素

1. 局部病变继发　如眼外伤处理不当,导致白睛红赤或黑睛生翳,甚至眼珠灌脓;黑睛生翳治疗不当可发展为瞳神紧小。

2. 全身病变引起　如消渴病引起的消渴目病、风湿痹病引起的瞳神紧小、维生素 A 缺乏引起的雀目症等。

3. 药物不良反应　如药物过敏引起的风赤疮痍或眼丹,长期局部使用地塞米松可引起晶珠混浊、五风内障等。

第二节　病　　机

病机是指疾病发生、发展与变化的机理。人体是一个有机的整体,眼是机体不可分割的一部分,一般而言,当致病因素引起机体阴阳失去平衡,气机升降失调,脏腑、经络、气血功能紊乱就可能导致眼部发生病变,并影响其发展和变化。同时眼部直接受邪或受到损伤时,局部病变也可引起经络气血运行失常,并导致脏腑功能紊乱。由于引起眼病的因素多种多样,而受邪机体的体质又各不相同,因此眼病的病机比较复杂。本节从脏腑功能失调、经络玄府失调、气血津液失调三个方面介绍眼病病机。

一、脏腑功能失调

眼与脏腑通过经络相联系,而脏与腑又有表里从属关系,故了解眼病的病机,不仅要从一脏一腑的功能失调来考虑,还应注意脏腑之间以及脏腑与其他组织器官之间的联系和影响。

(一)心和小肠

心主血脉,诸脉皆属于目;心主藏血,目为心之使;血轮两眦内属于心,故心病会影响到眼,而且常常表现为视觉变化和目中血脉及两眦的病变。因心与小肠相表里,心有热可移于小肠,小肠有热亦可上扰于心。

1. 心火亢盛　多由五志化火,或过食辛温之品所致。火邪上炎于目,可表现为两眦红赤,眦肉壅肿,或睑眦生疮,痛痒并作;心火炽盛,迫血外溢,可致眼内出血而暴盲;若心火亢盛,上扰神明,可致神乱发狂,目妄见,目不识人。

2. 心阴亏虚　多由失血过多,殚思竭虑,阴血暗耗所致。阴不制阳,虚火上炎,可见两眦淡红,血络隐见,隐隐作痛,神光自现,荧星满目,视力缓降等。

3. 小肠实热　多由心热下移小肠所致,可见口舌生疮,小便短赤,尿道灼痛等。

(二)肝和胆

目为肝之窍,肝脉直接上连目系;肝受血而能视;风轮黑睛内属于肝;眼内神膏由胆之精汁升聚而成,故眼病与肝关系密切。临床上由肝胆功能失调引起的眼病有虚证、实证及虚实夹杂证三类,其表现也各不相同。

1. 肝气郁结　若情志不舒,或郁怒伤肝,致肝郁气滞,气机不利,可见眼珠胀痛、视瞻昏渺、青风内障等。

2. 肝火上炎　肝郁气滞,日久化火,或五志过激,引发肝火,肝火上炎于目,可致目赤肿痛、黑睛生翳、瞳神紧小,甚至绿风内障等。

3. 肝风内动　多由肝肾阴虚,阴不制阳,阳亢动风,上扰清窍所致。若阴血亏虚,筋脉失养,虚风内动,可见胞轮振跳,目睛瞤动;风火相煽,上攻头目,可致青风内障、绿风内障等;肝风夹痰,阻塞经络,可致目珠偏斜,或口眼㖞斜等。

4. 肝胆湿热　多由外感湿热,或内生湿浊,郁遏化热,蕴结肝胆所致。肝胆湿热上攻于目,可致聚星障、凝脂翳、混睛障、瞳神紧小等。

5. 肝血亏虚　由于血液生化之源不足,或阴血亏虚,致肝血虚损,目失濡养,可见眼干涩不适,频频眨眼,视物昏花,小儿可致夜盲,疳积上目等。

(三)脾和胃

脾胃主运化水谷,为后天之本,脏腑精气禀脾胃之气上灌于目,脾升胃降则目窍通利,脾气统血则目得血养,由于肉轮胞睑内属于脾,所以脾胃受损,功能失调,目窍受损而发病,尤易引发胞睑疾患。

1. 脾虚气弱　多由饮食失调,劳倦思虑过度,或其他疾病伤及脾胃所致。脾虚气弱,运化不力,脏腑精气化生不足,目窍失养,可致上胞下垂,不耐久视,视物昏蒙等。

2. 脾不统血　脾主统血,脾虚气弱,统摄无权,则血不循经而溢于络外,导致眼部出血,轻者视物不清,或眼前云雾飘移;重者暴盲,目无所见。

3. 脾胃湿热　多由外感湿热,或饮食不节,过食肥甘,嗜饮酒醴所致。湿热内蕴,上犯胞睑,则见胞睑皮肤湿烂、痒痛,甚至生疮溃脓;湿热熏蒸,浊气上扰,蒙蔽清窍,可致神膏混浊,视衣水肿、渗出,甚至视衣脱落。

4. 胃火炽盛　多由热邪犯胃,或过食辛辣炙煿之品所致。若火邪循经上攻头目,则见头痛目赤、焮肿痒痛等症;若火毒结聚于胞睑,败血坏肉,则见针眼、疮疡痈疽等;阳明热盛,上攻于目,蒸灼黄仁、神水,可致瞳神紧小、黄液上冲等。

（四）肺和大肠

肺主气,具有宣发和肃降的功能。肺合大肠,大便通利,有助于肺气肃降。若肺气调和,大肠传导正常,则气、血、津液运行正常,目得滋养而不病。由于气轮白睛内属于肺,所以肺与大肠功能失调容易引起白睛病变。

1. 外邪伤肺　多指风寒、风热或它邪袭肺,肺被邪伤,失于宣降,导致气血津液敷布失常,引起白睛充血、浮肿,偏热者血脉纵横,粗大旋曲,甚至暴赤肿痛;偏寒者目微赤,血丝淡红,泪多清稀。

2. 肺气虚　多由久病亏耗,伤及肺气所致。肺气虚则视物不明;肺气不固则见眼前白光闪烁,甚至视衣脱落。

3. 肺阴虚　多由燥热之邪耗伤肺阴引起。肺阴不足,目失润养则见白睛干涩,赤丝隐隐难消,或出现金疳等。

4. 肺热壅盛多由外感热邪,或风寒郁久化热所致。肺热上扰,则白睛红赤肿痛,眵多胶黏;肺火亢盛,迫血妄行,则见白睛溢血;血热相搏,滞结于白睛深处,则见白睛里层呈紫红色结节状隆起,痛而拒按;火热炽盛,肺金凌木,可致黑睛生翳。

（五）肾和膀胱

肾为先天之本,主藏精,肾精充足则脏腑精气充沛,脑髓丰满,目得所养而视物精明。又肾主水,与膀胱相合,互为表里,两者气化功能正常则水不犯目。水轮瞳神是眼精明视物的主要部位,内属于肾,所以肾与膀胱功能失调可引起瞳神疾病。

1. 肾阴亏虚　多由年老体衰,劳倦内伤,或热病伤阴所致,肾阴亏虚,阴精不能上濡头目,常见头晕目眩,眼干不适,视瞻昏渺,瞳神干缺,高风内障,圆翳内障等。

2. 肾阳虚衰　多由房劳伤肾,久病体虚、阴损及阳;或先天禀赋不足,素体阳虚所致。目之神光发于命门,肾阳虚,则命门火衰,神光不能发越,以致能近怯远;肾阳虚,目失温煦,则致晶珠、神膏渐变混浊,视力缓降;阳衰不能抗阴,则致高风内障;阳虚火衰,不能温化水液,致水湿潴留,上泛于目,可见视衣水肿、渗出,甚至视衣脱落。

3. 肾精不足　多由房劳伤精,久病伤肾,年老精亏,或先天禀赋不足所致。肾精不足,则脏腑精气亏虚,眼目及脑髓失养,轻者视物昏花,头晕目眩;重者晶珠、神膏混浊,视物昏蒙,盲无所见。

4. 热结膀胱　热邪或湿热下注,蕴结膀胱,膀胱气化失司,导致小便淋涩不利;湿热熏蒸,上蒙清窍,可致目赤头昏;水湿上泛,可致视衣水肿、渗出,甚至视衣脱落。

总之,眼病的发生、发展、变化虽然可由一脏一腑功能失调引起,但由于脏与腑、脏与脏、腑与腑之间的联系和影响,临床上多个脏腑同时发病的情况比较常见,如肝肾阴虚、脾胃湿热、肝郁脾虚等,其机理也十分复杂,临证时应做全面分析。

二、经络玄府失调

（一）经络失调

常见的经络失调及其致病机理包括以下几个方面:

1. 经络滞塞,目失濡养　经络赖气机畅通,百脉调和,才能输送气血精微及津液;若外感邪气,或内伤七情,均可使气机失常,经络滞塞不通,五脏六腑之精气上行受阻,使目失濡养。其中以足厥阴肝经最为明显,因足厥阴肝经直连目系,脏腑精气均由之上行灌注,一旦厥阴经脉滞塞,脏腑精气无以上承,目失所养,则诸病随之而生。如目系、视衣失养,则视物不明,甚至盲无所见;黑睛失养,则翳障变生,干涩疼痛,视物模糊;晶珠、神膏失养而变混,则眼前黑花飞舞,视物昏蒙等。总之,经络滞塞,目失濡养,可导致各种内、外障眼病,尤以内障眼病为多。

2. 邪循经入,致生眼疾 由于外感邪气,循经入里,或七情内伤、饮食不节等因素,导致脏腑功能失调,邪气内生,循经入目,致生目疾。如心经实火循经入目,可致两眦赤脉粗大、深红;肝经实火循经入目,可致黑睛生翳,甚则溃烂;脾胃积热循经入目,可致胞睑红肿热痛;痰湿、瘀血循经入目,可致眼部肿胀、青紫。

3. 经络失调,损及目窍 由于人体经络气血皆上集于面而走空窍,其精微阳气上注于目而使目能明视万物;反之,经络失调,则损伤目窍。《灵枢·经脉》阐述的十二经脉病变,几乎都有目病,如手少阴心经之脉,"是主心所生病者,目黄,胁痛";手少阳三焦经之脉,"是主气所生病者,汗出,目锐眦痛"。

综上所述,各种致病因素都可引起经络失调,产生相应的病理变化,并通过经络反映到眼及其附近相关经脉循行部位上,因此,临床上常根据眼部症状出现的部位,推断病变发生于何脏何腑,或所属经络,为疾病的诊断和治疗提供依据。

（二）玄府失调

"玄府"一词,源出《黄帝内经》,《素问·水穴论》云"所谓玄府者,汗空也";张景岳注释:"汗属水,水色玄,汗之所居,故曰玄府,从孔而出,故曰汗孔。然汗由气化,出乎玄微,是亦玄府之义。"历代医家加以发挥,其寓意比较丰富,目前比较一致的认识为:一为汗孔;二为气出入升降之道路和门户。眼与玄府关系密切,眼的视觉功能除了依靠脏腑所产生的气血精津等精微物质,通过经络不断上注于目外,还得由玄府作为气血精津升降出入的道路门户,玄府通利,则精微物质循行输布正常,目始得濡;若玄府闭塞,气机升降出入失常,则气血精津无以上注于目,目失所养,视觉功能必然受到影响。玄府病机包括以下方面:

1. 外邪入里,玄府郁闭 多由风、热、寒、湿等外邪入侵肌肉腠理,或留滞经络,上攻于目;或外邪直接客于目中,闭阻目中玄府所致。风袭目中玄府,则目赤疼痛,痒涩流泪;火热邪气拂郁,玄府闭塞,则目赤肿痛,甚至盲无所见;寒邪闭塞目中玄府,则畏光羞明,泪如泉涌;湿邪蕴积目中玄府,则见肿胀渗出,湿烂胶黏。

2. 气机失常,玄府不利 多由情志、饮食内伤,肝胆、脾胃气机失常所致。肝胆气机不利,目中玄府瘀滞,则眼球胀痛,或转睛时有牵引样痛;气机阻滞,或气动化火生风,风火上扰,血脉壅阻,玄府不利,神水瘀滞,可引发绿风内障。脾胃气机升降失常,则清阳之气不能升运目窍,玄府不利,则视物昏花;浊阴上泛,则胞睑浮肿,神膏变混,眼底出现水肿、渗出。

3. 脏腑失调,玄府阻滞 多因情志内伤,饮食失调,劳伤过度,或年老体衰,久病失养所致。脏腑功能失调,气血精津无以化生,目窍失养,则目系变白,晶珠、神膏变混;通光玄府萎闭,变成青盲、雀目则视物昏蒙,甚至盲无所见。若肺、脾、肾、三焦功能失调,气化失司,水液代谢紊乱,以致水湿停滞,湿聚成痰,痰湿上泛,则眼底水肿、渗出,神膏混浊;痰湿阻闭玄府,则可致视物易色、视物易形、视瞻昏渺等。若气虚、气滞,眼底血络阻滞,玄府郁闭,则视力骤降,甚至失明。若内生火热之邪,灼伤目中血络,迫血妄行,溢于络外,闭塞玄府,轻则视物昏花,重则目无所见。

总之,玄府失调的病因病机是复杂的,一旦玄府失调,则为患多端,可为虚为实,为寒为热,变化莫测,但概言之,气不调之处即玄府病根之所在,因此,治疗玄府闭塞所致的眼病,当以祛除病邪、条达气机、通畅玄府为目的。

三、气血津液失调

气血津液是维系人体生命活动的物质基础,由正常的脏腑功能活动所产生,脏腑功能紊乱可引起气血津液失调,而气血津液失调则可导致眼病的发生。

(一) 气

"眼通五脏,气贯五轮",气与眼关系密切,其引起眼病的病机包括以下几方面:

1. 气虚气陷　多由年老体衰、久病失养、劳倦伤气、饮食失调等所致。气虚无力敷布水谷精微以充养脏腑,则目中真气虚少,不能运行输送精血,目失濡养,可出现上胞下垂,冷泪常流,不耐久视,黑睛陷翳久不平复,晶珠混浊,云雾移睛,视物昏蒙;若气虚不能摄血,血不循眼内脉络而行,则发生眼内出血。

2. 气滞气逆　多由情志郁结,痰湿停聚,食滞不化,跌仆外伤等引起。气行不畅,目络瘀阻,可致头目胀痛,视物昏花;气逆于上,血随气逆,破络贯瞳,轻则视物模糊,重者可致暴盲;气动化火,火盛生风,风火上扰,血脉壅阻,可致青风内障、绿风内障。

(二) 血

《古今医统大全·眼科》云:"目得血而能视,故血为目之主,血病则目病,血凝则目胀,血少则目涩,血热则目肿。"可见血之功能失调可引起眼病。

1. 血虚　多由失血过多,生化不足,久病失养,竭思瞻视,暗耗阴血所致。血虚不能上荣于目,可见头晕眼花,白睛干涩,黑睛少润,视瞻昏渺,坐起生花等;血虚生风,上扰于目,可见胞轮振跳,目睛瞤动。

2. 血热　多由外感邪热,或脏腑郁热侵入血分所致。邪热壅滞眼部,可致胞睑、白睛赤热肿痛;血受热迫,溢于络外,可致白睛溢血或眼底出血。

3. 血瘀　多由外伤、出血、久病、寒凝、气滞、气虚等所致。血瘀于胞睑则见胞睑青紫肿痛;血瘀于白睛则见血脉赤紫粗大,虬蟠旋曲;血瘀于黑睛则见赤膜下垂,甚至血翳包睛;血瘀于视衣则见视衣脉络阻塞,形成出血或缺血,导致视力下降或暴盲。

(三) 津液

津液由水谷精微所化生,通过脾的运化、肺的肃降、肾的蒸腾,上输于目,具有滋养目窍,维持眼的圆润明澈、精明视物作用。其在目外为润泽之水,如眼泪;在目内则为充养之液,如神水,故津液失调可引起眼病。

1. 津液亏损　多由燥热之邪耗伤津液,或大汗、失血、吐泻不止,丢失津液所致。津液亏损,目失所养,在目外常见泪液减少,可致目干涩羞明,白睛表面不润,黑睛暗淡失泽,甚至呈灰白色混浊,眼珠转动滞涩不灵等;在目内多致神水、神膏枯萎,不能涵养瞳神,导致视物昏蒙,或盲无所见。

2. 水湿停聚　多因肺、脾、肾三脏功能失调,三焦气化不利,膀胱开阖失司所致。因肺失宣降,升降失司,可致水液敷布失常;脾失健运,输送不及,可致水湿停聚;肾气不足,气化无力,可致水液潴留。在胞睑可见浮肿;在白睛可见水肿,甚至肿起如鱼胞;在视衣可见水肿、渗出;若水液积聚视衣之下,可引起视衣脱落。

(秦裕辉)

复习思考题

1. 六淫的特性、致病特点及临床表现有哪些?

2. 七情发病的机理和致病特点是什么?

3. 常见的眼外伤有哪几种?

4. 简述肝脏功能失调导致眼病的机理及临床表现。

5. 简述血与眼的关系及血瘀在眼部的表现。

第五章

眼 科 诊 法

　　通过本章学习,掌握眼科问诊的内容及方法,掌握内障、外障和五轮辨证的方法及临床意义,熟悉眼常见症状的辨证特点,掌握眼科视功能检查及眼压检查方法,了解眼科特殊检查和屈光检查的目的及临床应用。

　　眼科诊法是指诊察眼病的具体方法,包括望、闻、问、切四诊。望诊的重点是眼部,其次是望舌、颜面及全身;问诊主要是询问与眼病有关的病史与症状,包括眼部与全身的临床症状;切诊以眼部触诊为主,结合诊脉;闻诊是指听声音与闻气息,可作为眼科辨证参考。根据眼的特殊结构和功能,以及眼与全身的关系,眼科四诊中尤重问诊与望诊。

　　随着科学技术的进步,中医眼科从传统的四诊发展为通过现代科学仪器进行眼部检查,这是望诊和切诊的发展,丰富了眼科诊法的内容,提高了眼科诊断水平。眼科诊法除四诊外,还包括眼科常用辨证方法,眼科常规检查、眼科特殊检查及屈光检查。

第一节　眼 病 四 诊

一、问诊

　　问诊在眼科诊法中占有重要地位,应按诊病要求,有目的、有次序地进行,既要全面了解,又要重点突出。通过问诊可以了解眼病的发病原因、发病时间、起病情况、诊治经过,了解眼部及全身的自觉症状,为眼病的诊断与辨证提供依据。

　　（一）病史采集

　　1. 一般情况　包括姓名、性别、年龄、职业、工作单位或住址、电话等。

　　2. 主诉　是指患者的主要陈述,通常为最主要的自觉症状或最明显的体征、患病部位及持续时间。眼病主诉应简明扼要。

　　3. 现病史

　　（1）发病的时间与情况:问何时发病,单眼或双眼,属初发或复发,是否有时间性或季节性,起病急骤或缓慢,病情有无变化等。问是以眵泪涩痛红肿为主,或以视觉变化为主,以此初步辨别外障或内障、新感或旧疾等。

　　（2）发病原因:了解可能引起发病的各种因素,如有无感冒、外伤、过度劳累、情绪激动、精神创伤、饮食不节等,有无接触过红眼病患者、过敏药物及化学物质等。以此了解发病的原因,是属六淫疠气,或内伤七情,或饮食劳倦及外伤等因素。

（3）治疗经过：问是否经过治疗，在何处用过什么药物及治法，疗效如何，目前是否还在继续使用等。详细了解以往治疗情况，作为辨治参考。

4. 既往病史　问患者过去病史，既往健康情况，有无类似眼病、其他眼病或全身疾病等。

5. 过敏史　问以往有无对某些药物、食物或化学物质过敏。

6. 个人史　了解患者的饮食起居及生活习惯等。

7. 家族史　了解家族情况，有无遗传性眼病或类似眼病，如高风内障、五风内障、青盲等眼病，尤要注重询问家族史。

（二）问眼部及全身症状

1. 眼部症状

（1）视觉异常：询问视力是否下降，是突然下降还是缓慢下降，是远视力下降还是近视力下降，或远近视力均下降；眼前是否有阴影，是飘浮不定还是固定不移；视物不清有无时间性，是白昼如常而入暮视物不见，或强光下视物不清而暗处视物稍清；有无视物变形、视物变色；有无双眼视一为二，而遮挡一眼后视物正常；视灯有无虹视，眼前有无闪光感等。

（2）眼痛：询问眼痛的性质、特点及兼症，是涩痛、灼痛、刺痛，或胀痛、抽痛、隐痛；是眼前部痛、眼后部痛，还是眼珠转动时痛；眼痛是持续不减还是时作时止或阅读后痛，眼痛是否伴有头痛、眉棱骨痛、恶心呕吐等全身症状。眼痛发生有何诱因，是否与情志变化或外界环境有关。

（3）眼痒：询问眼痒的特点与程度，是否与季节有关，是否春夏加剧，秋冬减轻，或迎风痒甚，无风痒轻；是痒如虫行，奇痒难忍，还是微痒不舒，时作时止。

（4）眼眵：眵即为眼分泌物。询问是否有眵，是骤起还是常有，量多量少，满眼是眵或仅限于眦部；眵稠或稀，色黄或白，或呈黏丝状等。以此了解肺热之虚实，以及是否夹湿等。

（5）眼泪：询问流泪的特点及性质。是冷泪长流，还是热泪如汤；是迎风流泪，还是无时泪下；是眼涩痛畏光伴流泪，还是昏蒙流泪等。以此了解是属外障眼病实证，还是因肝虚不能约束其泪液而流泪等。

2. 全身症状

（1）头痛：眼病常伴有头痛，应询问头痛的时间、部位与性质。是暴痛还是久痛，是持续不减还是时作时止；头痛部位是在额部、颞部、头顶或后部，是满头痛还是偏头痛；是隐痛还是剧痛，是痛如锥刺、痛如裹缠还是痛如斧劈等。以此区分是属外障眼病引起还是内障眼病所致的头痛，是否兼有经络病变等。

（2）饮食与二便：询问是否有口干、口苦、口臭；是否口渴欲饮，喜冷饮还是热饮，或渴不喜饮；平素饮食习惯嗜好如何，今日食欲与食量有无增减。有无大便干结或溏泻、小便清利或黄赤等。以此了解脾胃虚实与寒热情况。

（3）睡眠：问睡眠情况，是否难以入睡，或易惊易醒，或嗜卧多寐、神疲乏力等。以此作为辨证用药参考。

（4）妇女经带胎产：询问月经的周期、经量、颜色如何，有无经前胁胀或经来腹痛；白带量多或量少，清稀似水或黏稠腥臭；是否怀孕、哺乳，或新产之后，分娩时是否出血等。以此了解气血虚实及有无气滞血瘀等。

二、望诊

眼科望诊主要是眼部形态学检查，包括外眼、眼前部裂隙灯检查，检眼镜眼底检查等，其次是舌诊及全身检查。

（一）裂隙灯及眼前部检查

裂隙灯又称为活体生物显微镜，其由供照明的光源投射系统及供观察的放大系统两部分组成。检查时,医生和患者采取坐位,患者颌部置于托架上,额部紧贴额带,检查通过显微镜观察,不仅能看清眼部表浅的病变,而且通过调节焦点和光带宽窄,可用于观察前房、虹膜、晶状体以及前部玻璃体,通过附加前置镜、前房角镜、三面镜等,还可以检查前房角、后部玻璃体及眼底等(图5-1)。

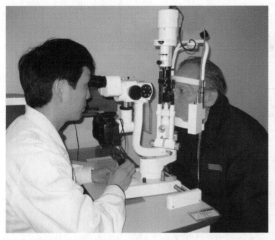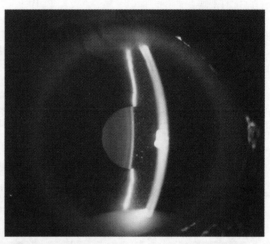

图5-1 裂隙灯显微镜检查及裂隙灯光带

裂隙灯显微镜的操作方法很多,常用的是直接焦点照明法,即将光源焦点与显微镜焦点重合在一起,直接观察眼部组织。裂隙灯光带穿过角膜或晶体时会形成乳白色光学切面,借此可观察其弯曲度、厚度、有无混浊等。多种疾病可导致房水中的蛋白含量增加,此时裂隙灯的窄光带穿过前房,由于 Tyndall 现象,在角膜与晶状体之间形成白色的光柱,称为"房水闪辉"。裂隙灯的焦点后移还可观察晶状体及前部玻璃体。为了发现和检查某些特殊体征,有时还可采用间接照明法、后部照明法、弥散照明法、角膜缘散射照明等。

1. 胞睑 望胞睑开合是否自如,有无上胞下垂或闭合不全,有无红肿、水肿、气肿、皮下瘀血,有无内翻外翻,有无瘢痕或肿物,有无硬结,有无脓头;睑弦有无赤烂、脓痂,睫毛根部有无鳞屑,睫毛排列是否整齐,有无倒入或脱落,睫毛颜色是否正常。双侧睑裂大小是否对称。翻转胞睑,望胞睑内面脉络是否清晰或模糊不清,表面是否光滑,有无椒疮、粟疮,有无结石,有无异物存留等。

2. 两眦 望两眦有无红赤糜烂,大眦处有无红肿,皮肤面有无漏管,泪窍是否存在,有无外翻或内卷,睛明穴下方有无红肿,是否有肿块,有无压痛,压之有无黏液或脓汁自泪窍溢出。

(1) 泪道检查:①荧光素钠试验:将1%~2%荧光素钠滴入结膜囊内,约2分钟后擤鼻涕,如鼻涕带黄绿色,表示泪道通畅。②泪道冲洗:用小注射器套上5号钝针头,从下泪点通过下泪小管注入生理盐水,如感到有水到达口、鼻或咽部,表示泪道通畅;若口、鼻或咽部无水,注入的水全由上泪点反流,表示泪道阻塞;若通而不畅,口鼻或咽部有少量水,且也有一部分水从上泪点反流,则表示泪道狭窄(图5-2)。③X线碘油造影:将碘油按泪道冲洗的方法注入到泪囊,然后进行X线照相,可估计泪囊的大小与形态,为选择手术方式提供参考。

(2) 泪液检查:①Schirmer 试验(泪液分泌试验):将 5mm×35mm 的滤纸的一端折弯5mm,置于下睑内1/3处,其余部分悬于皮肤表面,轻闭双眼5分钟,测量滤纸浸湿的长度,正常长于5mm(图5-3)。②泪膜破裂时间:在结膜囊滴入2%荧光素钠1滴后,嘱受检者眨眼数次,然后通过裂隙灯蓝光照明下观察,检查者在受检者睁眼开始持续观察受检者角膜,到出现第一个黑斑(泪膜缺损)时的时间为泪膜破裂时间,10秒以上为正常。

ER-5-1

翻转眼睑
的方法

ER-5-2

视频:泪
道冲洗

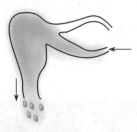
泪道通畅：顺利流向下鼻道

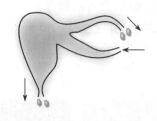
鼻泪管狭窄：少量或点滴往鼻腔

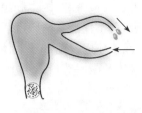
鼻泪管阻塞：从上泪小管返流

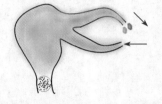
漏睛症：带脓性黏液从上泪小管返流

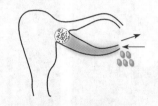
泪小管阻塞：原路返流

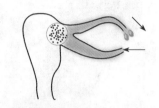
泪小管汇合处阻塞：从上泪小管返流

图 5-2　泪道冲洗结果的判断

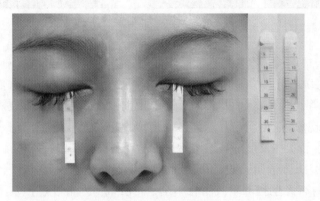

图 5-3　Schirmer 试验

3. 白睛　检查者用拇指与食指将上下胞睑轻轻分开，并嘱被检者眼珠向上、下、左、右各方向转动。望白睛有无红赤，是赤丝漫布还是局限一处，是红赤显著还是隐隐淡红，红赤远离黑睛还是围绕黑睛呈抱轮状；白睛有无肿胀，结节隆起或水疱疹；白睛是否光滑、润泽，有无混浊，皱纹或干燥斑；白睛有无发黄，有无青蓝色斑或红色出血斑；白睛与胞睑有无粘连，有无膜状物。若有外伤，应查白睛有无异物，白睛表层有无撕裂，深层白睛有无穿通伤，是否有眼内容物嵌顿等。

4. 黑睛　望黑睛大小是否正常，是否透明光滑，知觉如何，有无翳障，有无赤脉伸入，后壁有无沉着物（图 5-4）等。若黑睛混浊，应观察其形态及位置，是点状、片状、树枝状、地图状

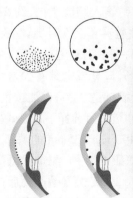
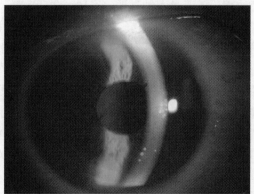

图 5-4　黑睛后壁沉着物

或呈凝脂状,是位于浅层还是深层,是位于中央还是四周。若有外伤,应注意黑睛有无异物,有无破损及穿通伤,有无黄仁脱出。对于黑睛病变,必要时可做荧光素染色、黑睛弯曲度和黑睛感觉检查。

(1)黑睛荧光素染色:将1%~2%荧光素溶液滴于结膜囊内,嘱患者眨眼数次,如果黑睛出现黄绿色染色,可显示黑睛损伤或溃疡部位及范围(图5-5)。

(2)黑睛弯曲度检查:最常用的方法是Placido板检查,受试者被光而坐,将Placido板有白色环形的面板朝向受试者,通过板中央的圆孔观察Placido板在黑睛上的映像,正常应呈规则而清晰的同心圆,规则散光呈椭圆形,不规则散光呈不规则形(图5-6)。精细的弯曲度检查可借助角膜曲率计及角膜地形图检查。

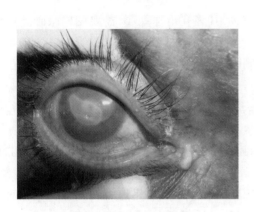

图 5-5　黑睛的荧光着染

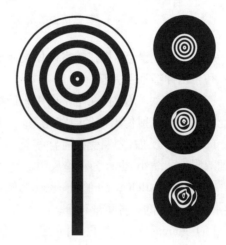

图 5-6　Placido 板黑睛弯曲度检查

(3)黑睛感觉检查:最简单方法是用消毒棉签尖端从被检者侧面移近或触及黑睛,观察患者瞬目反射的情况。

5. 神水　观察前房深浅,神水有无混浊,有无闪辉现象,有无积血或积脓(图5-7)。

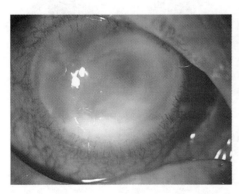
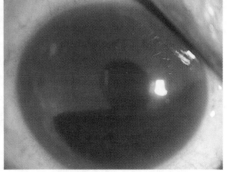

图 5-7　前房积脓(左图)与前房积血(右图)

6. 黄仁　望黄仁颜色是否正常,纹理是否清晰,有无新生血管,有无颜色变淡,有无萎缩、缺损,有无肿胀、膨隆,有无结节突起,有无震颤现象,有无前后粘连(前与黑睛粘连,后与晶珠粘连)等(图5-8)。

7. 瞳神　望瞳神的大小、形态、位置与对光反应,双侧对称情况,有无瞳神散大或缩小,有无瞳神变形等,正常瞳孔在自然光线下直径为2.5~4mm。必要时检查与瞳神有关的各种反射,对视路及全身病变的诊断提供依据。

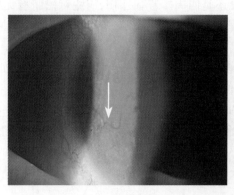
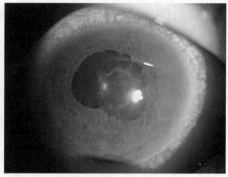

图5-8　黄仁新生血管（左图箭头所示）及黄仁后粘连（右图）

（1）直接对光反射：在暗室内用光照射受检眼，其瞳孔迅速缩小，需要受检眼瞳孔反射传入和传出神经通路完整。

（2）间接对光反射：在暗室内用光照射对侧眼，在受检眼看到瞳孔迅速缩小的反应，需要受检眼瞳孔反射传出神经通路完整。

（3）集合反射：先嘱受检者注视远方目标，然后立即改为注视15cm处自己的食指，可见到双眼瞳孔缩小，也称为辐辏反射。

（4）Argyll-Robertson瞳孔：也称为阿-罗氏瞳孔，表现为直接光反射消失而集合反射存在，是神经梅毒的一种重要体征。

（5）Marcus-Gunn瞳孔：用光照射一侧眼使其瞳孔缩小，然后迅速将光源移动照在对侧眼上，可见到对侧眼瞳孔扩大，表明对侧眼的间接对光反射存在而直接对光反射缺陷，由瞳孔对光反射的传入途径缺陷所引起，也称为相对性传入性瞳孔障碍（图5-9）。

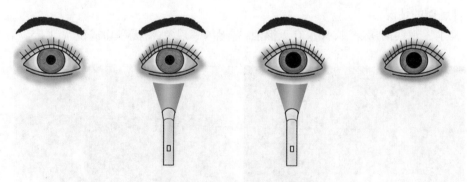

图5-9　Marcus-Gunn瞳孔

8. 晶珠　观察晶珠前面有无色素沉着，晶珠有无混浊，混浊的形态及部位，是否存在晶珠脱位，是半脱位还是全脱位等（图5-10）。

9. 眼珠　望眼珠的大小是否正常，有无突出或内陷，位置是否偏斜，转动是否自如，有无眼珠震颤等。

眼球突出度可用Hertel突出计进行测量，嘱受检者平视前方，将突出计的两端卡在受检者两侧眶外缘，从眼球突出度计的反光镜中读出两眼角膜顶点的切线投影在标尺上的位置，与此位置相吻合的毫米数即为每只眼球突出度数值。中国人眼球突出正常值为12~14mm，两眼球突出度差值不超过2mm。眶距约为98mm（图5-11）。

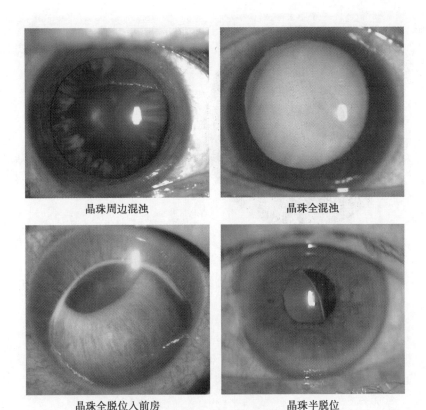

晶珠周边混浊　　　　　　　　晶珠全混浊

晶珠全脱位入前房　　　　　　　晶珠半脱位

图 5-10　晶珠混浊与脱位

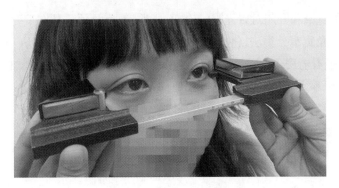

图 5-11　眼球突出度测量

眼珠偏斜,即斜视,其定量检查有多种方法,角膜映光法是其中最简单最常用的办法。患者注视 33cm 处的点光源,检查者坐于患者正对面,观察光源在角膜上反光点的位置,判断有无斜视及斜视程度。如双眼反光点均位于瞳孔正中,则眼珠没有明显偏斜;如反光点位于瞳孔缘(图 5-12 中位置 1),则斜视度为 10°~15°,位于瞳孔缘与角膜缘之间者(图 5-12 中位置 2),斜视度为 25°~30°,位于角膜缘(图 5-12 中位置 3)时,为 45°。

10. 眼眶　观察两侧眼眶是否对称,眶缘有无缺损、压痛及肿物等。

（二）前房角镜检查

前房角的前壁起于角膜后弹力层的终点 Schwalbe 线,呈白色,继之为小梁网,其外侧为巩膜静脉窦;前壁终点为巩膜突,呈白色;隐窝由睫状体前端即睫状体带构成,呈黑色,后壁为虹膜根部。前房角镜通过光线的折射(直接房角镜)或反射(间接房角镜)观察前房的各种结构(图 5-13)。

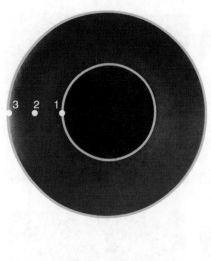

图 5-12　角膜映光法
1. 反光点位于瞳孔缘；2. 反光点位于瞳孔缘与角膜缘之间；3. 反光点位于角膜缘

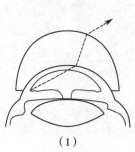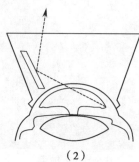

（1）　　　　　　（2）

图 5-13　前房角镜检查原理

　　判断前房角的宽窄和开闭对青光眼的诊断、分类、治疗及预防具有重要意义。中华眼科学会推荐用 Scheie 房角宽窄分类法，将房角分为宽、窄两型，窄型又分 4 级。宽角（W）为眼处于原位即即静态时，能看清房角全部结构；窄 I（N_I）静态下能看到部分睫状体带；窄 II（N_{II}）静态下能看到巩膜突；窄 III（N_{III}）静态下能看到前部小梁；窄 IV（N_{IV}）静态下能看到 Schwalbe 线。小梁被虹膜根部贴附粘连为房角关闭，否则为房角开放。此外，用前房角镜还能观察前房角的色素，异物及其他变化（图 5-14）。

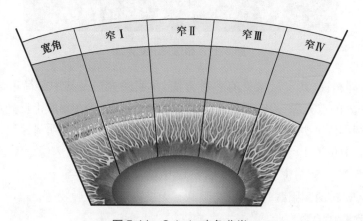

图 5-14　Scheie 房角分类

（三）眼底检查

　　眼底检查主要是评价视盘、黄斑及周边视网膜以及视网膜血管等的改变，同时还可检查屈光间质有无混浊。

眼底检查需要满足两个条件:其一,要有足够的光线投射到眼底;其二,还要有一个光学系统来中和人眼角膜的屈光力。在此原理的基础上,1851年 Helmholtz 发明了直接检眼镜,实现了人的活体眼底检查,此后又出现了间接检眼镜,以及与裂隙灯显微镜联合使用的前置镜、三面镜等。眼底照相技术,能够客观记录和保存观察到眼底图像,还能结合计算机技术,进行相关分析。

1. 直接检眼镜 直接检眼镜所见眼底为正像,放大约16倍。直接检眼镜包括照明系统与观察系统。照明系统由光源、集光镜、光栏圈、投射镜和反射镜组成。观察系统由观察孔和透镜转盘组成。透镜转盘上嵌有+20~-20D屈光度镜片,转动转盘可调节屈光度,以适应检查者与被检查者的屈光情况(图5-15)。

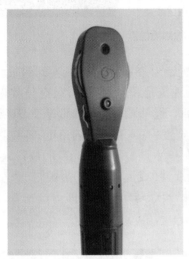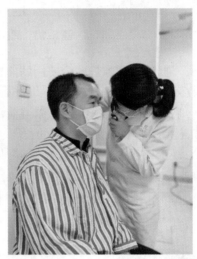

图5-15 直接检眼镜检查

眼底检查宜在暗室进行。一般先在小瞳孔下初步检查,欲详查眼底应散大瞳孔检查,需要在排除浅前房、窄房角的情况下进行。

检查时医生食指放在检眼镜的镜片转盘上,以便随时调整屈光度,拇指及其余三指握住镜柄。检查右眼时,医生站在被检者的右侧,用右手持检眼镜,用右眼观察;检查左眼时,则改为左手左眼,站在左侧。一般先将镜盘拨至+8~+10D屈光度处,在离受检眼10~20cm处照向受检眼的瞳孔区,若在橘红色的反光中可见到黑影则可能存在屈光间质混浊,然后将镜盘拨至"0"处,同时将检眼镜移至受检眼前约2mm处检查眼底。若医生或受检者存在屈光不正,可转动镜盘至看清眼底为止。检查时先检查视盘,再按视网膜血管分支分别检查视网膜各象限,最后检查黄斑区,必要时散瞳检查周边部。

2. 间接检眼镜 间接检眼镜所见为眼底的倒像,放大4倍,现多用双目间接眼底镜。检查时用额带固定于头部,光源装在额带上,将光源方向进行适当调整后,将集光镜(+14D,+20D)置于患者眼前,调整集光镜和患眼、医生眼睛之间的距离,直接看清受检者的眼底像为止(图5-16)。

与直接检眼镜相比,间接检眼镜光线较强,可通过一定程度混浊的屈光间质,观察范围较广,较容易观察到周边部,具有立体感,不易漏诊眼底病变,但是观察到的眼底像放大率较小,眼底像倒置,一般需散瞳检查。

3. 前置镜与三面镜 前置镜和三面镜进行眼底检查需借助裂隙灯的光源和显微放大

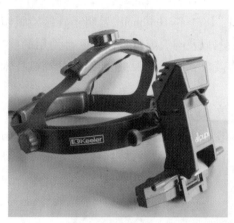
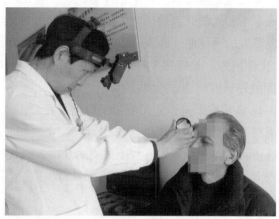

图 5-16　间接检眼镜检查

系统(图 5-17)。通常,与裂隙灯联合使用的前置镜为 78D 和 90D,观察到的眼底像为倒向立体像,放大倍数大于间接检眼镜,小瞳下可进行视盘及黄斑的观察,在充分散瞳和配合眼球转动的情况下,眼底的观察范围可达到赤道前部。检查时,患者颌部置于裂隙灯的托架上,额部紧贴额带,检查者调整裂隙灯光带的长度、宽度、亮度和光束的角度,将裂隙灯拉至最远端(或最近端),一手持前置镜,置于被检眼前,另一手调整裂隙灯光带的位置,裂隙灯的光束透过前置镜和被检者的瞳孔,进入眼内,缓慢向近端(或远端)移动裂隙灯,直至看清眼底像为止。检查中周部视网膜时,可令患者转动眼球,眼球转动的方向即为检查者计划观察的眼底部位。

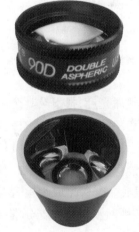
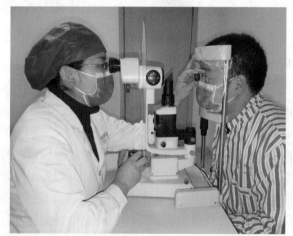

图 5-17　前置镜、三面镜检查

三面镜外观为圆锥形,中央的凹面镜用于观察眼底后极部,圆锥底部有三个倾角分别为 75°、67°、59°的反射镜,分别用于观察后极部与赤道部之间、赤道部到近锯齿缘区视网膜和房角与周边部分视网膜。检查时需进行眼球表面麻醉,在中央凹面镜中,滴加眼用凝胶或 1% 甲基纤维素,嘱患者注视前方,翻开眼睑将凹面镜扣在角膜上,避免凹面镜与角膜之间存在气泡,首先透过凹面镜观察视盘及后极部的视网膜,之后通过 75°的反射镜观察对侧眼底像(镜面像),360°缓慢转动三面镜,观察眼底一周,再分别换上 67°、59°的反射镜分别进行检查。适当地转动眼球可扩大反射镜的检查范围。

56

4. 眼底照相　检眼镜检查眼底方便、快捷,但所观察到图像不能保存,文字描述或手工绘图难以客观说明眼底的情况,眼底照相技术的出现克服了上述困难。现代的高分辨率数字眼底照相技术不仅能够客观记录眼底的改变,还可以将眼底图片在显示屏上放大几十倍,使得许多检眼镜下难以看清的微小病变展现在人们面前(图 5-18)。

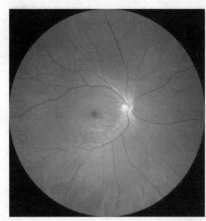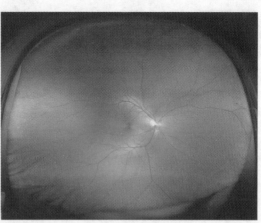

左图示矩形光束扫描眼底像(133°),右图示超广角激光扫描眼底像(200°)

图 5-18　眼底照相

传统的眼底照相技术可采集包括视盘、黄斑及血管弓在内的眼底后极部的影像,配合患者的眼球转动,图片采集的范围可扩大至眼球赤道部后方,而近年来出现的广角和超广角照相技术在眼球正位时一次图像采集的范围可达到赤道前,配合患者转动眼球甚至可以采集到视网膜锯齿缘部的图像。

5. 眼底观察内容

(1) 视盘:正常视盘略呈竖椭圆形,淡红色,边界清楚,中央有一生理凹陷,称为视杯。视杯与视盘垂直径的比值称为杯/盘比(C/D),正常杯/盘比(C/D)≤0.3。检查时应注意视盘大小、颜色、边界,视杯大小,血管形态,视盘有无充血、水肿、隆起、出血或渗出,视盘的血管有无搏动等(图 5-19)。

(2) 视网膜血管:视网膜的动脉或静脉在视盘处发出分支(鼻上、鼻下、颞上、颞下)扩展到视网膜周边部,动静脉伴随,动脉与静脉管径比为 2:3。观察时要注意血管行径、粗细、比例、弯曲度、反光带,分支角度及动静脉有无交叉压迫现象,血管有无阻塞,血管壁有无白鞘以及有无新生血管形成等(图 5-20)。

(3) 视网膜:视网膜为一层透明薄膜,检眼镜下呈深橘红色,当眼底色素较少时可透见脉络膜血管,形成豹纹状眼底。检查时应注意有无视网膜水肿、渗出、出血、色素斑、激光斑,有无机化物、新生血管及肿瘤,有无裂孔及脱离等(图 5-21)。

(4) 黄斑:黄斑位于视网膜后极部,距视盘颞侧 2~2.5PD 略偏下方,呈暗红色,无血管,其中心有一反光点称中心凹反光。检查时应注意中心凹反光是否存在,有无水肿、出血、渗出、脱离、色素紊乱及黄斑囊样变性及裂孔等(图 5-22)。

眼底检查记录可以用文字描述,或用示意图表达,或两者结合应用,眼底病变应记录病变的部位、范围、隆起或凹陷,以及病变的形态、颜色、边界等。

病变范围与距离一般以视盘直径(PD)计算,1PD 等于 1.5mm。对于病变区的隆起或凹陷程度,以看清病变区周围视网膜与看清病变区所用屈光差来计算,每差 3 个屈光度等于1mm。眼底示意图用文字或有色铅笔予以标志。红色代表视网膜动脉、视网膜出血。视网

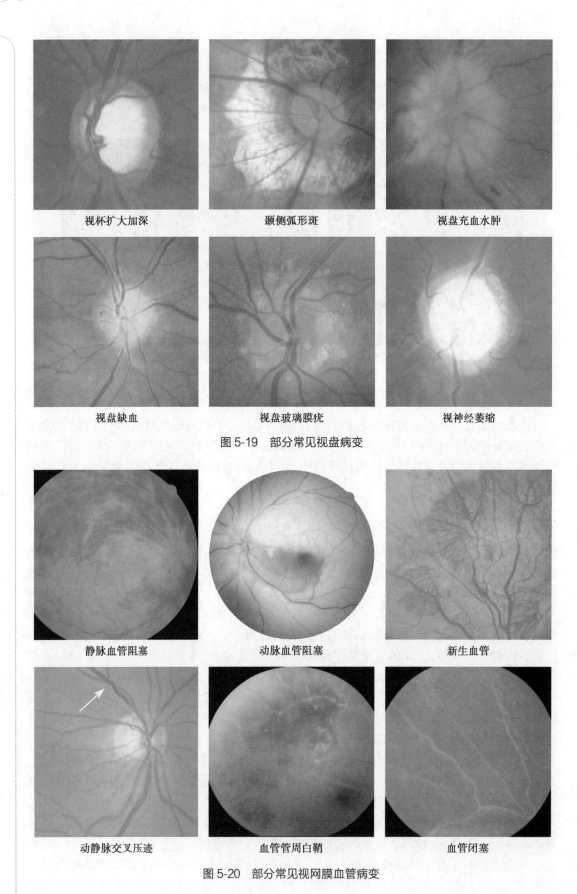

视杯扩大加深　　　　　　　颞侧弧形斑　　　　　　　视盘充血水肿

视盘缺血　　　　　　　　　视盘玻璃膜疣　　　　　　视神经萎缩

图 5-19　部分常见视盘病变

静脉血管阻塞　　　　　　　动脉血管阻塞　　　　　　　新生血管

动静脉交叉压迹　　　　　　血管管周白鞘　　　　　　　血管闭塞

图 5-20　部分常见视网膜血管病变

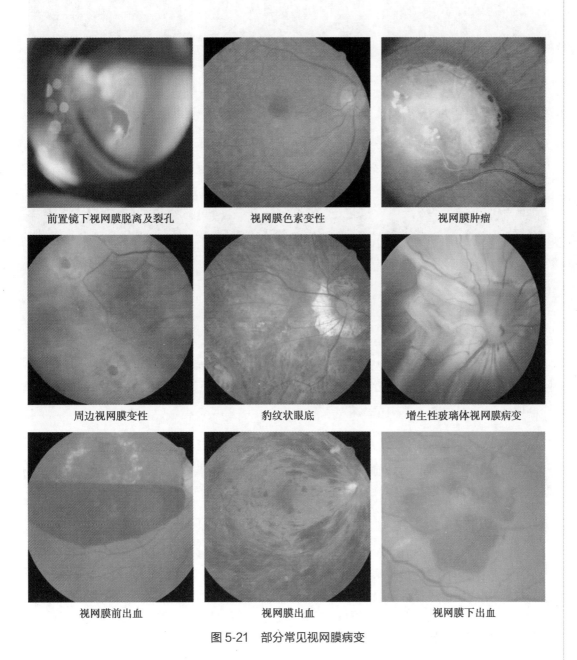

前置镜下视网膜脱离及裂孔	视网膜色素变性	视网膜肿瘤
周边视网膜变性	豹纹状眼底	增生性玻璃体视网膜病变
视网膜前出血	视网膜出血	视网膜下出血

图 5-21 部分常见视网膜病变

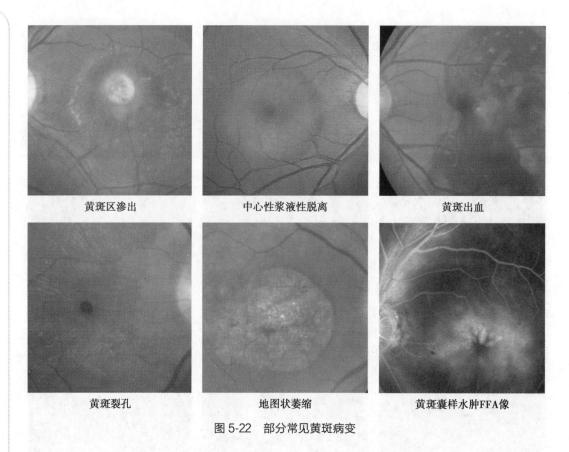

图 5-22　部分常见黄斑病变

膜裂孔在红色之外加圈蓝边,视网膜前出血在红色之外加圈绿边。蓝色代表视网膜静脉,视网膜脱离绘淡蓝色。黄色代表渗出物,黑色代表色素,棕色代表脉络膜病变,绿色代表玻璃体混浊。

三、闻诊

闻诊指听声音与闻气息,前者是指患者的语言、呻吟、咳嗽等声音,后者嗅病体及排泄物的异常气味,以此辨寒热虚实,可作为眼病辨证参考。

四、切诊

切诊包括眼部触诊与切脉。触诊如触按胞睑有无肿块、硬结及压痛,肿块坚硬程度及是否与皮肤粘连;用食指触摸眼球的软硬可判断眼压情况,触之坚硬如石,则表示眼压高,触之软如皮棉,则表示眼压低。若眼眶外伤,触摸眶骨可查有无骨折;眼珠突出,触摸可查眶压是否增高,眶内有无肿块。若患慢性泪囊炎,按压睛明穴,可见黏液或脓液从泪窍溢出。

切脉可了解全身情况,为眼病辨证用药提供依据。

第二节　眼科常用辨证方法

中医眼科辨证方法内容丰富,除各科通用的八纲辨证、病因辨证、脏腑辨证、六经辨证、气血津液辨证等基本方法外,还有眼科的特殊辨证方法,如内外障辨证、五轮辨证、内眼病辨证及眼常见症辨证。

一、内外障辨证

眼科病症虽多,但根据发病部位划分,可分为外障与内障两大类,是眼科运用较多的一种眼病分类方法。《医宗金鉴·眼科心法要诀》说:"障,遮蔽也。内障者,从内而蔽也;外障者,从外而遮也。"

（一）外障

1. 病位　指发生在胞睑、两眦、白睛、黑睛的眼病。相当于西医学之外眼病。

2. 病因　多因六淫外袭或外伤所致,亦可由疠气攻目,或由痰湿内蕴、脏腑积热、脾虚气弱、阴虚火炎等引起。

3. 病变特点　外症突出,征象明显,如目涩痒痛、畏光流泪、胞睑难睁,红赤肿胀,白睛红赤,胬肉攀睛,黑睛生翳,上胞下垂等。

（二）内障

1. 病位　指发生在瞳神、晶珠、神膏、视衣、目系等眼内组织的病变。内障分狭义与广义之分,狭义内障专指晶珠混浊,相当于西医学之白内障;广义内障则包括发生于瞳神及其后一切眼内组织的病变,相当于西医学之内眼病。

2. 病因　多因七情过激、脏腑亏损、气血不足、阴虚火旺、气滞血瘀所致,亦可由外邪入里、眼珠外伤等引起。

3. 病变特点　多为外眼正常,视觉异常,如暴盲、青盲、视瞻昏渺、视瞻易色、高风雀目等;亦可见瞳神有形色改变者,如绿风内障、瞳神紧小、瞳神干缺、圆翳内障等。

二、五轮辨证

《审视瑶函·五轮不可忽论》说:"夫目之有轮,各应乎脏,脏有所病,必现于轮。"五轮辨证是运用五轮学说,通过观察眼部各轮的症状与体征,来推断相应脏腑内蕴病变的方法,实际上是一种从眼局部进行脏腑辨证方法。由于五轮在辨证中主要是确定病位,临床尚应与八纲、病因、脏腑辨证等辨证方法相结合,方能正确指导临床。

（一）肉轮

肉轮即为胞睑、眼睑,其病变常与脾和胃有关。

1. 实证　胞睑红肿灼痛,多为脾胃积热;睑弦赤烂而痒,多为湿热兼风;胞睑皮下硬结,不红不痛,多为痰湿结聚;睑内颗粒累累,色红而坚,多为血热壅滞;睑内颗粒大小不一,排列不整,状如铺路之卵石,奇痒难忍,多为风湿热之邪互结。胞睑青紫肿胀,有外伤史,多为目络受损,瘀血停滞。

2. 虚证　上胞下垂,无力抬举,多为脾虚气陷,或风邪中络;胞睑肿胀,不红不痛,按之虚软,多为脾肾阳虚,水湿上泛;胞轮振跳,多为血虚生风,或心脾两虚;胞睑频眨,不由自主,多为脾虚肝旺,燥热伤津,阴血亏虚;睑内色泽偏淡,多为脾虚血少。

（二）血轮

血轮即为两眦,其病变常与心和小肠有关。

1. 实证　两眦红赤糜烂,多为心火上炎;内眦红肿疼痛,触之有硬结,多为心经热毒;内眦按压泪窍溢脓,多为心脾积热;眦部赤脉粗大鲜红,多为心经实火;胬肉头尖体厚,红赤显著,发展迅速,多为心肺风热,心火炽盛。

2. 虚证　两眦赤脉细小淡红,干涩不舒,或胬肉淡红菲薄,发展缓慢,多为心经虚火,阴血不足。

（三）气轮

气轮即为白睛,其病变常与肺和大肠有关。

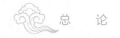 笔记栏

1. 实证　白睛红赤,颜色鲜红,多为外感风热,或肺经实热;白睛暗红,结节隆起,多为肺经郁热;白睛红赤肿胀,多为肺热亢盛;白睛水肿,多为肺气失宣。

2. 虚证　白睛血丝淡红稀疏,多为肺经虚火;白睛干涩少津,多为肺阴不足;白睛枯涩,失去光泽,多为阴津不足,津液耗损。

（四）风轮

风轮即为黑睛,其病变常与肝和胆有关。

1. 实证　黑睛星翳初起,多为外感风邪;黑睛生翳,状如凝脂,多为肝胆火炽,热毒炽盛;黑睛混浊,如镜面呵气之状或深层有赤脉深入,多为肝胆热毒,湿热蕴蒸,兼有瘀滞。黑睛浅层赤膜下垂,或血翳包睛,多为肺肝热盛,血热壅滞。

2. 虚证　黑睛翳陷,久不平复,或星翳日久不愈,时隐时现,多为正虚邪留,气阴两虚。

（五）水轮

水轮即为瞳神,包括瞳孔及其以后一切眼内组织。按五轮学说,瞳神属肾,其病变主要责之于肾。由于肝肾同源,其病变常与肝肾有关。

1. 实证　瞳神散大,头目胀痛难忍,多为风火攻目,肝郁气逆,痰火上壅;瞳神紧小,眼珠坠痛拒按,多为肝经风热,肝胆火炽,风湿夹热。

2. 虚证　瞳神干缺,视物昏蒙,多为肝肾阴虚,虚火上炎;晶珠混浊,瞳神变白,多为肝肾亏虚,精血不足。

虽然五轮学说在眼科运用较普通,有一定的指导意义,但其也有明显的局限性。如白睛发黄,病位虽在气轮,但病多不在肺,病因常与肝胆湿热有关;再如瞳神疾患,病因病机较为复杂,其不仅与肾有关,还与其他脏腑有密切关系。因此,临床宜整体与局部相结合,具体问题具体分析,综合辨证。

三、内眼病辨证

内眼组织包括晶状体、玻璃体、脉络膜、视神经、视网膜等,属中医瞳神范畴,内眼病属于中医内障眼病范畴。

（一）辨晶状体病变

晶状体混浊,老年人多为肝肾亏虚,精血不足,或肝热上扰,脾虚气弱所致;并发与其他眼病者,多为肝胆火炽,或湿热内蕴,邪气上犯所致。此外,头眼部外伤及先天禀赋不足也可引起。

（二）辨玻璃体病变

玻璃体呈尘状、丝状或网状混浊,眼内有炎症性病变或病史者,多为湿浊上犯,肝胆热毒引起;玻璃体呈棕黄色点状、条状或团块状混浊,眼内有出血性病变或病史者,多为热伤目络,络损血溢,气滞血瘀;玻璃体呈丝状、蜘蛛状混浊,或白色雪花样混浊,眼底有退行性病变者,多为肝肾亏虚,或气血虚弱。

（三）辨视盘病变

1. 视盘色泽改变　正常视盘颜色淡红,边界清楚。如视盘色泽鲜红,边界模糊者,多为肝郁化热,肝胆火炽,邪毒上壅所致;色泽暗红,边界不清者,多与肝郁气滞,目络瘀阻有关;视盘色淡或苍白,境界清楚,多为肝肾亏虚,气血不足,肝郁血虚,目络瘀阻,目系失养所致;视盘淡白,境界模糊者,多为余邪未清,目中玄府瘀滞。

2. 视盘水肿　视盘隆起水肿,边界不清,多为气血瘀滞,血瘀水停,或为痰湿郁遏,气机不利;若视盘水肿,颜色淡白者,多为肾阳不足,命门火衰,水湿蕴积所致。

（四）辨视网膜病变

1. 视网膜出血　早期出血,量多而颜色鲜红者,多为脏腑热盛,火灼目络,或阴虚阳亢,

虚火灼络;出血日久,颜色紫暗者,多为气滞血瘀,目络瘀阻。若为反复出血,新旧血液夹杂,或有机化膜、新生血管者,多为阴虚火旺,灼伤目络;或脾虚气弱,血失所统,溢于络外;或正虚邪留,痰瘀互结。此外,头眼部外伤损伤目络,亦可引起视网膜出血。

2. 视网膜水肿　局限性水肿可由肝郁气滞,脾虚有湿,脏腑热盛,阴虚火旺所致;或因目络瘀阻,血瘀水停引起。弥漫性水肿多因脾肾阳虚,水湿上犯;外伤性视网膜水肿,则为气滞血瘀所致。

3. 视网膜渗出　新鲜渗出,多为肝胆火炽,湿热蕴蒸,阴虚火旺所致;陈旧性渗出物,或机化物形成,多为痰瘀互结,气滞血瘀,或肝肾不足所致。

4. 视网膜退行性病变　多因肝肾亏虚,气血不足,视衣失养。

5. 色素沉着　多属肾阴亏虚,或命门火衰。

（五）辨视网膜血管病变

视网膜静脉迂曲扩张,多为肝郁气滞,目络瘀阻,或脏腑热盛,血热夹瘀。视网膜动脉变细,反光增强,或动静脉交叉处有压迹,多为肝肾阴虚,阳亢风动。视网膜血管阻塞,多为气滞血瘀,或气虚血瘀,或痰热上壅,目络瘀阻所致。视网膜血管细小,视网膜色泽变淡,多为气血不足,或肝肾亏虚,虚中夹瘀。

（六）辨黄斑病变

1. 黄斑水肿与渗出　水肿多为肝郁犯脾,水湿停聚;或脾肾阳虚,水湿上犯。渗出多为痰湿结聚,气滞血瘀,或郁热伤津,热搏血结致瘀而成。

2. 黄斑出血　多为劳伤心脾,脾虚失统,气不摄血;或因火热炽盛,灼伤目络,迫血妄行;或因外伤目络,血溢络外。

3. 黄斑色素沉着或变性　多为肝肾不足,脾肾亏虚,或虚中夹瘀所致。

四、眼常见症与体征辨证

（一）辨眼常见症

1. 辨目痛　外障引起的目痛多为沙涩疼痛、灼热刺痛,多属阳证;内障引起的目痛多为酸胀疼痛、牵拽痛、眼珠深部疼痛,多属阴证;目赤涩痛,眵多黏结,多为外感风热;胞睑赤痛肿硬,大便燥结,多为阳明实火;白睛微红微痛,干涩不舒,多为津亏血虚;目珠胀痛如突,多为气血郁闭;隐隐胀痛,多为阴精不足,阳亢于上;眼珠深部疼痛,多为肝郁气滞,或肝火上炎。痛连颞颥,为少阳经受邪;痛连巅顶后项,属太阳经受邪;痛连前额鼻齿,为阳明经受邪。暴痛属实,久痛属虚;持续疼痛属实,时发时止属虚;肿痛属实,不肿而痛属虚;赤痛难忍火邪实,隐隐作痛精气虚;痛而燥闷肝气实,痛而恶寒阳气虚;痛而拒按为邪实,痛而喜按为正虚。

2. 辨目痒　目痒有因风、因火、因湿和因血虚等不同,但临床上以风引起居多。目赤而痒,迎风尤甚,多为外感风热;睑弦赤烂,眵泪胶黏,瘙痒不已,或睑内颗粒肥大,痒如虫行者,多为湿热兼风;痛痒兼作,红赤肿甚,多为邪毒炽盛;痒涩不舒,时作时止,多为血虚生风。目病将愈而痒者,多为邪退火熄,气血渐复。

3. 辨目涩　目涩即为眼内异物感不适。有沙涩与干涩之分。目沙涩疼痛,畏光流泪,多为外感风热,或肺热壅盛,或肝胆火炽,或为异物入目所致;目干涩不舒,多为肺阴不足,津液耗损,或为肝肾阴虚,精亏血少所致。

4. 辨羞明　羞明即畏光。羞明伴目赤肿痛,多为外感风热,或肝胆火炽;羞明伴干涩不舒,红赤不显,多为津亏血少,阴虚火炎,羞明伴眼睑欲闭,乏力倦怠,多为脾气不足,或阳虚气陷。

5. 辨视觉异常　视近尚清,视远模糊,多为阳气不足,或久视伤睛;视远尚清,视近模糊,多为阴精亏损。外眼端好,而视物昏蒙者,多为血少神劳,肝肾虚损。视力骤降,甚至盲无所见,多为肾阳不足,肝肾亏虚。晶珠混浊,视力缓降,多为年老肾亏,精气不足。眼前蚊蝇飞舞,黑影飘浮,多为湿浊上泛,虚火灼络,肝肾精亏。视瞻有色,视直为曲,视大为小,视物变形,多为脾湿上泛,肝郁血虚,肝肾不足。瞳神散大,白睛混赤,视力剧降,多为风火攻目,肝郁气逆,痰火上壅;瞳神紧小,抱轮红赤,视物模糊,多为肝胆火炽,风湿夹热,阴虚火旺。视一为二,目珠偏斜,多为风痰阻络,目络瘀滞。视物不清,翳膜遮睛,目赤涩痛,多为肝经风热或肝胆热毒。

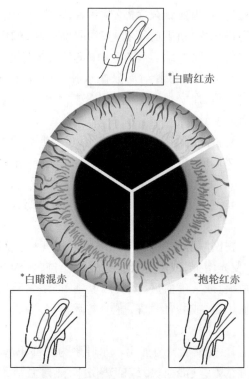

图 5-23　白睛红赤、抱轮红赤、白睛混赤

（二）辨眼常见体征

1. 辨目赤　目赤主要表现为白睛红赤、抱轮红赤、白睛混赤(图 5-23)。

白睛红赤、抱轮红赤的鉴别见表 5-1。

白睛红赤主要见于暴风客热、天行赤眼、金疳等白睛浅层病变;抱轮红赤主要见于聚星障、花翳白陷、混睛障、瞳神紧小等病变;白睛混赤是指白睛红赤与抱轮红赤同时存在,相当于西医学混合性充血,主要见于凝脂翳、绿风内障、瞳神紧小等病变。

表 5-1　白睛红赤、抱轮红赤的鉴别

鉴别点	白睛红赤	抱轮红赤
位置	起于周边，穹窿为主	红赤环绕黑睛
形态	树枝状	毛刷状
深浅	白睛浅层	白睛深层
颜色	鲜红	紫暗
活动性	推之可动	推之不动
滴 0.1% 肾上腺素后	红赤消失	红赤不消退
西医名称	结膜充血	睫状充血

2. 辨目肿　目肿表现在胞睑、两眦、白睛和黑睛。

胞睑红肿如桃,灼热疼痛,多为脾胃积热,热毒壅盛;胞睑肿胀骤起,微红而痒,多为外感风邪;胞睑虚肿如球,不红不痛,皮色光亮,多为脾肾阳虚,水气上泛;胞睑红肿湿烂,多为湿热熏蒸;胞睑肿胀青紫,多为气滞血瘀。内眦突发红肿高起,疼痛拒按,多为风热上攻,心火炽盛。白睛红赤肿胀,多为风热犯肺,肺热壅盛;白睛赤紫肿胀,多为肺经虚热,热与血结;白睛肿胀不红,状如鱼泡,多为肺失宣降,气机壅滞。黑睛水肿,雾状混浊,多为肝胆火炽,风火攻目,或为肝郁气逆,痰火上壅,阳亢风动所致。

3. 辨目眵　眵即为眼分泌物。眵多硬结为肺经实热,眵稀不结为肺经虚热,眵多黄稠为热毒炽盛,目眵胶黏或呈黏丝状,多为湿热所致。

4. 辨目泪 热泪如汤多为外感风热或肝火炽盛,热毒上攻;迎风流泪,多为肝血不足,风邪外引;冷泪长流,多为气血不足,肝肾亏虚,或泪道狭窄阻塞所致。

5. 辨翳膜 翳与膜是外障眼病常见的形态变化,古代眼科医籍论述较多,临床易于混淆,故应予以分辨。

(1)翳:有狭义与广义之分。狭义的翳专指黑睛混浊,广义的翳包括黑睛与晶珠的混浊。黑睛翳障可分为新翳与宿翳(图5-24),两者需要鉴别(表5-2)。聚星障、花翳白陷、凝脂翳、混睛障等黑睛病变均属新翳范畴,相当于西医学之角膜炎症性病变;宿翳则相当于西医学之角膜瘢痕,根据厚薄不同可分为冰瑕翳、云翳、厚翳、斑脂翳(表5-3)。

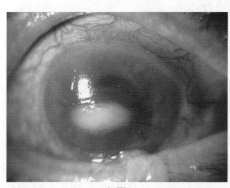
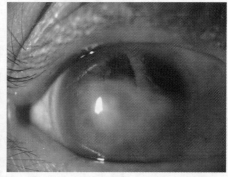

新翳　　　　　　　宿翳

图5-24 新翳与宿翳

表5-2 新翳与宿翳的鉴别

鉴别点	新翳	宿翳
刺激症状	目赤疼痛,羞明流泪	无
翳表面	粗糙	光滑
翳边缘	境界不清	境界清楚
荧光素染色	着色	不着色
发展趋势	发展	不发展

表5-3 宿翳分类

宿翳分类	病变特点	类似西医名称
冰瑕翳	翳菲薄,如冰上之瑕,须在集光灯下方能查见	角膜云翳
云翳	翳稍厚,如蝉翅,似浮云,自然光线下可见	角膜斑翳
厚翳	翳厚,色白如瓷,一望可知	角膜白斑
斑脂翳	翳与黄仁黏着,瞳神变形不圆	粘连性角膜白斑

(2)膜:自白睛或黑白睛交界之际起障一片,或白或赤,渐渐向黑睛中央蔓延者,称之为膜。如赤膜下垂、胬肉攀睛等,即属于膜的范畴。若膜上赤丝密集者,称为赤膜;赤丝稀疏,红赤不显者,称为白膜。

6. 辨目偏斜 双眼自幼偏斜,视力低下,多因先天禀赋不足,或屈光不正所致;眼珠突然偏斜,转动受限,视一为二,多因风痰阻络,目络瘀阻引起。

7. 辨目突与珠陷

(1)目突:眼珠胀痛突起,转动受限,白睛红赤肿胀,多因风热火毒上攻于目;双侧眼珠突起,如鹘鸟凝滞,多为肝郁气滞,目络滞涩;或素体阴虚,肝阳上亢所致;眼珠骤然突出眶外,与头位改变有关,多因眶内血络受损,血溢络外;单眼渐进性突出,常为眶内肿瘤所致。

（2）珠陷:眼珠向后缩陷,多因肾津亏虚或津液耗损,或眶内瘀血机化所致;眼珠萎缩塌陷,多因眼珠破损,眼内容物外溢,或因瞳神紧小失治误治而成。

8. 辨目睛　眼珠睛动即为眼球震颤。自幼眼珠震颤,多为先天禀赋不足,眼珠发育不良;突发性眼珠震颤,多为风邪外袭或肝风内动所致。

第三节　眼科常规检查

一、视功能检查

视功能检查主要包括视力、视野、色觉、暗适应、立体视觉、对比敏感度等,视觉电生理检查将在眼科特殊检查中介绍。

（一）视力

视力即视敏度,主要反映黄斑的视功能,分远视力与近视力。

1. 远视力检查　我国一般常用国际标准视力表与对数视力表检查(图5-25、图5-26)。

（1）国际标准视力表:将视力表挂在自然光线充足或日光灯照明的墙壁上,或用视力表灯箱,视力表与被检查者距离为5m,表上1.0行视标与被检眼在同样高度。检查视力时两眼分别进行,遮盖一眼,通常先查右眼后查左眼。如戴镜者,先查裸眼视力,再查戴镜视力。嘱被检查者辨别视标缺口方向,自视标0.1开始从上至下,至患者不能辨清为止,记录其能看清最小视标所对应的视力。此行若有几个视标辨认不清,或再下一行能辨清几个,则用加减法表示,如0.8^{-1}(表明0.8视标还有1个辨认不清),0.8^{+2}(表明0.8视标全部看清,且1.0视标也可以看清2个)。正常视力为≥1.0。

若被检查者在5m处不能辨明0.1视标时,则嘱患者逐渐向视力表移近,至其能辨清0.1为止,将被检者与视力表的距离除以5再乘以0.1即为患者的视力。

如被检查者在4m处能看清0.1,则视力为4/5×0.1＝0.08,余以此类推。若视力低于0.02,改用数指表示视力。嘱被检者背向光线,医生伸出手指置于被检者眼前,让其辨认手指的数目,记录其能够辨认指数的最远距离,如数指/40cm。

若被检者在最近处仍无法辨别指数,则改为检查眼前手动,记录其眼前手动的最远距离,如手动/30cm。若手动也不能看到,则在眼前以灯光照射,检查患眼有无光感,如看不到光线记录视力为0或无光感。如有光感,且又需要做光定位时,可在暗室内用蜡烛光离眼1m处自正中、上、下、左、右、颞上、颞下、鼻上、鼻下方向进行检查,让患者辨认光源的方位。凡能辨认的方位以"+"表示,不能辨认的以"−"表示。

（2）对数视力表检查:对数视力表

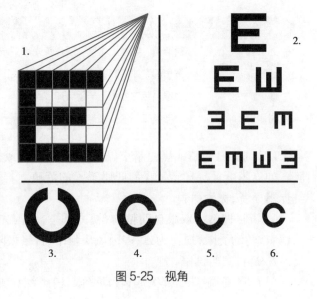

图5-25　视角

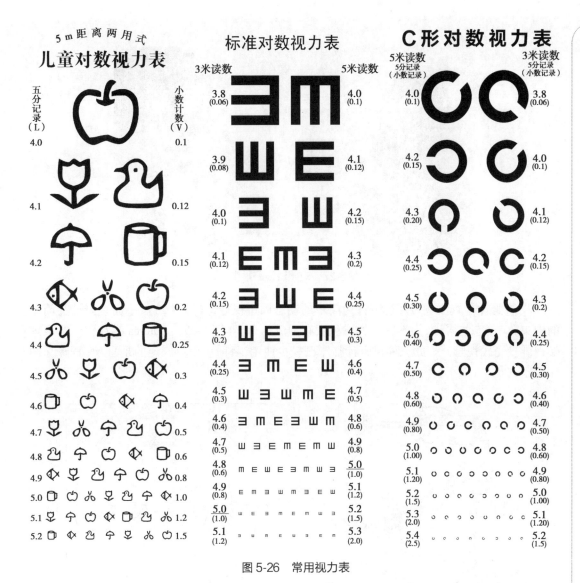

图 5-26 常用视力表

是由我国缪天荣教授所设计,采用 5 分记录法表示视力增减的幅度,其检查方法与国际视力表相同。5.0 及其以上为正常视力,最佳视力可测至 5.3。4.0 以下的视力也可按向视力表走近的方法进行检查,按公式计算。3.0 为指数,2.0 为手动,1.0 为光感,0 为无光感。

2. 近视力检查 常用的有标准近视力表或 Jaeger 近视力表,检查时需在充足的自然光线或灯光下进行。将标准近视力表置于受检眼前 30cm 处,两眼分别进行检查,由上而下,若能辨别 1.0 以上或 J1 视标缺口方向者,则该眼近视力正常。若不能辨别者,可以调整其距离,至看清为止,然后将视力与距离分别记录。

（二）视野

视野是指眼向前方固视时所见的全部空间范围,反映周边视力。距注视点 30° 以内的范围称为中心视野,30° 以外的范围称为周边视野。视野检查对多种内眼病及神经系统疾病的诊断有重要参考价值。常见的检查方法有对照法、视野计检查法,以及 Amsler 方格表。

1. 对照法 医生与被检查者距离 1m,相对而坐,双方的眼睛应在同一水平高度。如检查右眼,则遮盖被检查者的左眼和医生的右眼,让被检查者的右眼与医生的左眼相视,然后医生将手指置于自己与被检者之间等距离处,分别从各方位向中央移动,嘱被检者察觉手指出现时即告之,以此比较被检者视野与医生正常视野的差别。另一眼的检查方法相同。此法简便,不受条件限制,但不够精确,且不易记录(图 5-27)。

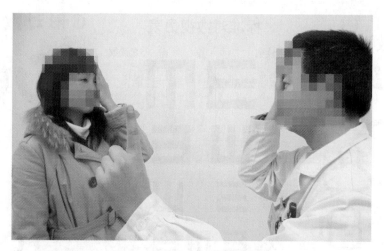

图 5-27　对照法视野检查

2. 视野计检查法　弧形视野计为简单的动态周边视野计(图 5-28);平面视野计为简单的中央 30°动态视野计,为不反光的黑色绒布制成的布屏(图 5-29);Goldmann 视野计为半球形视屏投光式视野计。此三种视野计临床已较少使用,目前应用更广泛的是自动视野计(图 5-30)。

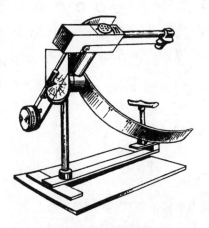

图 5-28　弧形视野计

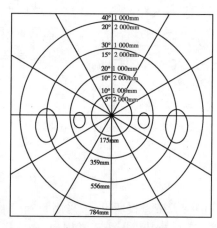

图 5-29　平面视野计屏

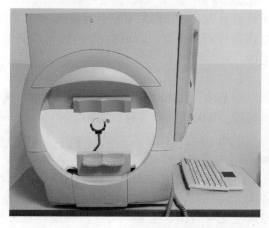

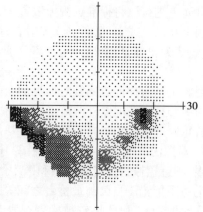

图 5-30　自动视野计及检查结果（弓形暗点）

自动视野计,为电脑控制的静态定量视野计。自动按照程序在视野的各个位点显示由弱到强的光刺激,并根据被检者的应答(以按钮的方式表示看见或看不见),在检查完毕后打印报告,以图形、记号及数字记录被检者的视野中各个位点的光阈值及其与同年龄组正常眼的差别,从而给出视野的总丢失量和局限性缺损的范围与深度情况。自动视野计还有针对青光眼、黄斑病变、神经系统疾病的不同视野改变而设置的特殊检查程序(图5-30),能自动监控被检者固视情况,能对多次随诊的视野进行统计学分析,提示视野缺损是改善还是恶化。新型自动视野计也可进行动态视野检查。

正常人动态视野的平均值为:上方55°,下方70°,鼻侧60°,颞侧90°。视盘处无光感受器,在视野中为盲点,称为"生理盲点"。生理盲点的中心在注视点颞侧15.5°,水平中线下1.5°,其垂直径为7.5°,横径为5.5°。

临床中查见的各类病理性暗点或视野缺损,为各类眼病及部分全身疾病的诊断与治疗提供重要依据(图5-31)。

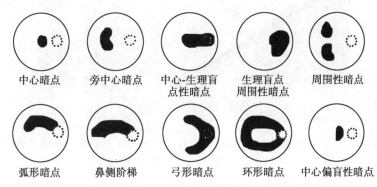

| 中心暗点 | 旁中心暗点 | 中心-生理盲点性暗点 | 生理盲点周围性暗点 | 周围性暗点 |

| 弧形暗点 | 鼻侧阶梯 | 弓形暗点 | 环形暗点 | 中心偏盲性暗点 |

图5-31　各种视野暗点

3. Amsler方格表　为10cm×10cm的黑底白线方格表,共有400个小方格,每方格长宽均为5mm,线条均匀笔直,主要用于中心10°范围的视野检查。检查距离为33cm,受检者注视小格图形的中心,观察线条是否扭曲,方格大小是否相等,方格是否清晰,方格是否有缺失,或有阴影遮盖等,临床对黄斑病变诊断价值较大(图5-32)。

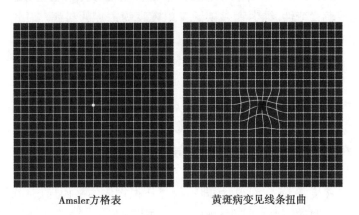

Amsler方格表　　　　黄斑病变见线条扭曲

图5-32　Amsler方格表

（三）色觉检查

色觉主要反映视网膜视锥细胞辨别颜色的能力。色觉异常病因可分为先天性与后天性,先天性色觉异常与遗传有关,后天性色觉异常与某些眼病、颅脑病变、全身疾病及中毒有关。色觉障碍包括色盲和色弱,对颜色完全丧失辨别能力的称色盲;对颜色辨别能力减弱的称色弱。检查色觉最常见的方法有假同色图、排列试验和色觉镜检查。

1. 假同色图　又称色盲本。在同一彩图中既有相同亮度不同颜色的斑点组成的图形与数字,也有相同颜色不同亮度的斑点组成的图形与数字。正常人容易辨认,而色觉异常者不易辨认而做出错误的问答。检查应在自然光线下进行,色盲本与被检眼距离 50cm,每个版面辨认时间不超过 5 秒,时间延长者为色弱(图 5-33)。

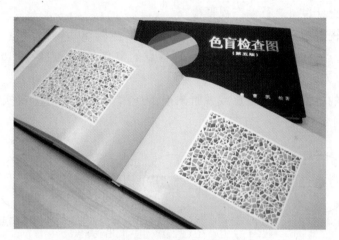

图 5-33　色觉检查图

2. 排列试验　在固定照明条件下,嘱患者将许多形状与大小一致但不同颜色的有色物体依次排列,依次将颜色最接近的物体排列在其后,根据其排列循序是否正常判断色觉障碍程度与类型。通常应用 FM-100 色彩试验或 DY5 色盘试验。

3. 色觉镜　利用红光与绿光适当混合形成黄光的原理,根据被检者调配红光和绿光的比例来判断是否有色觉障碍及类型与程度。

（四）暗适应

当眼从明亮处进入暗处时,初起对周围物体辨认不清,经过一段时间后逐渐看清暗处物体,这种对光的敏感度逐渐增加,最终达到最佳状态的过程称为暗适应。暗适应检查可用于诊断和观察视网膜色素变性、维生素 A 缺乏等以夜盲为主症的疾病。常用的检查方法有对比法与暗适应计检查。

1. 对比法　被检者与暗适应正常的检查者同时进入暗室,分别记录在暗室内停留多长时间才能辨别周围的物体,以此判断受检者的暗适应功能。

2. 暗适应计　常用的有 Goldmann-Weeker 计、Hartinger 计与计算机相连的暗适应计等。其主要性能是能定量地控制昏暗程度,即视觉环境的昏暗程度,测定并记录下视觉敏感度(并换算出其倒数)以及时间,通过这些参数绘出被检者的暗适应曲线。

（五）立体视觉

立体视觉又称深度觉,或空间视觉,即不仅能认识物体的平面形态,并能感知物体的立体形状及该物体与人眼的距离,或两个物体相对的远近关系。立体视觉一般须以双眼单视为基础。检查立体视觉可利用同视机或立体视觉检查图片,立体视锐度的正常值为 60 弧秒。

（六）对比敏感度

视力表视力反映的是高黑白对比度情况下黄斑分辨微小目标的能力,并不能全面反映形觉的灵敏度。对比敏感度则是指在不同明暗对比下,人眼对不同空间频率的正弦光栅视标的识别能力。人眼能够辨别的最小对比度称为对比敏感度阈值。将空间频率作为横坐标,光栅的对比度作为纵坐标,可以得到对比敏感度阈值的曲线。正常人对比敏感度函数呈钟形曲线,大约在5cpd(周/度)处敏感性最高,较高空间频率处敏感性快速下降,在低空间频率处下降较慢。

二、眼压检查

眼压是指眼内容物对眼球壁的压力。眼压检查对青光眼及多种眼病的诊断具有重要意义。

眼压测定

1. 指测法 检查时嘱患者眼球下转,检查者将双手食指尖置于一眼上睑板上缘的皮肤面,中指和无名指固定于前额作支撑,两指尖交替轻压眼球,借指尖的感觉来大致估计眼压的高低。记录时用"T_n"表示眼压正常,"T_{+1}"表示眼压轻度升高,"T_{+2}"表示中度升高,"T_{+3}"表示眼压极高;反之,"T_{-1}"表示眼压稍低,"T_{-2}"表示中度减低,"T_{-3}"表示重度减低(图5-34)。

2. 眼压计测量法

(1) 修兹(Schiotz)眼压计:属压陷式眼压计。修兹眼压计主要结构包括眼压计支架与砝码连接在一起的压

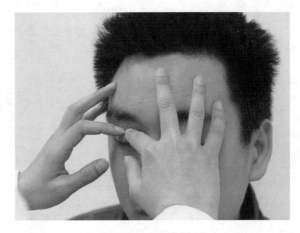

图5-34 指测眼压法

针以及杠杆和指针,眼压的高低决定于角膜被压陷的深度。通过杠杆和指针,在刻度盘上指示出一定的读数,再从换算表上查得眼压的实际数值。检查前先在试盘上测试,指针应在刻度"0"处,否则应进行矫正。然后用75%乙醇棉球消毒底盘待干。患者取低枕仰卧位,用0.5%丁卡因滴眼2~3次表面麻醉,待角膜刺激症状消失,双眼自然睁开时测量。检查者位于患者头顶端,嘱患者注视正上方一指定目标,使角膜保持正中位。检查者用左手拇指和食指分开上下眼睑并固定于上下眶缘,右手持眼压计垂直放在角膜正中央,迅速读出指针的刻度读数。先用5.5g砝码,当读数小于3时,应更换7.5g砝码重测一次,如读数仍小于3时,则用10g砝码测量。记录方法为:砝码重量/刻度读数=mmHg(从换算表中查出)。例如:5.5/5=17.30mmHg。测量完毕,结膜囊滴入抗生素滴眼液以防感染。

正常眼压为10~21mmHg。一般24小时眼压波动不超过8mmHg。

(2) 哥德曼(Goldmann)眼压计:属压平式眼压计。附装在裂隙灯显微镜上,其原理为用可变的重量压平一定面积的角膜,根据所需的重量与被检测角膜面积改变之间关系判定眼压。眼球壁硬度和角膜弯曲度对测量结果影响较小,是目前准确性较可靠的眼压计。此外,还有手持式压平眼压计,其优点是不需裂隙灯显微镜,受检者坐卧位均可测量。

(3) 非接触性眼压计:其原理是利用可控的空气脉冲作为压平的力量,使角膜压平到一定的面积,并记录角膜压平到某种程度的时间,再自动换算为眼压值。优点是避免眼压计接触所致的交叉感染及角膜擦伤,无需表面麻醉,其缺点是所得数值波动较大(图5-35)。

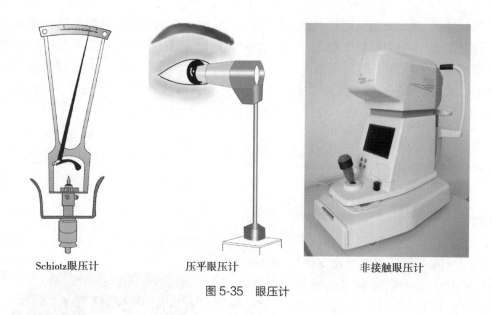

Schiotz眼压计 　　　　压平眼压计 　　　　非接触眼压计

图 5-35　眼压计

第四节　眼科特殊检查

一、视觉电生理

视觉电生理检查是通过视觉系统的生物电活动检测视功能,包括眼电图(electroculo-gram,EOG)、视网膜电流图(electroretinogram,ERG)及视觉诱发电位(visual evoked potential,VEP)。

(一)眼电图(EOG)

眼球内外存在着电位差,在不加额外光刺激时,也有静息电位。眼电图就是使眼球依一定的角度转动,导致静息电位发生变化,在明适应和暗适应下记录静息电位的变化,测定变化中的峰值与谷值进行对比。由于光感受器细胞与视网膜色素上皮的接触及离子交换是产生 EOG 的前提,故 EOG 异常可以反映视网膜色素上皮病变,光感受器细胞疾病,中毒性视网膜疾病及脉络膜疾病。

(二)视网膜电流图(ERG)

当光线刺激视网膜时,可引起视网膜电活动,形成动作电位。ERG 就是在给予视网膜一定的光刺激时,利用角膜电极收集并记录视网膜的电反应信号,分析动作电位的振幅与时程来了解视网膜的电生理活动。ERG 又分为闪光视网膜电图(F-ERG)、图形视网膜电图(P-ERG)和多焦视网膜电图(mERG)。

闪光视网膜电图以闪光作为刺激,主要反映视神经节以前的视网膜细胞的状态;图形视网膜电图以图形为刺激,主要反映视网膜神经节细胞层的状态。两者结合可反映视网膜各层细胞的功能状态(图 5-36)。

多焦视网膜电图是应用计算机 m 系列控制随离心度增加而增加的六边形排列刺激图形,可以得到视网膜视锥细胞反应密度分布图,对于发现黄斑区局灶性病变具有灵敏和直观的优点(图 5-37)。

(三)视觉诱发电位(VEP)

视觉诱发电位是大脑皮质对视觉刺激发生反应的一簇电信号,可以反映视神经及其后视

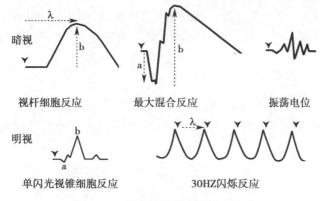

图 5-36　闪光视网膜电图反应波形

视杆细胞反应　　　最大混合反应　　　振荡电位

单闪光视锥细胞反应　　　30HZ闪烁反应

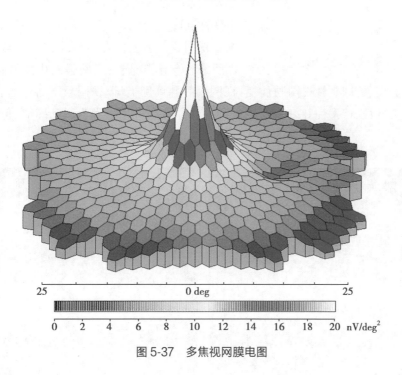

图 5-37　多焦视网膜电图

路的功能状态。根据刺激视网膜条件的不同,分为闪光视觉诱发电位(F-VEP)与图形视觉诱发电位(P-VEP)。图形视觉诱发电位是最常用的检查方法,因视皮质对图形刺激敏感,可用于视神经视路病变、弱视、预测屈光间质混浊患者的术后视功能及客观视功能测定(图 5-38)。

二、眼底血管造影

眼底血管造影分为荧光素眼底血管造影(fundus fluorescein angiography,FFA)和吲哚菁绿血管造影(indocyanine green angiography,ICGA),前者以荧光素钠为造影剂,主要观察视网膜血管循环情况;后者以吲哚菁绿为造影剂,观察脉络膜血管动态情况。两者对眼底病的诊断具有重要价值。

(一) 荧光素眼底血管造影

FFA 是利用装有滤光片的眼底照相机连续拍摄眼底照片,动态观察荧光素钠在视网膜及脉络膜充盈的时间和形态,以查明一般检眼镜检查所不能发现的微循环病变,主要应用视网膜、脉络膜病变及前部视神经的检查。

ER-5-3

知识链接:
医学生的大发明——荧光素眼底血管造影

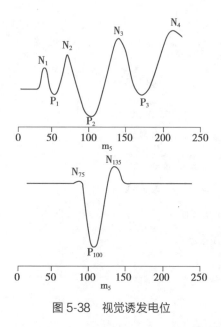

图 5-38 视觉诱发电位

1. 正常荧光像　荧光素钠从前臂静脉注射后视网膜出现荧光时间为臂-视网膜循环时间,通常为 10~15 秒。造影荧光像分为 5 期:动脉前期、动脉期、动静脉期、静脉期和晚期。由于黄斑区色素密度较高,故背景荧光淡弱(图 5-39)。

2. 异常荧光像

(1) 高荧光:可由渗漏、透过增加和异常血管所引起。①渗漏:见于中心性浆液性脉络膜视网膜病变、原田病以及众多视网膜血管病等,造影剂穿过视网膜血管内皮或色素上皮,使局部组织着染,或在局部发生造影剂积存。②透过增加:见于干性老年黄斑变性、脉络膜营养不良、玻璃膜疣等疾病,主要是由于视网膜色素上皮发生萎缩,脉络膜荧光透见增加所致。③异常血管:视网膜新生血管常见视网膜静脉阻塞缺血型、糖尿病性视网膜病变、视网膜静脉周围炎等,视网膜下新生血管常见于年龄相关性黄斑变性、特发性脉络膜新生血管等。异常血管还表现为微动脉瘤、侧支循环、血管迂曲扩张等。

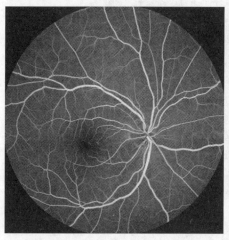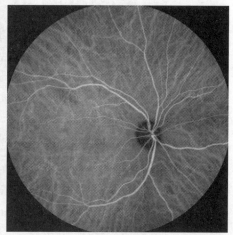

图 5-39 正常眼底血管造影影像图 (左图:FFA;右图:ICGA)

(2) 弱荧光:可由透过减低或充盈缺损引起。①透过减低:即遮蔽荧光,可由色素、渗出物、水肿、出血等所致。②充盈缺损:可由于视网膜动脉、静脉和毛细血管床的闭塞引起,也可由于视网膜下组织缺失和无灌注所引起(图 5-40)。

(二) 吲哚菁绿血管造影

ICGA 是根据脉络膜结构和血液循环特点而发展起来的造影检查技术,其以吲哚菁绿为造影剂,使用近红外线作为激发光,可穿透视网膜色素上皮、较厚的出血和渗出物,清晰地显示脉络膜的血液循环状况,对于发现脉络膜或视网膜新生血管膜有重要价值(图 5-39)。临床主要用于年龄相关性黄斑变性、特发性 CNV、脉络膜肿瘤等病变的检查与诊断。

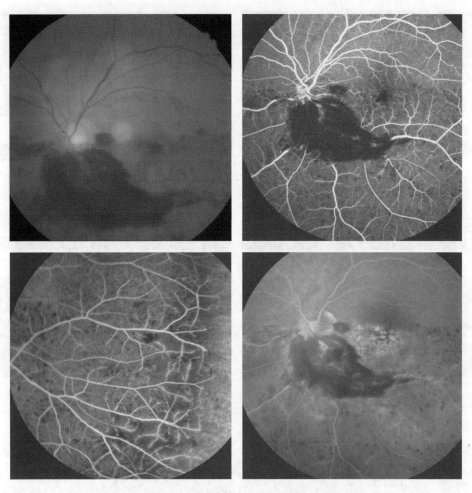

图 5-40 左眼半侧视网膜中央静脉阻塞荧光造影像

三、眼科影像学检查

（一）光学相干断层成像

光学相干断层成像（OCT）是一种分辨率高，成像速度快的非接触生物成像技术，其根据光学原理，以光扫描形式获得信息，经计算机处理，再加以图形或数字形式显示，即可提供视网膜横断面图像，同时可测量视网膜及视网膜神经纤维层厚度，可获得类似活体组织病理学观察的结果（图 2-9、图 5-41）。

OCT 主要用于眼后段检查，最常用于黄斑病变的诊断和追踪观察，如中心性浆液性视网膜脉络膜病变、年龄相关性黄斑变性、特发性脉络膜新生血管、黄斑囊样水肿等。其次，可用于青光眼的早期诊断，测量视网膜神经纤维层厚度，分析视盘的立体结构。

光学相干断层成像血管成像（OCTA）技术是近年出现的新型成像技术，其原理是对某一区域视网膜进行快速连续扫描，所获得的反射信号随时间变化会有所差异，这些差异源于视网膜血管内运动的血细胞，而血流以外的组织则保持静止，通过计算机的算法，可将上述信号数据转化为图像，从而实现对视网膜血流的成像（图 5-42）。OCTA 不仅可以用于显示血管，还可以定量测量新生血管的面积、视网膜的血流密度等，成为眼底病观察和诊断的又一利器。

此外，前段 OCT 功能类似 UBM，可清晰显示眼前段组织的结构与病理改变，评价角膜厚

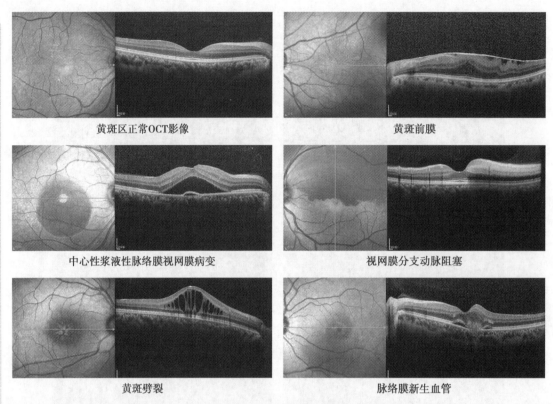

黄斑区正常OCT影像　　　　　　　　　黄斑前膜

中心性浆液性脉络膜视网膜病变　　　　视网膜分支动脉阻塞

黄斑劈裂　　　　　　　　　　　　　　脉络膜新生血管

图 5-41　光学相干断层成像

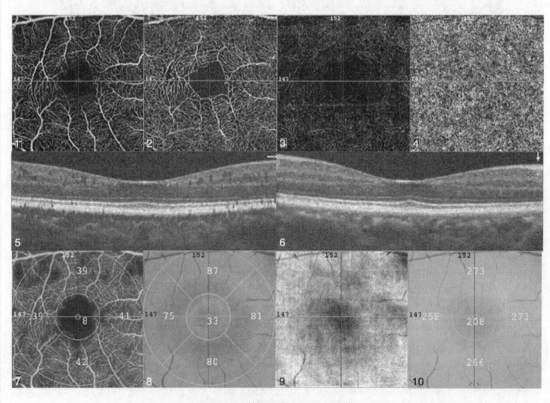

图 5-42　黄斑区的 OCTA 影像

1~4. 黄斑区视网膜表层、深层、外层及脉络膜毛细血管的 OCTA 血流影像；5. 黄斑区水平及垂直切面的 OCT 影像，可见血流信号(红色)；6. 黄斑区水平及垂直切面的 OCT 影像；7. 表层毛细血管的血流密度；8. 内层视网膜厚度；9. 黄斑区视网膜的激光扫描检眼镜影像；10. 全层视网膜厚度度、前房深度、前房角结构、虹膜、睫状体和前部巩膜等(图 5-43)。由于前节 OCT 为非接触性检查,其临床应用较 UBM 更为便捷。

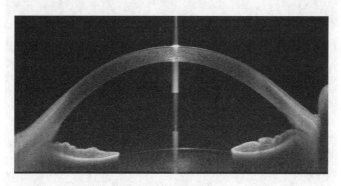

图 5-43　眼前段 OCT

（二）角膜地形图

角膜地形图是记录和分析角膜表面形态、曲率、折光特点的检查工具,其原理为将角膜镜同心环在角膜表面投射的照片或影像输入计算机分析处理,可以给出整个角膜表面成百上千点的屈光度和曲率半径,形成彩色编码地形图。一般可将正常角膜地形图分为圆形、椭圆形、蝴蝶形和不规则形四种。角膜中心区屈光力为 43.2~43.7D(图 5-44)。

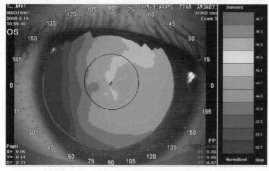
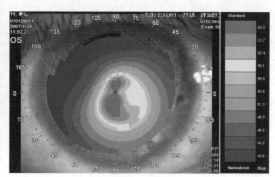

正常角膜地形图　　　　　　　　　　　　圆锥角膜地形图

图 5-44　正常角膜地形图与圆锥角膜地形图

临床主要用于角膜屈光力的分析和提供角膜屈光手术方案,监测术后角膜发生的变化;同时亦可评估角膜接触镜的配戴效果,定量分析角膜散光、圆锥角膜等角膜病变。

（三）视网膜血氧饱和度测量

基于光学多波长成像技术和光谱分析技术的视网膜血氧饱和度测量,是一种快速、无创的视网膜血管功能成像技术,可测量视网膜主要动脉及静脉的血氧饱和度并进行量化分析,其动静脉差值可反映视网膜氧的消耗状态(图 5-45)。临床上可应用于视网膜动脉阻塞、视网膜静脉阻塞、糖尿病视网膜病变、年龄相关性黄斑变性等视网膜血管性疾病的诊断及随访,对病情的评估及预后分析也有积极作用。

（四）眼超声检查

超声检查是利用超声波的声能反射波形或图像来反映人体结构和病理变化的物理诊断技术。常用的超声检查有 A 型超声、B 型超声、彩色多普勒成像(CDI)及超声生物显微镜(UBM)。

1. A 型超声　A 型超声扫描是将所探测组织的界面回声以波峰形式显示,按回声返回

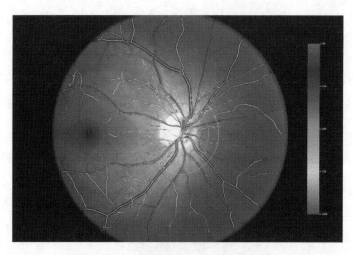

图 5-45　视网膜血氧饱和度测量图像

探头的时间顺序依次排列在基线上,构成与探测方向一致的一维图像,属于时间-振幅调制型,显示器的纵坐标显示反射回声的幅度,横坐标代表回声声源的距离或深度。根据回声显示的位置、回声幅度的高低、形状、多少和有无,可以提取受检者的病变和解剖的有关诊断信息。

临床应用主要为生物测量,如角膜厚度、眼轴长度、前房深度、人工晶状体屈光度计算等时的眼轴长度、前房深度测量等。

2. B 型超声　B 型超声通过扇形或线阵扫描,将组织的界面转为不同亮度的回声光点,由无数回声光点组成二维声学切面图象,为亮度调制型,在显示器上显示声束扫描平面内人体组织横断面图像,直接显示病变的大小、范围、部位、性质及与周围组织的关系(图 5-46)。

临床应用主要检查眼内肿瘤、眼内异物、视网膜脱离、后巩膜病变等,也可用于眼眶病、测定球后占位性病变、眼肌肥厚改变等。

3. 彩色多普勒成像　利用多普勒原理,将血流特征以彩色的形式叠加在 B 型灰阶图上,红色表示血流流向探头(常为动脉),蓝色表示血流背向探头(常为静脉)。

彩色多普勒成像(CDI)多用于眼球后段及眼眶部病变的诊断。检查时先用 B 型超声显示二维像,观察眼球及眼眶一般情况;然后启动彩色多普勒,调整入射角度,尽量使声束平行于血流方向,以显示所要检查的血流二维图,可以探测到眼动脉、睫状后动脉、视网膜中央动脉。

临床可用于视网膜中央动脉阻塞,视网膜中央静脉阻塞、前部缺血性视神经病变等血管性疾病的诊断,检测眼和眼眶部血流动力学情况。

4. 超声生物显微镜　超声生物显微镜(UBM)是采用高频超声波以显微镜分辨力对活体眼进行成像的超声影像技术。UBM 以独特的高频转换器和 B 超装置联合使用为基础,能用于落在 4~5mm 的 UBM 穿透范围的任何病理情况,图像分辨率可达到 20~60μm,与光学显微镜的分辨

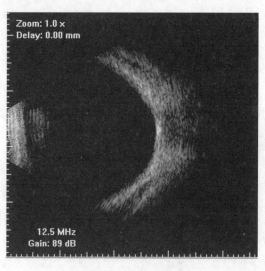

图 5-46　眼 B 超图像

水平相等。

临床主要用于眼前段检查,因其可清晰地显示虹膜、睫状体、晶状体赤道部和悬韧带、前房、后房、周边玻璃体、眼外肌止端等结构;可测量各种参数,故临床对青光眼、角膜病、巩膜病、虹膜睫状体病变、外伤性房角后退、眼前段肿瘤等病变的诊断具有重要价值。

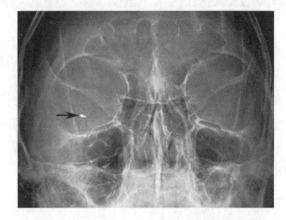

图 5-47　眼部 X 线检查（箭头示高密度异物影）

（五）X 线检查

X 线为眼科常用检查诊断方法,对眼眶 X 线照片要按一定顺序逐项观察,如眶窝形状、眼眶容积、眼眶密度、眶壁、眶上裂、视神经孔及眶周围结构等。检查方法主要有眼眶平片、眼眶造影、泪道造影、异物定位等(图 5-47)。

临床主要用于眼眶肿瘤、眼部外伤、眼内及眼眶金属异物等诊断与鉴别诊断,尤其是用于金属异物及其他高密度异物的定位。

（六）计算机体层摄影

计算机体层摄影(CT)检查是将电子计算机技术用于 X 线断层摄影的检查方法,具有图像分辨率高、解剖关系层次清晰的特点,不仅可进行形态观察,还可做定量分析。

CT 检查的方法分为 CT 平片与增强 CT,前者是指在不用影像加强剂的情况下检查,扫描平面分水平、冠状和矢状三个方向(图 5-48);后者是指静脉注射含碘水溶液造影剂,可使病变密度增强。

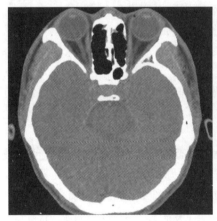
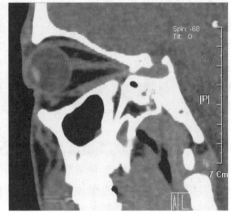

图 5-48　眼部 CT 检查

临床主要用于眼内肿瘤、眶内肿瘤、眼球突出、眼肌肥大、眼外伤眶骨骨折、眼内及眶内异物、骨及软组织损伤等病症的诊断,亦可作为眼邻近组织(颅内、副鼻窦)引起眼病原因检查。

（七）磁共振成像

磁共振成像(MRI)是通过射频探测病变的检查方法。用于眼内、眶内及颅内病变的诊断。因其穿透力强,又能利用质子密度,质子流动情况,以及 T_1、T_2 等多种因素获得丰富的信息,故在发现病变、确定病变性质、判定病变位置以及与周围组织的关系上,其灵敏度优于 CT。

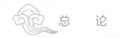 笔记栏

由于 MRI 可消除骨质的干扰与伪影,故特别适合检测各段视神经及与眼有关的颅神经的病变的检测,亦常用于眶内与眼内肿瘤、炎性假瘤、血管瘤、眼外肌病变等。但检查部位不能有磁性植入物,禁忌探测磁性异物及心脏起搏器。

<h2 style="text-align:center">第五节　屈光检查方法</h2>

屈光检查的主要内容是验光。通过验光获得被检者准确的屈光状态,一方面对屈光不正者开出个性化的、既能看清物体又戴用舒适的眼镜处方;或为手术等其他矫治提供依据。另一方面,许多视力不良、斜视、弱视、视疲劳患者的诊断及鉴别诊断、治疗指导等均有赖于准确的验光。

验光是动态的、多程序的复杂临床诊断过程,一般分为客观验光和主观验光。

一、客观验光法

客观验光,是验光过程不以被检者自我对视力好坏的感觉为依据的屈光检查方法。

1. 检影验光　使用检影镜将光线投射入眼,通过观察瞳孔区的影动来判断眼的屈光状态,是一种比较客观准确的测量屈光不正的方法,为眼视光医生的基本技能之一。检查时被检查者注视远处目标,以放松调节。对儿童及远视被检者应充分睫状肌麻痹。检影工作距离可选择 1m、0.67m 或 0.5m 等。检查者手持平面检影镜把光线投进被检眼的瞳孔,轻轻转动镜面,观察被检者瞳孔区的光影的表现以及运动方向来判断其屈光状态,即看光影是顺动、逆动。如光影为顺动,则被检眼的远点位于检查者眼的后方(以检查距离 1m 为例),该眼的屈光状态可能是正视、-1.00D 以内的近视或为远视,将凸球镜片置于被检眼前,逐渐增加度数至瞳孔区光影不动,即达到中和点。如光影为逆动,则表明被检眼的远点位于 1m 以内,即表示为 -1.00D 以上的近视,应加凹球镜,渐增度数至瞳孔区光影不动。

屈光度(D)= 中和所需透镜度数(D)-1/工作距离(m)。

如在检影中两主径线上的中和点不同,则表明有散光,两条主径线是相互垂直的,则可分别找出两个主径线的中和点,其屈光度数之差即为散光的度数。

2. 电脑验光　电脑验光,操作简便、迅速,是一种方便快速的屈光筛选方法,也可作为主觉验光的起点。电脑验光结果不宜直接作为配镜的依据,应结合其他主觉验光和试戴结果。

因调节会影响屈光检测,为准确获得调节静止状态的屈光度数,必要时应使用睫状肌麻痹剂后验光。因睫状肌麻痹剂有散瞳作用,故俗称"散瞳验光",一般用于儿童、需要全矫的远视患者以及有视疲劳症状的远视成人等。常用的快速睫状肌麻痹剂如复方托吡卡胺、托品酰胺、硫酸环戊通等,适用于多数儿童及成人验光,可在验光前 30 分钟滴用(2~3 滴,间隔5 分钟)即可。低龄儿童、高度远视、伴有眼肌问题者需充分睫状肌麻痹,药物主要采用0.5%~1% 阿托品眼药水或眼膏,需连用 3 天(3 次/d)后验光。睫状肌麻痹验光结果提供了被检眼无调节状态下的屈光度数,并不是最后的矫正处方,其配镜处方还要考虑是否有斜视,小瞳下被检者接受程度、双眼视觉等。需注意,睫状肌麻痹剂散瞳,具有诱发青光眼的潜在危险,用药之前,应进行排除检查,用药后也应密切观察。

二、主觉验光法

(一)综合验光仪法

目前公认的、标准的主觉验光设备是综合验光仪,其将各种测试镜片组合在一起,便于

不同度数球镜与柱镜及不同柱镜轴向的调整变换,不仅用于验光,而且用于融像、调节、聚散等双眼视功能的检测。相对于其他验光法更接近达到矫正视力的最佳状态,即清晰、舒适、持久,并获得双眼调节平衡。

其规范程序如下:

1. 初次 MPMVA(最正球镜时的最佳视力),在检影或电脑验光的基础上进行。

2. 交叉柱镜调整散光轴位和度数。

3. 再次 MPMVA,在精确散光调整基础上进行。

4. 双眼调节平衡。

5. 双眼 MPMVA。

（二）插片验光法

用镜片置于被检眼之前,靠被检者自己对视觉清晰度的判断寻求最佳视力,以此时镜片度数为其屈光度。插片前先测远视力和近视力,以便了解被检眼的可能屈光情况而选择所用矫正镜片。验光过程需仔细调整变换不同镜片,特别是对柱镜(散光片)的调整应借助交叉圆柱镜等仔细调试。

（张铭连　周春阳）

笔记栏

学习小结

复习思考题

1. 眼科问诊要注意什么?

2. 眼科望诊主要有哪些内容?

3. 如何辨别外障与内障?

4. 如何辨别新翳与宿翳?

5. 试述五轮辨证的临床意义。

6. 视功能检查包括哪些内容?

7. 眼压的检查方法有哪些?

8. 试述视野检查的方法。

9. 眼科常用的特殊检查有哪些? 简述其临床意义。

第六章

眼科治疗概要

学习目标

通过本章的学习,需要掌握常用内治法、常用外治法及其适应证、眼科常用针刺穴位、眼科激光的基本知识。

眼科治疗可分内治、外治两大类,内障眼病以内治为主,外障眼病多须配合点眼、洗眼、敷眼、手术等外治。此外,针灸、按摩、推拿等方法,眼科亦常配合应用,因此,眼病的治疗方法是多种多样的。

第一节　眼科常用内治法

根据眼与脏腑经络相关的理论,重视内治法是中医治疗眼病的特色。不论外感或内伤眼病,皆可根据眼部表现,结合全身症状进行辨证,用内治法来调整脏腑功能或祛除病邪。即使对某些确须用外治法或手术疗法治疗的眼病,亦可配合用内治疗法,收到内外配合的治疗效果。眼科内治法基本原则类似内科,但也有其自身特点。现将常用内治法介绍如下。

一、祛风法

《目经大成》记载"盖风属木,目属肝,肝窍在目,本乎一体",故祛风法在眼科应用较广,主要适用于风邪侵袭引起的外障眼病的初期,凡突然白睛红赤、黑睛新生翳障、胞睑疮疡初起,头痛恶寒,发热,脉浮等,皆可应用本法。风邪侵袭引起的外障眼病有风寒、风热之分,以风热最常见。

（一）疏散风热法

疏散风热法指用具有辛凉宣散与苦寒清热药组成方剂,以疏风散热,用以治疗外障眼病初期,全身可有恶风发热头痛鼻塞、舌红苔薄黄、脉浮数等症。眼病中如针眼、暴风客热、聚星障、凝脂翳、瞳神紧小等症初起,均可用本法。

疏风散热药性多升散,易伤津耗液,故凡阳盛火升,内热壅盛、阴虚津少、表虚多汗以及目赤痛日久者宜慎用,以免伤津动液,耗散阳气。风热之邪侵袭有风重于热、热重于风之分,风热之邪深入可致里热壅盛,故而应当分清风甚、热甚、偏表、偏里。如风重于热,疼痛流泪症状较著者,可适量配伍少量辛温解表药,尤其是黑睛翳障,用之有加强祛风止痛、止泪、退翳的功效。热重于风、红肿较著者,则重加清热药。疏散风热法之方药以辛散轻扬之品组成,煎药不宜时间太长,以免药性耗散。

（二）疏散风寒法

疏散风寒法指用辛温解表药为主组成方剂,以辛温解表、祛邪通络治疗因风寒入侵引起的眼病。可见眉心作痛、泪多难睁、泪冷眵稀,眼感紧涩不爽,睑硬睛疼,或胞睑虚浮,白睛淡红,全身症见恶风寒、发热头痛、身疼无汗或少汗,舌苔薄白、脉浮紧等。

疏散风寒法较之疏风散热法少用。本法用于外障眼病初起且以风寒证表现为主。按经络辨证可结合选用引经药,如前额痛用白芷,巅顶、后项痛加藁本,眉棱骨痛重用羌活,太阳穴痛加柴胡,风痰引起的眉棱骨痛配伍白附子。风寒之邪侵入,易蕴积化热,化热则不宜用本法。本法方药多辛香燥烈,不宜用于多汗、阴虚火旺等证,以免耗伤津液,致热势炽盛。煎药亦不宜时间过长,以免药性耗散。

二、清热法

清热法在眼科应用甚广。本法是以寒凉清热泻火药物为主,以清除火热之邪为主要作用的治疗方法。主要用于热毒时邪外侵,六淫外袭日久,失治或误治,化火内攻;或素有脾胃积热,或肝胆火炽,攻冲眼目者。火热毒邪所致之眼病,病情严重。眼部可见胞睑红赤肿胀或溃脓,白睛红赤壅肿或白睛混赤,黑睛溃烂如凝脂,黄液上冲,瞳神紧小,常伴视力骤降,疼痛拒按、灼热羞明、热泪如汤、眵多黏结等眼部自觉症状。全身症见身热、烦渴、大便秘结、尿短赤、舌红苔黄厚、脉数实等。

（一）清热泻火法

火性上炎,火热毒邪可循经上犯目窍,因此清热泻火法具体运用时,必须根据脏腑辨证,参考五轮辨证,灵活掌握。如见胞睑红肿赤痛、口渴喜饮、便秘溲赤之脾胃热毒上攻证,用清泄胃火法;抱轮红赤、黑睛生翳、目珠疼痛、面红烦躁、舌边红苔黄之肝火上炎证,用清泄肝火法;赤脉传睛、血翳包睛、刺痛泪出、漏睛溢脓、心烦不寐、舌尖红苔黄之心火上炎证,用泻心火法;白睛红赤、灼热疼痛、口干咽燥之肺火上攻证,用泻肺火法。

（二）清热解毒法

火热与毒邪往往相兼而化,泻火与解毒相辅相成,可根据火与毒的孰轻孰重,结合脏腑辨证,灵活选方用药。

（三）泻火通腑法

眼分五轮,分属五脏,由于脏腑表里关系,可使脏火从腑而解,尤其是邪毒炽盛的急重眼病,可数脏之火并存,尤以阳明之火最烈,对眼病威胁也最大。故凡有大便燥结者,可以泻火通腑法,阳明之火一降,各脏之火递减,眼症也随之而平,此所谓"釜底抽薪"之意。

（四）清热凉血法

热邪由表入里,或脏腑热毒炽盛,深入血分,可用清热凉血法,清热凉血法多用于火热邪毒炽盛而致内外眼出血者。

清热泻火法为寒凉直折法,用之不当可损伤脾胃阳气,故不宜久用,本法所用药物属寒凉之性,久用可致气血凝滞、瘀血难消、翳障难退,故对黑睛生翳,脓毒肿痛等应用本法时,必须掌握分寸,注意药物配伍。

三、祛湿法

祛湿法指以芳香、淡渗、苦寒、健脾等药物为主组成方剂,通过化湿利水,通淋泄浊等作用,以治疗湿邪引起的眼病。《素问·生气通天论》载"因于湿,首如裹,湿热不攘,大筋缓短,小筋弛长,缓短为拘,弛长为痿",湿邪所致的眼病,或因湿邪外侵,或因湿浊内蕴而引起,无论外障或内障眼病,若见胞睑水肿,睑重难睁,睑弦湿烂痛痒,胞内粟疮,白睛污黄,黑睛生

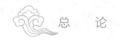

翳如虫蚀,混睛障,神水混浊,神膏混浊,眼底渗出水肿,视衣脱离,视物昏蒙或云雾移睛等,兼见头痛如裹,口不渴或渴不欲饮,胸闷食少,腹胀便溏,四肢乏力,或咳吐痰涎等,皆可用本法治疗。相应的除湿法还有风湿犯目、胞睑湿痒,则除湿兼以祛风;痰湿阻络,胞生痰核,则化湿兼以祛痰通络;湿浊上泛,视衣水肿,则用利水渗湿等。但眼科临床中以下三法为常用:

(一)清热除湿法

清热除湿法是以清热除湿药物为主组成方剂,用以治疗湿热引起的眼病。如睑弦、胞睑红赤湿烂,白睛污黄带红,抱轮红赤,黑睛溃烂,或神水神膏混浊,视网膜水肿,瞳神紧小迁延难愈等,全身症多兼有心烦口苦,小便短赤,身重乏力,苔黄腻,脉濡数等。湿热之邪所致或因湿郁日久化热而引起的常见眼病,包括胞睑病、两眦病、白睛病等。另外,聚星障、混睛障、瞳神紧小等亦常与湿热有关。

(二)健脾化湿法

健脾化湿法是指以辛温燥湿及芳香化湿药为主组成方剂,治疗因脾虚不能运化水湿,湿邪中阻或为痰饮而引起的眼病。眼症可见胞睑浮肿、视物昏渺,视瞻有色,眼前黑影如蚊蝇飞舞,眼底黄斑水肿渗出,全身症状可见倦怠乏力,食少纳差,舌淡苔白,脉濡弱等。

健脾化湿所用药物多为辛温性燥,久用易伤阴耗津,所以除对湿热之邪所致的眼病忌用外,对阴亏津少者亦应慎用。

(三)温阳利湿法

温阳利湿法是指以温阳化气、利水渗湿的药物组成方剂,治疗因阳虚气化失常,水湿停聚引起的眼病。眼症可见胞睑浮肿、视盘水肿、视网膜水肿,黄斑水肿、出血等。全身症状可有小便不利、四肢重痛、肢冷形寒、舌淡苔白或白腻,脉沉等。本法所治的眼病主要是视瞻昏渺、视瞻有色、青盲、云雾移睛等内障眼病。

温阳利湿法较之健脾化湿法所用的药物更温燥,对阴虚血少、津液亏损者尤应慎用。气虚甚则损及阳,脾肾阳虚往往互见,所以温阳利湿法除用健脾益气利水药外,亦要用温肾助阳药。

四、滋阴降火法

滋阴降火法指以甘咸寒凉滋阴药物为主组成方剂,用以滋养阴液,清降虚火,适用于阴液亏损,虚火上炎灼伤目窍者。此类眼病临床表现多起病较缓,症状时轻时重,病程长而易反复发作或有周期加重的特点。眼病可见白睛隐隐红赤,黑睛星翳乍隐乍现,翳陷不敛而少赤痛,瞳神干缺,或有瞳神散大,眼压增高,或视网膜出血,黄斑部水肿等。可伴有全身症状如头晕失眠、两颧潮红、盗汗梦遗、五心烦热、烦躁易怒、耳鸣耳聋、口苦咽干、舌红少苔、脉细数等。

具体应用时,尚须进一步辨证。虚火有心、肺、胃、肝、肾虚火之分,临床上多见肝肾虚火,当根据脏腑辨证,参考五轮所见而立法处方。由于滋阴降火药多具寒凉滋腻之性,故外感诸邪,脾胃虚弱或痰湿内蕴当禁用之。

五、理血法

理血法是用具有止血作用的药物终止眼部出血的治法,适用于各种出血症的早期及反复出血者,如胞睑出血、白睛溢血、血灌瞳神及外伤出血等。出血的原因不同,止血的具体治法也不同,如血热妄行者,宜清热凉血止血,或清肝降火止血;阴虚阳亢者,宜滋阴潜阳止血;虚火伤络者,宜滋阴凉血止血;气虚不摄血者,宜益气摄血;眼外伤者,宜散瘀止血。

(一)止血法

1. 凉血止血法 凉血止血法指由清热药及凉血止血药组方,治疗由于热邪深入营血,迫血妄行而溢于络外的眼病。此类眼部出血常见于天行赤眼、血灌瞳神、出血性暴盲及络阻暴盲等。全身症状可有烦热不安、口干咽燥、舌红、脉数等。

2. 益气止血法 益气止血法指由益气摄血药组方,治疗因气虚不摄、血溢络外的出血性眼病。气虚不摄血的眼病多为眼内出血,其血气较淡,血量较多,持续难止。全身症状可有头晕乏力、少气懒言、面色无华、胃纳不佳,舌淡脉弱等症。

止血之法属急则治标之法,仅用于出血早期,若血已止,无再出血倾向时,当逐渐转用活血祛瘀之法,但对有反复出血倾向者,出血停止后则不宜急于用活血祛瘀法,否则可能引起再度出血。止血之法应注意无留瘀之弊,故本法常用止血药物为主,辅以行气消瘀之药。使用止血法应牢记古人所训:"塞其流者,莫若澄其源。"塞流,即用止血药物制止继续出血;澄源,即是在止血之时,针对出血的原因治疗。止血是治标,澄源才是治本。所以用止血法应结合辨证,辅以清热凉血、益气摄血、滋阴潜阳,甚至活血祛瘀等法;在各种止血方中,均可选用仙鹤草、血余炭、藕节、白茅根、棕榈炭、侧柏炭等以加强止血效果。

（二）活血祛瘀法

活血祛瘀法指以活血祛瘀药为主,适当配伍理气药组成方剂,用以消散瘀滞、通经活络、改善血行、促进眼部瘀血吸收的方法。瘀血引起眼部证候复杂,如胞睑肿硬,红赤紫胀,白睛赤丝虬脉,白睛溢血,黑睛混浊,水肿增厚,或有赤脉伸入,黄仁肿胀或有赤脉盘绕,血灌瞳神,神水混浊,神膏积血;眼底出血日久,眼底有机化物或机化条索,眼底退行性改变,外伤损目或术后出血后期等。除以上见证外,还可有眼部痛剧,持续不止,拒按,痛有定处,舌质有瘀点瘀斑,甚或眼底病后期视力不提高等。总之,无论内、外障眼病,凡有以上见证者,皆可用活血祛瘀法治疗。

凡血瘀之证,多兼气滞,气为血帅,气行则血行,故应用本法时应适当辅以行气之品或走窜之药。因本法具有破瘀作用,不宜久用,以免耗伤正气。气血虚弱及孕妇忌用。对活血祛瘀法应用,必须重视全身情况加减用药。对眼部既有瘀滞,又见气虚者,应慎用活血祛瘀力峻猛的药,必要时配伍补气药同用。若有血虚者,应补血活血祛瘀。若因寒而血瘀者,则当温经散寒,活血祛瘀。如因热而血瘀,须在散瘀之中不忘用清热药。若血瘀日久,眼中见机化成条索或块状等改变者,则应破血散瘀、软坚散结。

六、疏肝理气法

疏肝理气法指用疏肝解郁、调理气机作用的方药,以改善或消除肝气郁滞证候,直接或间接地促使眼部脉络和畅,气血运行有序而达到退赤、消肿、降眼压、明目的目的。本治法广泛适用于因肝气郁结而致气机不调的一切内外障眼病,其中尤以青风内障、绿风内障、视瞻昏渺、暴盲等内障眼病为多。其症状可有目赤胀痛、眉棱骨痛、视蒙甚或视力剧降、瞳神散大、眼压升高等。全身常兼见头晕目眩、胸胁胀闷、嗳气、咽部似有物阻、神疲、烦躁易怒、妇女月经不调,脉弦等。

疏肝理气法为眼科常用治法。肝郁则易化火,所以疏肝理气之中常须酌加清火之品。肝主藏血,肝病常及脾,故有肝木克脾土之说。肝郁常兼血虚或脾气虚弱,所以疏肝理气法常配合健脾养血药使用。肝郁日久,气滞血瘀致眼病缠绵者,则需配伍活血化瘀药应用。疏肝理气法所用药多辛温气燥,故对阴亏者须慎用,并注意药物的配伍。

七、补益法

补益法指用具有补养气血作用的方药,治疗各种原因造成气血虚衰所引起的眼病。益气养血法所治眼病多为慢性内外障眼病而兼有气血不足的全身证候。因气血相依,关系密切,故益气养血常同用,但使用时应根据患者具体情况,辨别是气虚为主,抑或血虚为主,而

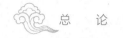

用药有所侧重。

（一）补气法

用于内、外障眼病而表现有头晕目眩、睁眼乏力,常欲闭垂、少气懒言、神疲纳呆、耳鸣自汗、舌淡苔少、脉虚无力等气虚之证者。

（二）补血法

用于血亏衰弱而致的内、外障眼病,表现以失血或久病,面色苍白或萎黄,头晕眼花,不耐久视,心悸失眠,多梦易醒,手足发麻,舌质淡,脉细无力等血虚为主之证者。

（三）气血双补法

用于气血亏虚而致的内外障眼病,表现为气血两虚如少气懒言,乏力自汗,面色苍白或萎黄,心悸失眠,舌淡而嫩,脉细弱等。

因脾为后天之本,气血生化之源,故应用补气养血治法时,应注意调理脾胃。补气养血法用于虚证,如属虚实夹杂,则可攻补兼施或先攻后补,先补后攻,邪气亢盛而无虚证表现者忌用本法。

（四）补益肝肾法

补益肝肾法为临床上常用治法。肝肾不足,内外障眼病均可见之,而以内障眼病更为多见。如流泪症、白涩症、聚星障、瞳神干缺、青风内障、圆翳内障、云雾移睛、视瞻昏渺、青盲、高风内障等见肝肾不足证候者,均可用补益肝肾法。肝肾不足引起的眼病,以肝肾阴虚多见,亦可因肾阳不足而引起。

1. 滋养肝肾法　滋养肝肾法指以补养肝血与滋养肾阴药物为主组成方剂,用于治疗由肝肾阴虚引起的眼病。此类疾病可由先天禀赋不足,年老体衰,肝肾亏虚,或过劳、病久引起,眼部干涩不舒,哭而无泪或冷泪长流,白睛赤脉细小淡红,黑睛边缘陷翳或星点云翳时隐时现,外眼端好而视物昏蒙或夜视不见,晶珠混浊,神膏混浊,视衣络脉变细等。全身症状可有头晕耳鸣,口干咽燥,健忘失眠,盗汗梦遗、腰膝酸软,女子月经不调,舌红苔少,脉细无力等。

2. 温补肾阳法　温补肾阳法指用温补肾阳为主的药物组成方剂,治疗由肾阳不足引起的眼病。其眼部症状有目无光彩、视物昏花、视物变形、视物异色、夜盲,眼底可见视网膜水肿及渗出物久不消退等,全身症状可有面色淡白、形寒肢冷、腰酸耳鸣、夜间多尿、阳痿、早泄、舌淡脉弱等。

八、软坚散结法

软坚散结法以祛痰软坚散结作用的方药治疗各种内、外障眼病中出现痰湿互结、气血瘀滞的证候。若见胞睑肿核,白睛结节隆起,眼底视盘、视网膜、黄斑区水肿渗出、眼内机化条膜形成等,均可用本法消散之。辨证时要注意,这类内外障眼病往往兼见胸闷多痰、心悸失眠、脉弦滑等全身症状。

九、退翳明目法

退翳明目法仅适用于黑睛生翳者,为眼科独特的治疗方法,指用具有退翳作用的内服药物,消除或减轻黑睛翳障的方法。黑睛生翳主要因聚星障、凝脂翳、混睛障等而致,亦有因椒疮、火疳等变症而成。

运用退翳明目之法,须注意邪气的盛衰和兼证之有无。如病初起,星翳点点,赤痛羞明,流泪较甚,为邪气正盛,当以祛邪为主,治以疏风清热以退翳;星翳极期,或凝脂翳,或陷翳深大,红肿热痛,为火热炽盛,当急以清热泻火以退翳。待赤痛生翳诸症稳定或开始消退时,则应配合运用退翳之品。如阴液已伤,则配合养阴清热药物。病至后期,赤痛羞明诸症已除,遗留翳膜者,则以退翳为主,兼顾扶正,酌加益气养血、补养肝肾药,或配合使用活血祛瘀药以图祛瘀生新。黑睛翳障之极期,热毒炽盛,此时虽可用清热泻火药,但不宜太过。如过用寒凉,可致正伤邪留,邪气冰伏,气血凝滞,翳不易退。退翳之法,贵在及时,若翳已陈旧为宿翳光滑瓷白者,为气血已定,用药难消散。

第二节　眼科常用外治法

眼科外治法是运用具有祛风、清热、除湿、活血通络、祛瘀散结及退翳明目等各种不同作用的药物和手术治法,从外部直接施治的方法。由于眼科的特殊性,中医眼科自古即重视外治法。外治法在眼科应用甚广,特别在外障眼病的治疗中占重要地位,有的眼病甚至单独采用外治法即可收效。现代中医不仅继承了点、敷、熏洗等传统的外治方法,而且吸收了现代医学知识,有所改进、发展。

一、传统外治法

手术治疗为中医眼科外治法之一,古称手法。历代中医眼科医家都认识到,不少眼病如椒疮颗粒、倒睫拳毛、目疡脓成、眼生赘疣、顽固而进展的胬肉攀睛、圆翳内障的翳定障老之时等,仅凭内服药物和一般外治方法不能奏效,必须配合手术治疗。因此古代医家利用钩、割、镰、烙、针等器械进行手术医治,《目经大成》记载"原夫钩、割、针、烙之术,仿黄帝九针所作,闻自汉华元化先生得来",这些手术方法及器械受历史条件所限,虽未能尽善尽美,但在千余年前就能应用,却是难能可贵的。现代中医眼科在继承整理古代手术的基础上,吸收了西医的消毒、麻醉及一些手术操作和器械的长处,对某些传统手术进行了积极改进,有所发展。中医眼科眼科传统外治法见表6-1。

表6-1　中医眼科传统外治法

外治法		手法技巧	临床应用
钩割法		用钩钩起眼部须割除的病变组织,用刀或铍针割除之	主要用于切除胬肉攀睛,及其他眼表面的赘生物、睥肉粘轮等
镰洗法		用锋针或表面粗糙之器物轻刺或轻刮患部,然后用水冲洗的治法	具有祛瘀消滞、散邪泄毒、疏通气血的作用,用于胞睑内有瘀积或粗糙颗粒的疾患,如椒疮、粟疮等
熨烙法		将特制的烙器或火针加热至适当温度并熨烙患部	常用于钩割或镰洗后,其目的在于预防胬肉攀睛、赘生物术后的复发,并有止血作用;睑弦赤烂日久难愈者,亦可用熨烙法
针法	三棱针法	即锋针,主要用于刺刮患部及刺穴放血	主要适用于赤热肿痛的实证外障眼病,其使用方法见于镰洗法
	铍针法	铍针如剑锋,两面有刃,可刺亦可割,其使用方法见于镰洗法	用于切除胬肉及其他眼部赘生物,并可用于穿刺切开排脓,或用于剔除白睛或黑睛的异物
	针拨内障法	《外台秘要》即有记载,至《目经大成》把八个步骤予以命名:审机、点睛、射覆、探骊、扰海、卷帘、园镜、完璧	用于圆翳内障的翳定障老之时,现代中医眼科在此基础上,吸收西医同类手术的优点,创立了白内障针拨术及白内障针拨套出术

二、临床常用外治法

外治法是按辨证需要,直接将所需的药物点入眼局部,使药力直达病所,用以达到消肿痛、退红赤、去眵泪、止痒涩、除翳膜、放大或缩小瞳孔的目的,本法适用于一切外障及部分内障眼疾。

（一）点眼药法

本法是中医眼科最常用外治法之一。本法是按辨证需要,直接将所需的药物点入眼局部,使药力直达病所,用以达到消肿痛、退红赤、去眵泪、止痒涩、除翳膜、放大或缩小瞳孔的目的。本法适用于一切外障及部分内障眼疾。凡胞睑生疮溃烂、椒疮、粟疮、白睛红赤、肿痒、赤丝粗虬、生膜、黑睛生翳溃烂、瞳神紧小、瞳神干缺、绿风内障、青风内障以及圆翳内障未成熟等,都可使用点眼药法。用药必须严格掌握药物的适应证、用法与用量。点药方法有点眼药粉法、滴眼药水法及涂眼药膏法三种。

1. 点眼药粉法　为传统的中医点眼法中应用最多,其历史悠久、疗效可靠。点药应依处方制成干燥而细腻的粉末。点药时,医生先以左手把上眼睑轻轻揭起,右手持已消毒的眼科专用的两端钝圆的小玻璃棒,用凉开水或生理盐水蘸湿,再蘸药物约半粒到一粒芝麻大小,将药粉点入穹窿部,或直接点入大眦角泪堂处,点毕,令患者闭目约5分钟,方可睁眼,或患者以手按鱼尾穴数次,以助气血流行。轻症每天3次,重症适当增加。如系胞睑病,可直接将药粉撒布或涂抹患处。或可将药粉掺入眼药水中(10ml眼药水掺入约0.15g眼药粉),制成混悬液,点时先摇匀,用法如滴眼药水法。这样较容易掌握用量。点药时患者应处在避风的地方,取坐或仰卧位。每次用药不可太多,以减轻刺激。初次点药,量更宜少,以使患者逐步适应。玻璃棒有棱尖者不可用,以免误伤眼珠。点药时玻璃棒头不要触及黑睛,尤其黑睛有新翳时更宜慎重。

2. 滴眼药水法　是当今治疗目疾最常用,使用简单、疗效可靠,患者最易接受,适用于内、外障眼病,尤以急性眼病最适用。滴药时,取坐或卧位,头微仰偏向患眼侧令患者双目上视,医生用左手轻轻向下拉开下睑,右手持滴管或瓶,将药水滴入大眦角或白睛下方1~2滴。然后将上睑提起,同时放松下睑,使药液充分均匀地分布眼内。轻轻闭目数分钟,一般每日滴4~8次,遇急重眼病,次数可增加,如每小时或半小时滴一次。滴药前要细心核对眼药药名与眼别。滴管及药瓶的头部不要触及睫毛及皮肤,以免污染。滴有明显毒副作用的药液(如毒扁豆碱或阿托品),则滴后须用手指压迫泪囊部(睛明穴下方)数分钟,以防药液通过泪道及鼻腔黏膜吸收引起全身中毒(图6-1)。

3. 涂眼膏法　将所需方药精制成粉末、浓汁或提炼后,加油脂或白蜜等赋形剂,制成膏剂,现多用软管封装或小盒散装。本法适用于胞睑湿烂痒疼,及白睛、黑睛疾患如风热眼、椒疮、粟疮、凝脂翳、绿风内障等。胞睑疾患可单独用眼药膏抹,黑睛、白睛疾患可按病情需要采用白天滴眼药水、睡前涂眼膏的方法。使用时,用消毒的玻璃棒蘸药膏少许,点于白睛与下胞睑间之穹窿部,嘱患者闭眼,将玻璃棒横向徐徐自眦角方向抽出。当抽出玻璃棒时,切勿于黑睛表面擦过,以防擦伤黑睛。现一般用软管药膏,使用时轻轻向下牵拉患眼下胞睑,将药膏挤出少许置于下穹窿部,再轻轻向上向外提拉下胞睑,然后令患者闭目;或再用棉球轻按揉胞睑2~3分钟即可。如果患处在胞睑,可直接将药膏涂于患处。涂眼药膏法一般每日3次,或临睡前用1次(图6-2)。

（二）熏洗法

本法包括熏法与洗法,熏法是利用药液煮沸后的热气蒸腾上熏眼部;洗法是将煎剂滤清后淋洗患眼,一般多是先熏后洗,合称熏洗法。熏洗法除利用药液的温热,使眼部气血流畅、疏邪导滞外,尚通过药物直接作用于眼,以祛邪解毒,疏通经络,调和气血,退红消肿,定痛止痒收泪。本法适用于外障急症,如睑弦赤烂、风赤疮痍、椒疮、粟疮、白睛疾患、黑睛疾患等。以胞睑红肿、白睛红赤、羞明涩痛、眵泪胶黏最为适宜。临床上可根据不同病情选择药物煎

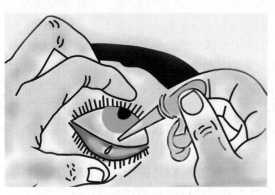

图6-1　滴眼药水法

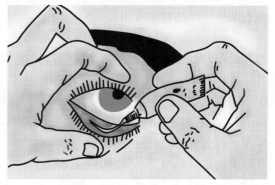

图6-2　涂眼膏法

成药汁,也可将内服药渣再煎而作熏洗用。使用时趁热将药液倒入容器内,患者俯首面对热气熏眼,眼与药液距离以能耐受为度,熏时最好用布巾将头及盛药器一并蒙盖,使热气集中,保持较久。如所患为胞睑疾患,闭目熏蒸即可;如属眼珠上的疾患,嘱睁眼熏蒸,并频频瞬目,使药力均匀抵达病所。熏法亦可利用内服药液进行,就是待内服药煎好后,乘蒸气充足,趁热进行熏眼,待药液变温后则可口服。洗眼时将煎好的滤净药液置一器皿内,用消毒纱布或棉球渍水,不断淋洗眼部,此外亦可选用适合眼窝缘的玻璃洗眼杯进行眼浴,就是用洗眼杯盛洗眼药液半杯,先俯首,使洗眼杯缘与眼窝缘紧紧靠贴,然后仰首,并张眼瞬目,进行洗涤。洗眼的药液亦可用内服药的中药渣再煎水来使用,眼浴可每日进行3次,每次约20分钟。熏洗法注意温度不可过高。洗眼液可用手试温度,以不烫手为宜,但如痒甚者温度可稍高。熏洗法温度也不可过冷以免失去治疗作用。洗剂必须过滤后用,以免药渣入眼,同时一切器皿、纱布、棉球及手指必须消毒,尤其是黑睛有陷翳者,用洗法时更须慎重。眼部有新鲜出血或患有恶疮者忌用本法。

（三）敷法

敷法适用于外障眼疾及瞳神紧小、外伤眼疾、血灌瞳神等症。敷法分药物敷与非药物敷两类。

1. 药物敷　药物敷是选用具有清热凉血、舒筋活络、散瘀定痛、化痰软坚、收敛除湿、祛风止痒等各种不同作用的药物,制成药末,涂抹或贴敷于胞睑及其周围皮肤上的方法。适用于针眼、漏睛疮、暴风客热、天行赤眼、外伤损目、瘀血肿痛等。此法又分成以下三种方法:

（1）药液敷:按病情需要选用药煎好药液,用纱布蘸药液敷患处。

（2）布包敷:选用新鲜药物如鲜生地黄、芙蓉叶、蒲公英、野菊花、生南星、生大黄、鱼腥草等洗净后捣烂,用布包敷胞睑、患处或太阳穴等。亦可加热后再用布包敷。

（3）调糊敷:将所需方药精制成末,用时以水或茶水、蜂蜜、蛋清、姜汁、醋、麻油、蛋黄油等调成糊状,敷于胞睑或太阳穴、额部等处。亦可用蓖麻子、巴豆等药捣烂敷涌泉穴,以减轻眼部红赤,其主要作用是引热外透下行。

药物敷贴时,勿使药液、药渣掉入眼内,以免引起刺激,甚或损伤眼珠,对有毒药物如天南星等尤应注意。对新鲜外伤创口不宜用药敷。对已破溃之疮口,勿使药堵塞破溃口,以利排脓。如用干药粉调成糊状敷眼,则需干了再涂,以保持局部湿润为度。如为新鲜药物则以无变质、洁净为要。

2. 非药物敷　非药物敷分热敷及冷敷两种。

（1）热敷:气血得热则宣通流畅,热敷可疏通经络、行气活血,以助消肿定痛、退赤消瘀,并可促使脓成穿破,可用于眼病有目赤肿痛证候者,如针眼、黑睛生翳、瞳神紧小症。亦可用

笔记栏

于眼外伤超过 24 小时的胞睑赤紫肿痛及较陈旧的白睛溢血、血灌瞳神等。一般分湿热及干热敷两种。湿热敷较常用。

1）湿热敷：胞睑及眼眶周围待热敷部位，先用凡士林或消炎眼膏涂抹上薄薄的一层，嘱患者闭眼，用单层纱布盖于其上，把特制的棉垫或毛巾或纱布数层重叠，先置于沸水煮沸约 5 分钟，再用镊子将其夹起拧干，摊开置于患处，时时更换以保持湿热，每次约 20 分钟，每日 3 次。敷毕用软布抹于皮肤。

2）干热敷法：用热水袋或玻璃瓶装上热水，外包毛巾，置于胞睑之上即可，本法优点是作用较持久，可减少更换的次数。

无论是湿热或干热敷，均应注意湿度适中，以能耐受为度，以免烫伤皮肤，热敷垫或包裹用的毛巾应煮沸消毒，以免交叉感染。如热敷后红肿蔓延增剧应停用，脓肿已成或新出血的眼病，忌用本法。

（2）冷敷：冷敷可散热、凉血、止血、缓痛、减轻赤肿，适用于热毒壅盛，红肿灼热、疼痛难忍及适用于胞睑、眼眶处外伤 24 小时以内的皮下出血肿胀而无破损者。使用时通常用重叠之毛巾、纱布、浸于冰水或新汲的井水中，然后拧干后敷于眼部，或采用冰块置于橡皮袋内，再贴敷于患处。较之热敷法本法少用。本法可使气滞血凝，仅为急则治标之法。故不可长期使用。用于皮下出血在一日之内者，此法可收到辅助止血的功效，一日后应改为热敷法，以活血散瘀肿。凡皮肤有破损者，勿用此法。

（四）冲洗法

在历代有关中医眼科医籍中，均记载有用药汁、盐水、清水等冲洗眼部的方法。现代采用结膜囊冲洗及泪道冲洗法两种。

1. 结膜囊冲洗法　是用水或药液直接冲洗眼部结膜囊的方法。目的有二，其一是用以冲洗结膜囊的异物、分泌物及清洁消毒用，适用于结膜异物、外障眼疾之分泌物多者，及内、外眼手术前消毒，其二是用于眼部化学伤，用以消除及中和化学物质。冲洗时，用盛有药液的洗眼壶或吊瓶与胶管相连的装置进行。如患者取坐位，则令头稍向后仰，将受水器紧贴面颊部颧骨突的下方。如取仰卧位，则头稍偏患侧，将受水器紧贴耳前皮肤，并于外耳道塞一棉球，以防冲洗液流入耳内。操作者左手拇、食指轻轻分开患眼上下胞睑，右手持盛装药液之洗眼壶或吊瓶冲洗头，距眼 2~3cm，先冲洗眼外及睑缘，再冲洗结膜囊。冲洗时嘱患者睁眼并转动眼球，以扩大冲洗范围。眼眵较多，内眼术前冲洗或结膜囊有异物时，应翻转上、下胞睑，暴露睑结膜及穹窿部，彻底冲洗。冲洗毕，用消毒纱布擦干眼周皮肤，然后除去受水器。

冲洗时洗眼壶位置应适中，太高易使水液四溅；太低则壶嘴接触睫毛造成污染。受水器应与皮肤紧贴，以免冲洗液外流。冲洗时避免直接冲于角膜上，动作应稳、准、轻、不可压迫眼球，尤其对角膜溃疡更应注意，以免角膜穿孔。对角膜溃疡有大量分泌物，冲洗时，须加用抗生素药液轻轻冲洗。如一眼患传染病需冲洗双眼时，应先健眼，再患眼，并注意勿使污染液溅入健眼。如遇化学烧伤时，应反复冲洗结膜囊，直至结膜囊内液体用试纸证为中性时止，小儿冲洗时，采用卧位，固定头部再冲洗。冬季冲洗时，冲洗液应适当加温，与体温相近方可。传染性眼病患者使用过的用具，应严格消毒后再用，操作者亦应消毒双手后再进行另一次操作。对不合作者或需反复冲洗者，可在冲洗前于结膜囊内点 0.5% 丁卡因溶液 2~3 次进行表面麻醉，以减少冲洗时的不适。常用冲洗液有生理盐水、2%~4% 硼酸溶液、1%~3% 碳酸氢钠溶液、0.37% 依地酸钠溶液等，或按病情需要而配制。

2. 泪道冲洗法　泪道冲洗是用具有治疗或清洁泪道作用的药液注入泪道，以达到探测和治疗泪道疾病的目的；同时也是作为内眼手术前的常规准备。冲洗泪道时要点如下：

（1）患者取仰卧位或坐位，用奥布卡因滴眼液表面麻醉以及消毒小棉签蘸麻药放于上、下泪小点之间，令患者闭目2~3分钟。

（2）操作者右手持吸有冲洗液的顿针头注射器，左手拉开下眼睑，针头垂直插入下泪点深约2mm，然后向内转90度成水平位，沿泪小管缓慢向鼻侧推进，待进针3~5mm时缓慢注入冲洗液。

（3）冲洗液全部流入鼻咽部为泪道通畅；若针头碰到骨壁，冲洗液完全反流则为鼻泪管阻塞，针头未能碰到骨壁而冲洗液反流则提示泪小管或泪总管阻塞，部分反流则提示泪管狭窄（图5-2）。

（五）注射法

是现代常用的外治方法，包括结膜下注射及球后注射两种。

1. 球结膜下注射法 多用于治疗黑睛深层病变及其他眼内病变，起到一般滴剂较难达到的目的，或用作手术局部麻醉。注射前先冲洗结膜囊及作奥布卡因表面麻醉。注射时，嘱患者头部固定勿动，双眼向上方注视，操作者用一手的拇指或食指牵开下睑，充分暴露下方的球结膜，另一手持装有药液的注射器，将注射头针孔向上，在近穹窿部位刺入球结膜。若为散瞳药物，应尽量靠近角膜缘进针。针头方向与眼球成10°~15°（切忌垂直），以防刺穿眼球，同时要避开血管，然后缓缓注入药液。如需在上方注射，则嘱患者向下注视，操作者用手指牵开上睑后进行球结膜下注射。注射后闭目2~3分钟，再涂入消炎眼膏后包眼。球结膜下注射可反复进行，但注射部位最好常更换，以免造成粘连。若患眼分泌物较多，不可用此法（图6-3）。

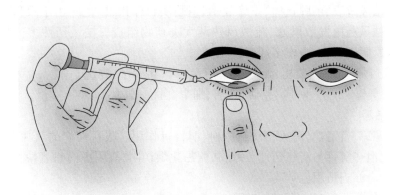

图6-3 球结膜下注射法

2. 球后注射法 本法多用于治疗眼底病变，或内眼手术麻醉。注射前常规消毒患眼下睑及近下睑的眶缘皮肤，嘱患者眼球向鼻上方注视固定，在眶下缘的外中1/3交界处，将装有药液的注射器，用球后注射针头（或长3.5~4.5cm的口腔科5号针头）垂直刺入皮肤1~1.5cm深，然后将针尖微倾约45°斜向鼻上方，向眶尖方向缓缓推进，深2.5~3.0cm，针尖恰好在肌锥内，抽吸无回血，则缓缓注入药液。一般注射量为1.5~2.5ml。出针后稍压针孔，并轻轻按摩眼球，促进药液迅速扩散。针刺部位亦有不从皮肤面而从外下方穹窿部进针，方法同上。针后患者一般会感眼胀，过数小时会慢慢消失，不须处理。如患者诉眼胀如脱，并发现患眼渐突出，转动受限，乃因损伤及眶内血管而引起球后出血所致，应迅速加压包扎患眼1~2天，并服止血药，一般在1~2周内出血可自行吸收（图6-4）。

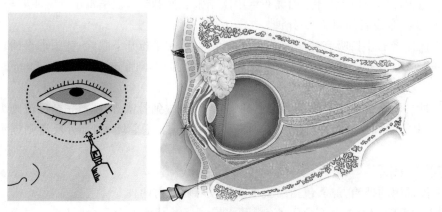

图6-4　球后注射法

第三节　眼科常用中药

中药种类繁多,包括植物、动物和矿物等类药物。本节仅重点介绍眼科的常用内服及外用药物。

一、眼科常用内服中药

(一)祛风药

祛风药有祛风解表、消肿止痛、止痒收泪、退翳明目作用,广泛应用于眼科,尤多用于外障眼病早期。祛风药由发散风寒、疏散风热两大类药物组成。祛风药性多辛散,易伤津耗阳,故阳盛火升、阴虚血少、表虚多汗者慎用。

1. 疏散风热药　薄荷、柴胡、菊花、蔓荆子、桑叶、牛蒡子、蝉蜕。

2. 疏散风寒药　荆芥、防风、羌活、独活、细辛、白芷、藁本。

(二)清热药

清热药性寒凉,有清热、泻火、解毒、凉血、明目等作用。眼科疾病的气血分实热及脏腑实热证,常用之泄热解毒。清热药性苦寒,久服易化燥伤阴,故阴虚内热者慎用;又苦寒易伤胃气,脾胃虚弱者亦当慎用。

1. 清热泻火药　淡竹叶、石膏、知母、栀子、夏枯草、青葙子、决明子、夜明砂。

2. 清热解毒药　金银花、蒲公英、紫花地丁、连翘、板蓝根、鱼腥草。

3. 清热凉血药　生地黄、牡丹皮、赤芍、地骨皮、玄参。

4. 清热除湿药　黄芩、黄连、黄柏、龙胆草、苦参。

5. 通腑泄热药　大黄、芒硝。

(三)祛湿药

祛湿药能收湿敛疮、退肿去翳明目,因此在内外障眼病均应用广泛。常用的祛湿药有芳香化湿、利水渗湿两类。芳香化湿能助脾健运、芳香辟秽;利水渗湿能畅利小便、渗泄水湿。但阴虚血少或津液已伤者慎用祛湿药。

1. 芳香化湿药　藿香、佩兰、苍术、白豆蔻。

2. 利水渗湿药　茯苓、薏苡仁、车前子、白鲜皮、泽泻。

(四)理血药

理血药能调理血分的疾病,以制止出血、疏通血脉或消散血瘀为主要作用。血分疾病有血虚、血热、血溢、血瘀,血虚宜补血,血热宜凉血,血溢宜止血,血瘀宜活血。补血药在补益药中介绍,凉血药已在清热凉血药中介绍。在此仅介绍止血药和活血化瘀药。止血药适用于出血性眼病,应按出血的原因和性质的不同,分别选择凉血止血、收敛止血和祛瘀止血。活血化瘀药适用于气滞血瘀所致的眼病,常与行气药配伍使用。

1. 止血药　仙鹤草、白及、侧柏叶、墨旱莲、白茅根、三七。

2. 活血化瘀药　川芎、丹参、桃仁、红花、泽兰、郁金、茺蔚子。

（五）疏肝理气药

凡因气机失调所致的眼病,均须理气药治疗。本条仅介绍行气药,常用的行气药有疏肝理气、行气导滞的作用。理气药多芳香性温,味辛苦,善于行散,但易耗气伤阴,故阴虚气虚宜慎用。

常用疏肝理气药有柴胡、香附、枳壳、陈皮、木香、厚朴。

（六）补益药

补益药能滋补人体气血阴阳的不足,起到补虚扶弱、消除衰弱证候的作用。眼病之虚者,多属气血不足或肝肾亏损,故补益药中以益气养血及补益肝肾较为常用。对于实邪未尽者不宜使用。

1. 补气药　人参、党参、黄芪、白术、山药。

2. 补血药　当归、白芍、熟地黄、枸杞子。

3. 补益肝肾药　菟丝子、沙苑蒺藜、楮实子、女贞子、山茱萸、石斛。

（七）软坚散结药

许多化痰药具有软坚散结作用,凡由气血凝滞或痰瘀互结而致的胞睑、白睛、黑睛及眼底病变,均可配伍选用之。

常用软坚散结药有半夏、浙贝母、鳖甲、昆布、海藻。

（八）退翳药

退翳药多有疏风散热、清泄肝火、退翳明目的作用。黑睛翳障有新翳、宿翳之分,退翳药配入清热、祛风药中用治新翳;配入益气、养阴、清肝药用治宿翳。翳障日久,用药难退。

常用退翳药有秦皮、木贼、密蒙花、谷精草、蝉蜕。

二、眼科常用外用中药

涉及眼科外用的药物有 300 余味,来源于动物、植物和矿物。具有开窍发散、清热泻火、退翳明目、收湿敛疮、攻毒化腐、消翳化膜、理气定痛和滋补润燥的功能。外用可单味使用,但多与其他药配伍,制成水、膏、散、锭、膜等制剂,以点、洗、涂眼。眼科外用药须严格按《中华人民共和国药典》制剂规定使用,以策安全。

1. 开窍发散　如麝香、冰片,药性辛散走窜,有活血散瘀、消肿止痛、退翳明目、退赤止痒作用。

2. 清热泻火药　如牛黄、熊胆、玄明粉、西瓜霜、青黛等,有清热泻火、解毒凉血功能。

3. 退翳明目药　如石决明、珍珠、秦皮、木贼、密蒙花、蛇蜕、乌贼骨等,能疏散风热、清肝明目。

4. 收湿敛疮药　如炉甘石、白矾、铜绿等,有收湿敛疮、收泪止痒之功。

5. 理血止痛药　如乳香、没药、血竭、花蕊石、三七等,能活血散瘀、止痛。

6. 滋补润燥药　如蜂蜜、鸡子黄油等,有甘温和中、养血生肌的功效。

第四节　眼科常用针灸穴位

针灸疗法实用有效,无毒副作用,是眼科临床应用十分广泛的治疗手段之一,对许多眼病疗效佳,见效快;一些疑难眼病使用针灸疗法常可获得意想不到的效果。近年诸多研究证实,针刺可以显著改善眼部各组织的血液循环状况,并有调节眼肌功能、促进泪液分泌、调节眼压、增强视神经视网膜功能、保护高眼压状态下的视功能、提高眼病患者的视力、止痛等作用。

"五脏六腑之精气皆上注于目","诸脉者皆属于目",故针刺治疗眼病时取穴应根据眼病诊断和辨证结果,采取"辨证取穴"与眼局部取穴相结合的原则。在眶周穴位针刺操作时一定要认穴准确,手法轻巧熟练,一般不施捻转提插手法;出针时要按压针孔数分钟以防出血。一旦出现皮下或眶内出血,应冷敷后加压包扎。因眼涵神水神膏,精血充盈,体阴用阳,易为热邪所伤,故古人有眼部禁灸之说;且如在眼周施灸,操作不慎极易伤眼,所以如非必须,眼周不宜施灸。

1. 眼周及面部穴

承泣:主治目赤肿痛、流泪、夜盲、青盲、口眼歪斜、眼睑眴动及诸多内障。不宜捻转提插。

睛明:主治迎风流泪,目眦痒痛,目赤肿痛,目生翳障,胬肉攀睛,能近怯远、夜盲、色盲、小儿雀目疳眼及诸多内障。不宜捻转提插。

上睛明:在睛明穴上数分(0.2寸),主治基本同睛明。此穴疼痛及出血倾向较睛明为轻,故可代替或与睛明穴交替使用。不宜捻转提插。

攒竹:主治眉棱骨痛跳、上胞下垂、迎风流泪、白睛红赤、眼珠疼痛、视物模糊、能近怯远等。

鱼腰:主治眉棱骨痛、眼睑眴动下垂、目珠偏斜、口眼歪斜、目赤肿痛、黑睛星翳等。

球后:主治高风内障、青盲、视瞻昏渺等内障眼病,不宜捻转提插。

阳白:主治胞睑振跳、上睑下垂、开睑无力,目外眦痛,多眵、雀目等。

丝竹空:主治眼睑眴动、倒睫、目眩头痛、视物昏花。

四白:主治目赤痒痛、流泪、黑睛生翳,以及口眼㖞斜、眼睑眴动、头痛目眩、能近怯远、视物无力等。

瞳子髎:主治目赤、目痛、目痒、迎风流泪、多眵、目生翳膜、青盲、远视不明等。

太阳:主治风牵斜视、口眼㖞斜、目赤肿痛、目眩目涩、青盲、夜盲等诸多内外障眼病。

颧髎:主治口眼㖞斜、胞睑振跳、迎风流泪等。

迎香:主治口眼㖞斜、白睛红赤、怕日羞明、鼻塞流泪。

听会:主治口眼㖞斜、目眩泪出、目视不明。

2. 躯干四肢部穴位

翳风:主治口眼㖞斜、赤白翳膜、畏光流泪、头痛目眩、目昏视渺、视一为二及诸多内障。

完骨:主治目泣泪出、目视不明及诸多内障眼病,本穴可与风池穴交替应用。

天牖:主治目视不明、视一为二、青风内障、暴盲等。

头临泣:主治头眼疼痛、目赤多眵、流冷泪等。

目窗:主治外眦赤痛、目生白翳、青盲、远视不明等。

风池:主治头痛目眩、流泪、目内眦痛、目珠斜视、上睑下垂、视一为二、视物变形变色、暴盲、青盲、夜盲、圆翳内障、视物昏花、绿风内障、青风内障等诸多疾患。

曲鬓：主治目外眦痛、目赤肿痛。

风府：主治头眼疼痛、目赤肿痛、黑睛星翳、视一为二。

百会：在后发际正中直上7寸。平刺0.5~0.8寸。主治头痛、目暴赤肿、涩痛难开及各种内障视力下降者。

上星：在前发际正中直上1寸。平刺0.5~0.8寸，可灸。主治迎风流泪、目赤肿痛、视物昏蒙。

神庭：主治头痛目眩、目赤肿痛、黑睛生翳、羞明流泪、小儿雀目。

四神聪：在百会穴前后左右各旁开1寸。平刺0.5~0.8寸。主治脑瘫失明、眼睑抽搐。

翳明：主治圆翳内障初起、高风内障、青盲、暴盲、近视、远视、视一为二。

二间：主治目昏不见、口眼㖞斜、睑缘赤烂、羞明畏光。

合谷：主治偏正头风、口眼㖞斜，迎风流泪、暴赤肿痛、眼生翳膜、小儿雀目、诸多内外障眼病。

曲池：在屈肘横纹桡侧端凹陷处。直刺0.8~1寸，可灸。主治目赤肿痛、视物昏花。

臂臑：主治青盲、目涩不适、外障生翳。

神门：主治头晕目眩、失眠、视物昏花、视无为有、电光夜照诸症。

天柱：主治目赤肿痛、视一为二及诸多内障，本穴可与风池穴交替应用。不可向上方深刺，以免伤及延髓。

内关：主治神光自现、目视不明、云雾移睛、偏头痛、目偏视、青风内障、绿风内障等。

外关：主治迎风冷泪、风弦赤烂、暴赤肿痛、能近祛远、目生翳膜、隐涩难开、视一为二等。

膈俞：主治高风内障及各类慢性内障眼病。

肝俞：主治目赤生翳、眦赤痛痒、泪出多眵、目睛上视、雀目、视物昏暗及诸多内障眼病。

肾俞：主治目昏头眩、视物昏蒙、青盲、能近祛远、能远祛近、色盲及诸多内障眼病。

足三里：主治胞轮振跳、上睑下垂、视物无力、视一为二、眼睑眴、青盲等诸多内障眼病。

三阴交：主治肝、脾、肾三阴不足、上胞睑启举乏力、视物昏蒙及多种内障眼疾。

申脉：主治口眼㖞斜、目内眦痒痛、目赤肿痛、目偏视。

太溪：主治视物昏蒙、目干涩。

光明：主治目痒目痛、目生翳膜、高风雀目、青盲及各类内障。

阳辅：主治外眦赤痛、偏侧头目痛、畏光流泪。

丘墟：主治目赤肿痛、目生翳膜、目视不明。

大敦：主治暴盲、眼内血证、绿风内障等。

行间：主治流泪羞明、目暝不欲视、口眼㖞斜、肝虚雀目、青盲等。

太冲：主治口眼㖞斜、目赤肿痛、目翳等。

关元：主治各类虚性内障、视物昏花、目干涩、高风内障等。灸之具有眼部保健作用。

气海：主治气虚视物昏花诸证。

命门：主治视瞻昏渺、高风内障、青盲、雀目、目睛直视等。

大椎：主治眼睑抽搐、胞轮振跳、目赤流泪、风赤疮痍、青盲、诸风内障、视瞻昏渺、劳伤虚损目昏等。

3. 头皮针 是针灸疗法与现代医学关于大脑皮质层功能定位理论相结合的治疗方法。

针刺部位为视区，在枕外粗隆突水平线上，旁开枕外粗隆1cm，向上引平行于前后正中线之4cm的带状区域。主治视神经萎缩，视网膜色素变性、癔症性黑矇、中枢性视觉损害等。

操作方法：坐或侧卧位，常规消毒，以(0.25~0.3)mm×(40~60)mm针灸针平刺进针，勿刺至骨膜。达到该深度后快速捻转，不做提插。使有明显麻胀痛针感后，留针15~30分钟，其间再捻转 2 次。起针后用棉球压迫针眼数分钟,以防出血。

4. **耳针**　是在耳郭穴位或病理性压痛点用毫针或环针进行针刺,或以子实类物质按压刺激以治疗眼病的方法。常用耳穴有耳尖、肝、心、目 1、目 2、肾上腺、眼穴。可治疗针眼、迎风流泪、瞳神紧小、风热眼、天行赤眼、绿风内障、清风内障、视瞻昏渺、高风内障、近视等。方法操作方便,治疗范围较广,并对疾病的诊断也有一定的参考意义。

5. **揿针**　是可持续埋藏于穴位部皮内或皮下的针灸,是传统针刺的发展延伸,是将中医腧穴理论和皮部理论相结合的治疗方法。揿针外观呈图钉型,其尾部与针身垂直,针身精细(直径 0.2mm,长度 0.3~1.5mm),一般根据不同的治疗部位选择不同针体,属于针灸中的浅刺法,将其刺入皮下并固定在相应穴位。对近视、干眼、电光性眼炎、睑腺炎及术后疼痛等眼病有良好的临床效果。

6. **穴位注射**　是用药液进行穴位注射以治疗多种眼病的方法,用于治疗高风内障、青盲等眼病,常用穴位如太阳穴、肝俞、肾俞、足三里等,常用注射液有丹参注射液、复方樟柳碱、维生素 B_{12} 等。

ER-6-1

穴位注射

操作方法:常规消毒穴位皮肤,医者手持盛有药液的注射器,用 6 号注射针头从穴位皮肤斜刺而入,于皮下注入约 0.5ml 药液,局部皮肤稍有隆起。一般可隔日注射 1 次,或视病情而定。

7. **穴位推拿**　是以推拿手法作用于眼周相关穴位或机体部位以治疗眼病、缓解眼部不适或进行眼睛保健的方法。常用于治疗眼部气滞血瘀所导致的各种病症,并适宜缓解眼部疲劳,亦可用于明目保健。常用的手法有一指禅推法、点法、抹法、揉法、拿法等,推拿常用穴位、部位有:①眼区穴位,如攒竹、太阳、四白、阳白、瞳子髎等;②其他具有治疗眼病作用的穴位,如风池、合谷、内关、外关、手三里、足三里、光明、三阴交、肝俞、肾俞等;③相关部位,如眶周、颈项部、额部、背部等。手法有点、按、拨、揉、捏、提、推等,应根据施术部位及不同眼病选择。

推拿疗法亦可与药物作用相结合。如《审视瑶函》记载有"摩顶膏",即是以药物熬制成膏涂于头顶再加以按摩的方法。《秘传眼科龙术论》也记载有点眼药后按摩鱼尾穴的方法。

第五节　激光在眼科的临床应用

随着激光技术的迅速发展和新型激光器的不断问世,激光在眼科的应用也越来越广泛和普及。眼球是一光学系统,不同激光种类(主要是不同的波长和功率),可以通过或被阻挡(吸收)于不同眼组织,因此形成特定波长的激光可以被应用于特定眼组织的治疗,分别发挥光热效应、光电离效应、光化学效应。①激光光热效应使组织局部升温,蛋白质变性凝固,主要用于治疗眼底病;②光电离效应,激光瞬间照射组织后,释放巨大能量,使组织电离、裂解,从而达到切割组织的目的,主要用于眼前段疾病的治疗,如 YAG 激光虹膜切除、飞秒激光制作角膜瓣和基质透镜;③光化学效应,激光照射后,组织分子键被打断,从而达到组织消融的目的,如准分子激光角膜屈光手术。

一、激光在角膜手术中的临床应用

准分子激光(excimer laser)中应用于眼科的主要为氟化氩(ArF)激光,其输出波长193nm 的远紫外光。它发挥激光的光化学效应,能精确去除角膜组织,改变角膜曲率,减弱或增强屈光力,从而矫正近视、远视或散光。

飞秒激光(femtosecond Laser)是一种以脉冲形式工作的激光,脉冲持续时间只有几飞秒,具有非常高的瞬时功率,很强的聚焦性,发挥激光的光电离效应,实现组织的精准切割。目前,飞秒激光技术在医学上已应用于许多领域。在眼科方面主要用于角膜屈光手术、角膜移植、飞秒激光辅助的白内障摘除术等。

目前主要的角膜激光屈光手术方式有准分子激光角膜表面切削术(PRK)、准分子激光原位角膜磨镶术(LASIK)、准分子激光上皮瓣下角膜磨镶术(LASEK)、经上皮准分子激光角膜切削术(Trans-PRK)、飞秒激光制作角膜瓣的准分子激光原位角膜磨镶术(FS-LASIK)和飞秒激光小切口角膜基质透镜取出术(SMILE)。

二、激光在青光眼的临床应用

激光在青光眼领域的临床应用十分广泛,各种类型和各个阶段的青光眼均可以采用激光治疗,使用不同种类的激光,通过光化学效应、光热效应、电离效应等,实现睫状体光凝、虹膜造孔或切割等临床作用,从而减少房水生成、改变房水流动方向或增加房水外流等,如YAG激光或氩激光的周边虹膜切除术、周边虹膜成形术、小梁成形术,YAG激光、钛激光和准分子激光巩膜切除滤过术,半导体激光睫状体光凝术等。

三、激光在白内障的临床应用

激光在白内障领域的临床应用,主要是运用YAG激光和飞秒激光的光电离效应。在后发性白内障的治疗中,因后囊膜混浊,使用YAG激光行后囊膜切开,从而恢复视力。在白内障摘除术中,使用飞秒激光制作角膜切口、进行晶状体前囊膜切开、晶状体核劈开,减小术中超声乳化的能量,进一步提高手术质量和安全性。

四、激光在眼底疾病的临床应用

用于眼底疾病治疗的激光主要是光热效应激光,如红宝石激光、氩激光、氪激光、多波长激光、半导体激光等,具有不同的波长,如绿光、黄光、黄绿光和红光,这些谱线都能被有色素组织强烈吸收而不损伤对可见光透明的屈光介质(图6-5)。尤其是绿光能为氧化血红蛋白所强烈吸收,因此可用于治疗眼内血管及出血性疾病。而黄光和红光不大被叶黄素所吸收,对视网膜神经上层损害较小,因此用来治疗黄斑区病变较好。红光还透过视网膜浅层的出血作用于色素上皮层,为其他波长激光所不能代替。临床绿光主要用于视网膜血管病变(如糖尿病视网膜病变等)、视网膜裂孔等;黄光常用于黄斑部病变;红光多用于视网膜下新生血管、脉络膜病变及有出血时的视网膜病变。另外,临床上注射光敏剂后,配以专用激光机照射的视网膜光动力疗法(PDT),利用光敏剂与眼底新生血管区结合,利用光激发光敏剂后,反应产物损伤新生血管内皮,导致新生血管闭锁,从而达到治疗新生血管性眼底疾病的目的。

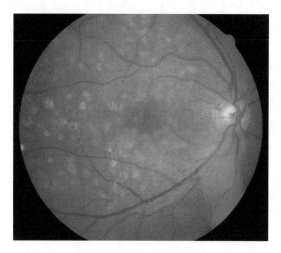

图6-5 全视网膜激光光凝

ER-6-2

学习小结

（梁凤鸣 周春阳）

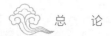
笔记栏

复习思考题

1. 眼科常用内治法分为几种?
2. 球结膜注射时应注意哪些事项?
3. 球后注射时应注意哪些事项?
4. 常用眼周穴位有哪些?
5. 眼部针灸注意事项有哪些?
6. 眼部不同种类激光有哪些组织效应?

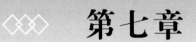

第七章

眼病的调护与预防

> **学习目标**
>
> 通过本章的学习,了解眼病调护与预防的基本常识及注意事项。通过正确的调护,缩短病程,提高疗效,起到事半功倍的效果;通过有效的预防达到"未病先防,已病防变,瘥后防复"的效果,为学习各论眼科疾病奠定基础。

第一节　眼病的调护

调护是医疗工作中重要的环节之一,调护质量关系着疾病的转机和预后。自古眼科调护工作便很受重视,正所谓"三分医治,七分调养"。眼病调护,重在辨证施护。《医方类聚·龙树菩萨眼论》就有多方面调护知识的描述。如该书在黑风、绿风中指出:"此候总恶,善自将息,细看禁忌慎护之。不可吃生冷、五辛……及陈臭等物"之饮食方面的调护知识;在服药方面就有空腹温服、食后服等服药调护知识;尤其在针拨内障术、钩割针剧等眼科手术方面,提出了详细的术前、术后调护知识。此后,历经诸代,调护知识也日趋完善,现根据古人经验和当代临床实践分述如下:

一、眼部调护

医护既要分工,更要密切合作。病房要有健全的调护制度,门诊要宣传调护常识。

凡传染性眼病,医生检查后要用消毒液洗手后再查他人,以防交叉感染。如一眼先患者,宜采取患侧卧位,以免眵泪流入对侧而引起健眼发病,同时眼部禁止遮盖,以免加重病情。局部用药时,需查对药物和眼别。对于手术患者,术前做好细致工作,消除思想顾虑,取得患者合作,术后遵医嘱处理。如发现病情有变化,及时报告医生,以便及时处理。

二、情志调护

七情内伤,可导致气机紊乱,经络阻滞,脏腑功能失调,五脏六腑之精气不能上承于目,目失濡养而发眼病,并多以内障眼病为主,如五风内障,多因情志抑郁,气机郁结,肝胆火炽,神水积滞所致;络损暴盲多因七情内郁,肝失疏泄,五志化火,火郁脉络,迫血妄行所致。内障眼病不仅影响视物功能,而且加重了患者的思想负担,故在情志的调护上应给予重视。

三、饮食调护

正确的饮食宜忌,可以减轻疾病,辅助药效,促使疾病早愈。《世医得效方·眼科》在热

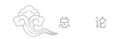

证眼病禁忌中指出："眼乃一身之主，如不能忌，已药亦无功，自陷此身也。"眼病之饮食宜忌，总体上以食物多样、营养丰富且易消化之品为宜。一般情况，凡属实热性质的眼病，不食五辛、煎炒炙煿以及腥发之物，以免助热生火或蕴成脾胃湿热而加重病情，而宜多食瓜果蔬菜等清润之品，以助清利头目；若属虚寒性质的眼病，当戒食寒凉凝滞之物，以免损伤脾胃，致运化失司，妨碍康复。

四、用药调护

（一）外用眼药调护

点药前要剪指甲、洗手，避免交叉感染；分清左右，先健眼，后患眼；分泌物较多时，可用棉签擦净后再点眼药；眼药水不要直接滴到角膜上，宜滴在下结膜囊内，滴后压迫泪囊2~3分钟，避免药液经鼻泪管进入口中引起不良反应；涂眼药膏及眼用凝胶法同上；用中药熏洗时，温度要适宜，开目熏蒸，闭目敷贴，避免烫伤或微细药末进入眼中。

（二）口服中药

服药时间，古代虽分为食前服、食后服、晨服、临卧服等，但大部分是食后服。前人认为病在上部者，可借食之热力，载药上升，直达病所。当今实践总结，一般以食后休息片刻服药为宜。急性眼病以汤剂为主，不拘时候，可日进1~2剂以使药力相续，迅速起效。慢性眼病，可用膏、丹、丸、散，逐渐调理，缓以图功。至于热服冷服，可根据病情而定，一般以温服居多。

第二节　眼病的预防

预防即防患于未然，中医学早在《黄帝内经》中就提出了"圣人不治已病治未病"的预防思想。《审视瑶函·识病辨症详明金玉赋》进一步提出了"目之害者起于微，睛之损者由于渐，欲无其患，防制其微"的早期治疗思想。根据前人经验和当代实践，眼病的预防着重注意以下几方面：

一、饮食有节，起居有常

饮食有规律，起居有常度，可以增强体质，提高机体免疫力。

（一）饮食有节

饮食不可暴饮暴食，亦不可偏嗜，以免损伤脾胃。平素少食炙煿及膏粱厚味，以免蕴成脾胃湿热。若"饥饱伤胃，劳役伤脾，戊己既病，则生自然之体，不能为生自然之用，故致其病"（《原机启微·七情五贼劳役饥饱之病》）。《太平圣惠方》有"食治眼痛诸方"的食疗防治方法，如用猪肝、葱白、鸡子煮服，以防治肝虚目暗等。

（二）起居有常

即指生活起居，工作学习，文体活动都要适当安排而有规律。不正常的活动、不适当的用眼，可使身心视觉受到损害。正如《素问·宣明五气》所言："久视伤血，久卧伤气，久坐伤肉，久立伤骨，久行伤筋……"起居失常，房室不节，可致精血耗伤，甚至造成内障，务当慎之。

二、避免时邪，调和情志

（一）避免时邪

时邪即指四时不正之气。若侵犯机体，可致多种眼病，尤以外障眼病为多。避免时邪，须顺应四时,适其寒温,锻炼身体,以增强体质。如疠气广泛流行之时,一家之内,邻里之中,男女老幼迅速相染者,隔离患者、避免接触是预防的有效措施。

（二）调和情志

七情即喜、怒、忧、思、悲、恐、惊七种情志活动。《银海精微·七情》谓:"喜伤心其气散,怒伤肝其气紧,忧伤肺其气聚,思伤脾其气结,悲伤心包其气急,恐伤肾其气怯,惊伤胆其气乱。"七情过激,脏腑受伤,气机郁滞能引起眼疾。七情和畅,愉快乐观,方能百脉和畅,脏腑安和,眼疾少生或不生。

三、讲究卫生,保护视力

（一）讲究卫生

加强卫生宣传教育,开展爱国卫生运动,是预防疾病、减少疾病的有效措施。个人要养成良好的卫生习惯,如勤剪指甲,勤洗手,不用脏手帕擦眼,也不用别人的手帕、毛巾擦眼。与传染性眼病患者接触后,用洗手液将手洗净。传染性眼病流行时,尽量不去公共浴室、游泳场所等公共场合。医护用的检查器械、药品、敷料等要注意消毒,以免相互传染。

（二）保护视力

保护视力是眼科保健的主要方面,从小要养成良好的用眼习惯。如读书姿势要端正,读物保持30cm距离,乘车、卧床勿看书,照明亮度要适宜(过强则刺目,过暗则劳目),读1小时许,应闭目或远眺片刻。减少电子产品的使用时间,在夜晚熄灯之后更应避免。每日配合按摩眼周及风池等穴位,以疏通经络气血,消除疲劳。坚持户外活动,加强体育锻炼,对于保护视力也有重要意义。如有眼疲劳症状,应及时去医院诊治,切勿乱戴别人的眼镜。

四、日常调养,防止外伤

在日常生活中,要避免直视阳光或者光线较强的光源,防止眼部辐射损伤。外出时戴上有色眼镜,防止紫外线对眼的灼伤,可有效保护眼睛。空闲时间可多做眼部保健操,更好的预防眼病。

眼外伤可以造成视力严重障碍,甚至完全失明,因此注意安全、防止外伤是保护视力的关键性措施。平时要做好预防眼外伤的宣传教育工作,使广大群众了解眼外伤的基本预防知识。基层单位的医务人员要掌握眼外伤的防治知识,以便及时正确初步处理眼外伤患者。

五、优生优育,防微杜渐

临床上不少眼病具有遗传性,如胎患内障、高风内障等。这些疾病不仅影响患者的生存质量,加重患者的经济负担,甚至还会危及生命。因此,从优生学、预防学的角度而言必须提倡优生优育,严禁近亲结婚,以最大限度减少遗传性眼病的发生。

六、已病防变,瘥后防复

（一）已病防变

已病防变是指眼病发生后,应及早治疗,将其消灭于萌芽时期,防止病情进一步加剧,变生他症。如眼外伤后,若失治误治可变生恶候,甚至感传健眼;瞳神紧小早期,没能及时散瞳可引起瞳神与其后晶珠黏着,甚则瞳神干缺;络阻暴盲、消渴内障等眼底血症,易发生黄仁新生血管,引起乌风内障;颅脑外伤波及目系者,若早期没能引起充分重视,常可导致青盲。故医者只有全面了解疾病的转变、转归,方能有的放矢,采取积极措施阻断疾病的进一步发展,防止传变他症,以免失去最佳治疗时机,导致不可逆转的结果。

（二）瘥后防复

许多眼病经过积极治疗，可基本痊愈，但稍有不慎又有复发的可能。如聚星障、瞳神紧小等患者，在临床治愈后，若调摄失宜均有复发的可能，因此瘥后防复有着极其现实的意义。病愈后除要做到起居有常、饮食适宜之外还要定期复查，一方面可以了解眼病愈后的情况，另一方面可以及时发现问题，以便早期诊治。

—————————————————————————————● （靖春颖）

复习思考题

1. 眼病调护应注意哪些方面？
2. 试述眼病预防的临床意义。

各 论

上篇 外 障

◇◇◇　第八章　◇◇◇

胞 睑 疾 病

通过本章的学习,掌握针眼、胞生痰核、睑弦赤烂的的概念、诊断和辨治要点。熟悉胞轮振跳、椒疮、目箚的发病特点和治疗原则。了解风赤疮痍、眼丹、上胞下垂、粟疮的发病特点和治疗原则。

胞睑在五轮中属肉轮,胞睑疾病病因,内多因脾胃功能失调,外常为六淫侵袭及物理、化学性损伤。此外,亦可由邻近组织病变波及。临床辨证时应局部结合整体,辨明外感内伤、脾胃虚实等,然后论治。

胞睑疾病的主要临床表现为:胞睑红肿热痛,生疮溃脓;睑弦红赤、烂、痒,倒睫;睑内面血脉红赤模糊,条缕不清,颗粒丛生,或肿核如豆等。

胞睑疾病一般较易治疗,但若失治或误治,也可变生他症。如属于风热外袭所致者,当以祛风清热治法为主;属于脾胃热毒上攻所致者,当以泻火解毒治法为主;属于湿热上攻所致者,当以清热利湿治法为主;属于风湿热合邪上攻所致者,当以疏风清热利湿治法为主等。临证时多配合外治,必要时还可采用手术治疗。

对某些有传染性的胞睑病,如椒疮等,除积极治疗外,还应重视预防,以免传播。

第一节　针　　眼

针眼是指胞睑边缘生疖,形似麦粒,红肿痒痛,易成脓溃破的眼病。该病名见于《证治准绳·杂病·七窍门》,又名偷针、土疖、土疡,俗称麦粒肿,为常见病、多发病,青少年多见,单眼或双眼发病。

本病相当于西医学的睑腺炎,分为外睑腺炎、内睑腺炎。

一、病因病机

1. 风邪外袭,客于胞睑而化热,风热壅阻于胞睑皮肤肌腠之间,煎灼津液,变生疮疖,发为本病。

2. 过食辛辣炙煿,脾胃积热,循经上攻胞睑,致营卫失调,气血凝滞,局部酿脓。

3. 余邪未清,热毒蕴伏,或素体虚弱,卫外不固而易感风邪者,常反复发作。

二、临床表现

1. 自觉症状　以胞睑局部肿胀、疼痛、痒为主。一般早期多以微痛微痒为主,中期肿痛明显,脓成溃破后诸症减轻,红肿渐消。病情严重时可伴发热、恶寒、头痛等症。

2. 眼部检查 初起胞睑局部肿胀、微红,按压疼痛,且可扪及形似麦粒的硬结。甚者红肿焮热,胞睑硬结压痛拒按,继之红肿局限,硬结软化成脓,随之脓点溃破(图8-1)。若病变靠近外眦部,则疼痛明显,可见患侧白睛红赤,甚至白睛红赤肿胀嵌于睑裂,同侧耳前可扪及肿核。

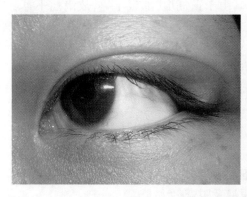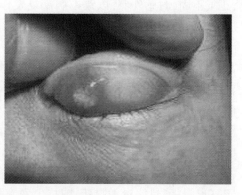

图 8-1 针眼(左为外睑腺炎、右为内睑腺炎)

3. 实验室及特殊检查 血常规检查或可查见白细胞总数及中性粒细胞比例增高。

三、诊断依据与鉴别诊断

(一)诊断依据

1. 胞睑局部红肿疼痛。

2. 胞睑边缘扪及麦粒样硬结,疼痛拒按。

(二)鉴别诊断

本病当与胞生痰核鉴别,见第八章第二节胞生痰核。

四、治疗

本病治疗原则:未成脓者内外兼治,促其消散;已成脓者切开排脓。

(一)辨证论治

1. 风热外袭证

主证:病初起,胞睑局限性微红、微肿、微痛、微痒,可扪及硬结;舌苔薄黄,脉浮数。

辨证分析:风与热邪皆能作痒,风胜、热胜亦皆致肿;故风热之邪客于胞睑而红肿痒痛;全身症见为风热袭表之征。

治法:祛风清热,消肿散结

方药:银翘散加减。可去方中淡豆豉,加赤芍、牡丹皮、当归以凉血活血、消肿散结;若痒甚者,加桑叶、菊花以助祛风止痒。

2. 热毒壅盛证

主证:胞睑局部红肿,硬结较大,灼热疼痛,或白睛红赤肿胀嵌于睑裂;伴有口渴喜饮,便秘溲赤;舌红苔黄,脉数。

辨证分析:热毒上攻胞睑,故辨证以其局部红、肿、热、痛及脾胃积热的全身症状为要点。

治法:清热解毒,消肿止痛。

方药:仙方活命饮加减。若意在消散硬结,可去方中攻破药物穿山甲、皂角刺;若胞睑红、肿、热、痛甚者,可与五味消毒饮合用以增强清热解毒之功;大便秘结者,可加大黄以泻火通腑;若发热、恶寒、头痛者,为热重毒深或热入营血,可与犀角地黄汤(犀角现已禁用,以水牛角代)配合应用,以助清热解毒,并凉血散瘀。

3. 脾虚夹实证

主证:针眼反复发作,但诸症不重;可伴面色无华,神倦乏力;舌淡,苔薄白,脉细数。

辨证分析:原患针眼,余邪未清,脾胃伏热,不时上攻胞睑,阻滞脉络;或脾胃虚弱,气血不足,正气不固,时感外邪,以致本病反复发作。由于正气虚,邪气不盛,故诸症不重。所见全身症状均为脾虚夹实之征。

治法:健脾益气,扶正祛邪。

方药:四君子汤加减。可酌加当归、赤芍、山楂、神曲、白芷、防风等以助健脾益气、和血消滞、祛邪固表的作用;若硬结小且将溃者,加薏苡仁、桔梗、漏芦、紫花地丁以清热排脓。

（二）外治

1. 未酿脓者

（1）局部可用湿热敷或清热解毒中药汤剂熏眼以助炎症消散,止痛。

（2）点眼:清热解毒类眼药,或抗生素滴眼液及眼膏。

2. 已成脓者,当切开排脓。若脓头在眼睑皮肤面者,切口应与睑缘平行,必要时可放置引流条,每日换药至痊愈;脓头位于睑内面者,切口应与睑缘垂直。

（三）其他治法

1. 针刺法　常用穴:攒竹、睛明、丝竹空、瞳子髎、阳白、鱼腰、四白、承泣、合谷、列缺、外关等。脾虚者可加足三里、脾俞、胃俞。但需注意,眼部取穴应在小疖肿区以外。每日 1 次,手法以中重度刺激泻法为主。

2. 放血法　患者耳尖及大椎穴点刺放血每周 2 次,有较好的泄热止痛效果。

3. 针挑法　适用于针眼反复发作者。在背部肺俞、膏肓俞及肩胛区附近找出红点或粟粒性小点 1 个或数个,常规消毒后,用三棱针挑破,挤出少许血水或黏液。

五、预防与调护

1. 注意眼睑局部卫生,不用手或不洁物品揉眼、擦拭。

2. 合理饮食,增强体质,避免偏食,少食辛辣、煎炸、肥甘之品。

3. 禁忌挤压排脓,以防造成脓毒扩散,出现危重症。

4. 脓已成应及时切开排脓,以免自溃后疮口不齐,留下明显瘢痕,或脓出不畅,遗留硬结。

知识链接:
小问题大
麻烦

病案分析:
针眼

第二节　胞生痰核

胞生痰核是指胞睑内生核状硬结,逐渐长大,触之不痛,皮色如常的眼病。《眼科易知》首载此名。本病又名疣病、脾生痰核、眼胞痰核等,为眼科常见病,上胞下睑均可发生,其病程长、发展缓慢,儿童与成人均可患病,但以青少年较多见。胞生痰核相当于西医学的睑板腺囊肿,也称霰粒肿。

一、病因病机

1. 脾失健运,湿痰内聚,上阻胞睑脉络,与气血混结而成本病。

2. 恣食炙煿厚味,脾胃蕴热生痰,痰热相结,阻滞经络,以致气血与痰热混结于睑内发为本病。

二、临床表现

1. **自觉症状** 硬核小者,自觉症状不明显;硬核较大者,胞睑可有重坠感;如硬核从睑内面溃破,睑内生肉芽,可有摩擦感。

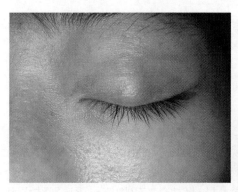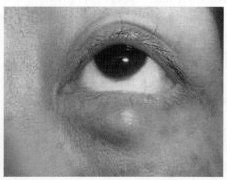

图 8-2 胞生痰核

2. **眼部检查** 胞睑肤色正常,可见硬核凸起,触之有如米粒或小豆的硬核,按之不痛,与皮肤无粘连(图8-2)。睑内面呈局限性紫红或灰蓝色隆起(图8-3);硬核自行溃破,可见睑内肉芽。若硬核化脓,多系感受外邪。

三、诊断依据与鉴别诊断

（一）诊断依据

1. 胞睑皮内可触及圆形硬核,压之不痛与皮肤无粘连。

2. 翻转胞睑可见睑内呈紫红色或灰蓝色局限性隆起。

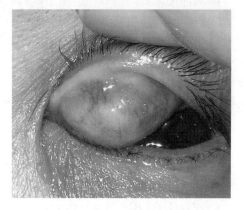

图 8-3 胞生痰核,睑内面呈局限性隆起

（二）鉴别诊断

本病应与针眼相鉴别,其内容详见表8-1。

表 8-1 胞生痰核与针眼的鉴别

病名	胞生痰核	针眼
发病部位	胞睑深部（其位在睑板）	睑弦
症状	睑皮肤正常,可见硬核凸起,压之不痛,与皮肤不粘连,睑内面呈局限性灰蓝色或紫红色隆起,或生肉芽	胞睑红肿焮痛,疖肿有压痛,粘连,可化脓,溃后常自愈
病势	缓	急
病程	长,数周或数月	短,一般3~5日
对白睛影响	一般无影响	病变近外眦部者可致白睛赤肿

四、治疗

肿核小者,经治疗可以消散,治以化痰散结为主。肿核较大,或溃破者,宜手术治疗。

(一) 辨证论治

1. 痰湿阻结证

主证:胞睑内生硬核,皮色如常,按之不痛,与胞睑皮肤无粘连,若大者硬核凸起,胞睑有重坠感,睑内呈灰蓝色隆起;舌苔白厚或腻,脉滑。

辨证分析:痰湿阻滞胞睑脉络,气血不能循常道畅行而瘀阻于胞睑内,气血凝结,而成硬结。辨证以胞睑内呈灰蓝色隆起为要点。

治法:化痰散结。

方药:化坚二陈丸加减。可加浙贝母、瓜蒌仁、鸡内金等以增化痰散结之功。

2. 痰热蕴结

主证:胞睑生硬核同上证,睑内面呈紫红色隆起;舌红苔黄厚腻,脉滑数。

辨证分析:痰热相结,阻滞胞睑脉络,郁久热甚,故局部皮色微红,睑内相应处色呈紫红。

治法:清热化痰散结。

方药:温胆汤或清胃汤加减。可加玄参、浙贝母、夏枯草等以增清热化痰散结之力。

(二) 外治

1. 局部按摩或湿热敷　适用于本病初起,可促其气血畅行,以利散结。

2. 点眼　若睑内紫红或有肉芽时,可点清热解毒类滴眼液,每日4~6次。

3. 手术　痰核大或已溃破形成肉芽者,宜在局麻下行切开刮除术。即用霰粒肿夹夹住硬核部位,翻转眼睑,在睑内面做与睑缘相垂直的切口,切开睑结膜及囊肿内壁,刮出囊肿内容物,并向两侧分离囊肿壁,将囊壁摘出。若已在睑内面自溃生肉芽者,先剪除肉芽后,再摘出囊壁。

五、预防与调护

1. 若硬结表面出现红肿现象,需待红肿消除后方可手术治疗。

2. 若系老年人,术后复发且迅速增大者,须做病理检查以排除肿瘤。

3. 注意饮食调护,辛辣煎炸不宜太过。

第三节　风赤疮痍

风赤疮痍是指胞睑皮肤红赤如朱,起水疱或脓疱,甚至局部溃烂并伴有灼热疼痛的眼病。病名源于《秘传眼科龙木论·风赤疮痍外障》。

风赤疮痍见于西医学的接触性睑皮炎、单纯疱疹病毒性睑皮炎和带状疱疹病毒性睑皮炎等。

一、病因病机

1. 脾经蕴热,外感风邪,风热之邪循经上犯胞睑。

2. 外感风热邪毒引动内火,风火之邪上攻胞睑,以致胞睑皮肤溃烂。

3. 脾胃湿热中阻,复感风邪,风湿热邪循经上犯,蒸腾腐灼胞睑。

4. 脾经风湿热毒内壅,土盛侮木,脾病及肝,肝脾同病,以致病变累及黑睛。

二、临床表现

1. 自觉症状　发病前数日患者可有额、颞、腮等部位灼痛感,继之眼睑皮肤瘙痒、灼热、肿痛及生水疱。

2. 眼部检查　眼睑皮肤红赤如涂朱砂、微肿,并见水疱及黏液渗出,结痂(图8-4)。如为带状疱疹所致,则在患侧眼睑、额部皮肤及头皮出现成簇的水疱,其分布不超过鼻中线;如为单纯疱疹病毒所致,胞睑或额部皮肤出现团簇水疱,数日后水疱化脓,或可破溃糜烂、结痂;同侧耳前可扪及肿核。病变可累及黑睛,形成翳障。

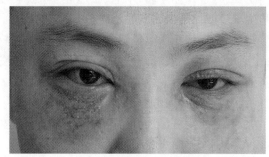

图 8-4　风赤疮痍

三、诊断依据

1. 患眼胞睑皮肤刺痒、灼痛。
2. 胞睑皮肤红赤如朱、生水疱、溃破糜烂。

四、治疗

本病治疗当辨证与辨病相结合,内治与外治相结合。

（一）辨证论治

1. 脾经风热证

主证:胞睑皮肤红赤、痒痛、灼热、起水疱;或伴发热恶寒;舌苔薄黄,脉浮数。

辨证分析:脾经郁热,复受风邪,风热上攻胞睑,风邪为患,则发肿痒;脾经郁热则胞睑皮肤红赤起疱;风热煎灼津液则为黏液而外渗。

治法:清脾热,除风邪。

方药:除风清脾饮加减。若无便秘者,则去方中大黄、玄明粉,加赤芍、牡丹皮以清热凉血退赤,散瘀止痛;皮肤痒甚者,可加薄荷、蝉蜕、木贼以疏风散邪止痒。

2. 风火上攻证

主证:胞睑红赤如朱,焮热疼痛难忍,水疱簇生,甚而溃烂;或伴发热寒战;舌质红,苔黄燥,脉数有力。

辨证分析:风邪引动心火,风火上攻,搏结于胞睑,故以胞睑红赤如朱、痛甚、水疱簇生等眼症及风火炽盛的全身症状为要点。

治法:清热解毒,疏风散邪。

方药:普济消毒饮加减。可加赤芍、生地黄、牡丹皮等以加强清热凉血、散瘀止痛作用。

3. 风湿热毒证

主证:胞肿红赤疼痛,水疱、脓疱簇生,极痒,甚或破溃流水,糜烂;或伴胸闷纳呆,口中黏腻,饮不解渴等症;舌质红,苔腻,脉滑数。

辨证分析:胞睑红赤焮痛为风热上灼所致;水疱、脓疱破溃糜烂、渗液等属湿热邪毒蒸腾引起。

治法:祛风除湿,泻火解毒。

方药:除湿汤加减。临床可加土茯苓、薏苡仁、金银花、蒲公英、紫花地丁等以助除湿清热解毒之力;若胞睑皮肤水疱、脓疱,破溃糜烂、极痒者,可加地肤子、白鲜皮以清利湿热止痒。

4. 肝脾毒热证

主证:胞睑红赤痒痛,水疱、脓疱簇生,患眼碜涩疼痛,畏光流泪,抱轮红赤或白睛混赤,黑睛生星翳或黑睛生翳溃烂;全身可见头痛发热,口苦,溲黄便结;舌红苔黄,脉弦数。

辨证分析:脾经风湿热毒内壅,致胞睑红赤痒痛,水疱、脓疱簇生,患眼碜涩疼痛,畏光流泪;土盛侮木,脾病及肝,肝脾同病,致抱轮红赤或白睛混赤,黑睛生星翳或黑睛生翳溃烂及全身症状。

治法:清热除湿,散邪退翳。

方药:龙胆泻肝汤加减。可加地肤子、白鲜皮、金银花、防风以助疏风散邪;黑睛生翳溃烂者,可参见聚星障有关证型治疗。

(二)外治

针对病因治疗,如为接触性睑皮炎,应结合抗过敏治疗;如为病毒所致,当结合抗病毒治疗。

1. 疱疹未破时,可用地肤子、苦参、蛇床子、蒲公英各 30g 煎水滤去药渣,取液待凉外洗,每日 2~3 次,以清热解毒,除湿止痛。

2. 如为接触性睑皮炎,可用糖皮质激素眼膏外涂;如为病毒性睑皮炎,可用抗病毒滴眼液及眼膏。

ER-8-3

视频:眼部的中药熏洗

五、预防调护

1. 平素注意增强体质,避免过劳及感冒。
2. 饮食宜清淡,忌食辛辣肥甘厚味。
3. 尽量保持患处清洁干燥,切忌搔抓揉搓,以免变生他症。

第四节　睑弦赤烂

睑弦赤烂是以睑弦红赤、溃烂、刺痒为特征的眼病。又名风弦赤眼、沿眶赤烂、风沿烂眼、迎风赤烂等。俗称烂眼边。病变发生在眦部者,称眦帷赤烂;婴幼儿患此病者,称胎风赤烂。该病名最早见于《银海精微》。本病常双眼发病,病程长,病情顽固,时轻时重,缠绵难愈。素有近视,远视或营养不良,睡眠不足,以及卫生习惯不良者,易罹本病。

睑弦赤烂相当于西医学的睑缘炎。睑缘炎可分为鳞屑性睑缘炎、溃疡性睑缘炎和眦部睑缘炎。

一、病因病机

1. 脾胃蕴热,复受风邪,风热合邪触染睑缘,耗津化燥。
2. 脾胃湿热,外感风邪,风、湿、热三邪相搏,循经上攻睑缘而发病。
3. 心火内盛,风邪犯眦,引动心火,风火上炎,灼伤睑眦。

二、临床表现

1. 自觉症状　患眼睑弦或眦部灼热疼痛,刺痒难忍,可伴干涩羞明。
2. 眼部检查　病变的程度、部位不同,临床可有不同表现。如可见睑缘潮红,睫毛根部及睫毛间附有细小糠皮样鳞屑,除去鳞屑后可见睑缘红赤,睫毛易脱落,但可再生;或见睑缘红赤糜烂、结痂,除去痂皮可见睫毛根部处出脓、出血,睫毛胶黏成束,乱生或脱落,睫毛脱落后不能再生,日久则睫毛稀疏或成秃睫;或红赤糜烂等症表现在两眦部(图8-5)。

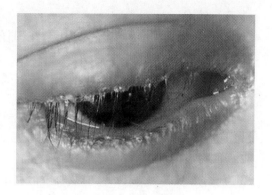

图8-5 睑弦赤烂

三、诊断依据与鉴别诊断

（一）诊断依据

1. 患眼睑弦刺痒灼痛。

2. 眦部、睑弦红赤,睫毛根部有鳞屑或溃疡。

（二）鉴别诊断

本病应与风赤疮痍相鉴别。虽然两病均在眼睑部发红赤糜烂,但睑弦赤烂的病变局限于眦部睑弦,不波及睑皮肤面。与之相反,风赤疮痍是以眼睑皮肤的病变为主,一般不波及睑弦。

四、治疗

本病辨证论治以祛风清热除湿为主,内治、外治相结合。

（一）辨证论治

1. 风热偏盛证

主证:睑弦赤痒,灼热疼痛,睫毛根部有糠皮样鳞屑;舌红苔薄,脉浮数。

辨证分析:风盛则痒,风热客于睑弦不散,则灼热刺痒;风热耗伤津液,故睑弦红赤,干燥而起皮屑。

治法:祛风止痒,凉血清热。

方药:银翘散加减。可加赤芍以增清热凉血之功;加蝉蜕、蕤仁、乌梢蛇等以祛风止痒;加天花粉生津润燥。

2. 湿热偏盛证

主证:患眼痛痒并作,睑弦红赤溃烂,出脓出血,眵浊结痂,眵泪胶黏,睫毛稀疏,或倒睫,或秃睫;舌质红,苔黄腻,脉濡数。

辨证分析:风湿热邪上攻睑弦,内热盛则红赤痒痛;湿热盛则赤痛溃烂,眵泪胶黏。眵泪粘睫则睫毛成束;睑弦溃烂,睑皮损伤,故倒睫或秃睫。

治法:清热除湿,祛风止痒。

方药:除湿汤加减。如热甚,加金银花清热解毒;如湿甚,可加茵陈、萆薢清热利湿;如痒甚,加苦参、蛇床子、白鲜皮等除湿止痒。

3. 心火上炎证

主证:眦部睑弦红赤,灼热刺痒,甚或睑弦赤烂、出脓出血;舌尖红,苔黄,脉数。

辨证分析:心火素盛,复受风邪引动,风火上炎,灼伤睑眦,故眦部红赤,灼热糜烂。若风火炽盛,津液受灼,则眦部皮肤破裂出血。

治法:清心泻火,佐以祛风。

方药:导赤散和黄连解毒汤加减。若红赤较甚者,可加赤芍、牡丹皮以凉血退赤;痒极难忍者,酌加刺蒺藜、防风、蝉蜕等以祛风止痒。

（二）外治

1. 熏洗　可选用白鲜皮、苦参、野菊花、蒲公英、蛇床子等药煎水熏洗,每日2~3次。熏洗前,应拭去鳞屑、脓痂。

2. 点眼　可选用清热类滴眼液或抗生素类滴眼液及眼膏。

五、预防和调护

1. 保持眼部清洁,避免风沙烟尘刺激。

2. 注意饮食调节,勿过食辛辣炙煿之品。

3. 凡屈光不正、视疲劳者,应及时矫治和避免过用目力。

4. 症状完全消退后,应持续治疗至少2~3周,以防复发。

第五节　眼　丹

眼丹是指整个胞睑红赤如涂丹,痛如火灼,化脓溃破的眼病。又名眼痈、覆杯,病名首见于《外科正宗》。

眼丹类似于西医学眼眶蜂窝织炎。

一、病因病机

1. 脾胃蕴积热毒,复感风热之邪,结于胞睑,阻滞脉络,灼烁津液,遂发本病。

2. 胞睑不洁或外伤,邪毒触染,发为本病。

3. 重症针眼蔓延扩散,或眼睑外伤,颜面疮疡失治,毒邪蔓延,气血壅滞,蓄腐成脓。

二、临床表现

（一）自觉症状

整个胞睑肿胀疼痛,睁眼困难;重者同侧面颊亦肿胀,伴有恶寒,发热,头痛及全身不适等。

（二）眼部检查

上胞或上下胞睑漫肿红赤,色如涂丹,质硬,疼痛拒按,耳前可扪及肿核压痛;后期胞睑红肿逐渐局限酿脓,皮肤变薄亮而色转黄白,触之有波动感,溃后流脓血(图8-6)。

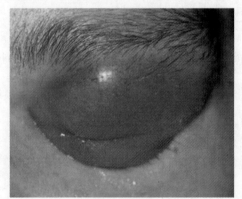

（三）实验室及特殊检查

1. 血常规检查可见白细胞总数及中性粒细胞比例增高。

2. 取分泌物细菌培养可检出致病菌。

三、诊断依据

1. 胞睑突发红赤肿痛,色如涂丹,漫肿质硬,睁眼困难。

2. 血常规检查有助于诊断。

图8-6　眼丹

四、治疗

本病为眼科急重症,应采用中西医结合治疗。未成脓时,内外兼治;已成脓者,须切开排脓。

（一）辨证论治

1. 风毒束睑证

主证：病初起，胞睑漫肿微红，按之较软，痒痛并作；伴有身热，头痛，恶风；舌淡红，苔薄白，脉浮数。

辨证分析：风毒外邪客于胞睑，风盛作痒，毒盛肿痛，身热、头痛、恶风为风毒之邪所致。

治法：疏风消肿，清热解毒。

方药：银翘散合五味消毒饮。可加川芎、防风以助疏风散邪；加生地黄、当归助凉血活血。

2. 热毒壅盛证

主证：胞睑漫肿而硬，皮色红赤如涂丹，甚至紫暗，焮痛如火灼；全身兼见壮热口渴，便秘溲赤；舌红苔黄，脉洪数。

辨证分析：热毒之邪侵袭胞睑，热甚毒盛则胞睑漫肿而硬，皮色红赤如涂丹甚至紫暗，毒滞胞络则疼痛剧烈，热盛伤阴则壮热口渴、便秘溲赤。

治法：清热解毒，活血消肿。

方药：仙方活命饮加减。多加大黄、栀子以增泻火解毒之力；若胞睑肿胀焮痛者，加野菊花、紫花地丁、蒲公英以助清热解毒；胞睑红赤或紫暗者，宜加牡丹皮、郁金、玄参以助活血消肿。

3. 热入营血证

主证：胞睑漫肿焮热，色紫暗黑，疼痛剧烈；全身兼见身热烦躁，面红气粗；舌红绛而干，脉细数。

辨证分析：热入营血，邪毒内陷，血热而瘀，故见胞睑色紫暗黑及舌红绛。

治法：清热解毒，凉血散瘀。

方药：犀角地黄汤（犀角现已禁用，以水牛角代）合黄连解毒汤加减。胞睑焮热剧痛者，加金银花、野菊花、紫花地丁、蒲公英以助清热解毒；若胞睑色紫暗黑者，加郁金、玄参以助凉血散瘀。

4. 正虚邪留证

主证：胞睑局限脓肿，溃后脓液不尽，经久难愈；全身兼见面色少华，肢倦乏力；舌淡苔白，脉细弱。

辨证分析：素体虚弱，或病久正虚，正不胜邪，故脓肿溃后脓液不尽，久治未愈。

治法：益气养血，托毒排脓。

方药：托里消毒散加减。加陈皮益气行气，助前药补而不滞，若脓液不尽者加薏苡仁、败酱草以助托毒排脓。

（二）外治

1. 湿热敷　适用于本病初起。

2. 药物敷　脓未成者，可用紫金锭外敷或清热解毒中药水煎湿热敷，促其消散吸收。

3. 点眼　清热类滴眼液或抗生素滴眼液。

4. 手术　已成脓者，须切开排脓引流，每日换药至痊愈。

（三）其他治法

全身应用足量有效的抗生素治疗。

五、预防与调护

1. 未成脓者，不宜过早切开。

2. 严禁用力挤压排脓,以防脓毒扩散,出现严重并发症。

3. 饮食宜清淡,忌食辛辣炙煿之品。

4. 本病失治可致海绵窦血栓或化脓性脑膜炎而危及生命,须及时救治。

第六节　上胞下垂

上胞下垂是指上胞升举乏力,或不能提举,以致睑裂变窄,掩盖部分或全部瞳神而影响视物的眼病。又名睢目、侵风、睑废。

本病有先天与后天之分,可单眼或双眼发病,后天起病又有急骤与缓慢之别。

本病相当于西医学的上睑下垂。

一、病因病机

1. 先天禀赋不足,命门火衰,致脾阳不足,胞睑筋肉发育不全,胞睑乏力而不能上提。

2. 脾虚中气不足,阳气下陷,胞睑筋肉失养而无力抬举。

3. 脾失健运,聚湿生痰,加之腠理空虚,风邪客睑,风痰阻络,胞睑筋脉迟缓而致下垂。

4. 其他,如胞睑肿物、外伤伤及胞睑,甚至如椒疮、胞生痰核等胞睑局部病变也可导致上睑不能提起。

二、临床表现

1. **自觉症状**　属先天性者,患者自幼即双眼上胞下垂,终日不能提举,视物时需仰首举额张口,甚至须以手提起上胞方能视物。属后天性者,发作有急性与慢性之分。起病急骤者,除常见单眼上胞下垂外,多伴有眼珠偏斜,视一为二等症;起病缓慢者,双眼上胞下垂,晨起或休息后减轻,午后或劳累后加重,重者可伴有视一为二、倦怠乏力、吞咽困难等症。

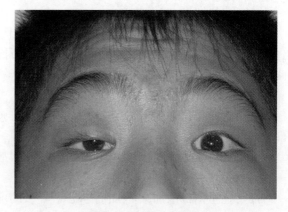

图 8-7　右眼上胞下垂

2. **眼部检查**　双眼自然睁开向前平视时,有不同程度的睑裂变窄,上胞遮盖黑睛上缘超过 2mm,甚至遮盖部分或全部瞳神;患者常仰头视物,或需皱额耸眉,日久则额部皱纹加深,眉毛高耸,或需用手指抬起上胞方能视物。检查时用拇指紧压眉弓部,嘱患者向上注视,上胞抬举困难(图 8-7)。

3. **实验室及特殊检查**　皮下或肌肉注射甲基硫酸新斯的明 0.5mg,15~30 分钟后,见上胞下垂减轻或消失者,多为重症肌无力眼肌型。

三、诊断依据

1. 睁眼向前平视时,上胞遮盖黑睛上缘超过 2mm,甚至遮盖瞳神。

2. 单眼上胞下垂者,患眼睑裂宽度小于健眼。

3. 双眼上胞下垂者,具有额部皮肤皱褶、眉毛高耸的特殊面容和仰头视物的特殊姿态。

四、治疗

本病先天性者,采用手术治疗。后天性者,针对病因治疗,同时内服中药,常配合针灸治疗。内治针灸无效,再考虑手术(重症肌无力者除外)。

（一）辨证论治

1. 先天不足证

主证:自幼双眼上胞下垂,无力抬举,睑裂变窄,视物时仰首举额张口,或以手提起上胞方能视物;可伴有腰膝酸软,畏寒肢冷,倦怠乏力;舌淡胖苔白,脉沉弱。

辨证分析:先天禀赋不足,命门火衰,则脏腑、经络阳气不足;脾阳不足,约束失养,睑肌无力,则胞睑垂缓难睁。

治法:温肾健脾。

方药:右归饮加减。若面色无华,疲乏无力,可加党参、白术、黄芪、鹿角胶等以增益气温阳,补肾填精之功。

2. 脾虚气弱证

主证:双眼或单眼上胞下垂,起病缓慢,晨起病轻,午后加重,休息后减轻,劳累后加重;病重者,仰首视物,眼珠转动不灵,视一为二;周身可见倦怠乏力,甚至吞咽困难;舌质淡,苔薄白,脉弱。

辨证分析:脾虚气弱,清阳不升,午后阳气渐衰或劳累致气血亏耗,故辨证以午后或劳累后各症加重为其要点。

治法:益气升阳。

方药:补中益气汤加减。重用黄芪以增补气升阳之功,可加葛根以增强黄芪提升之力;若神疲乏力、食欲不振者,加山药、扁豆、莲子肉、砂仁以健脾益气。若肾气不足者,加菟丝子、鹿角胶以补肾填精。

3. 风痰阻络证

主证:单眼骤然起病,上胞下垂,常伴流泪,眼珠转动不灵,目偏视,视一为二;全身可见头晕,恶心,泛吐痰涎;舌质淡,苔白腻,脉弦滑。

辨证分析:脾虚生痰,复感风邪,风痰入络,眼带失养,弛缓不用,故辨证以突发上胞下垂,眼珠转动不灵,目偏视及全身症状为其要点。

治法:祛风化痰,疏经通络。

方药:正容汤加减。若眼珠转动不灵,目偏视者,宜加川芎、当归、丹参、海风藤以增强养血通络之功;若头晕,泛吐痰涎者,加全蝎、竹沥以助祛风化痰;若眼珠转动不灵日久者,加桃仁、地龙以活血通络。

（二）其他治法

1. 中成药治疗

（1）补中益气丸:适用于脾虚气弱证。

（2）黄芪注射液:适用于脾虚气弱证,静脉滴注。

2. 针灸治疗

（1）攒竹透睛明,鱼腰透丝竹空,太阳透瞳子髎,并配用足三里、三阴交等。

（2）梅花针点刺患侧眼睑及眼眶部皮肤。

3. 神经干电刺激疗法 取眶上神经与面神经刺激点(位于耳上迹与眼外角连线中点,即面神经的分布点),眶上神经接负极,面神经接正极,每次20分钟左右。

4. 先天性上胞下垂者可行手术治疗,如选用提上睑肌缩短术、额肌悬吊术或自体阔筋

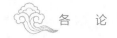

膜悬吊术。

五、预防与调护

1. 儿童先天性上胞下垂遮盖瞳神者,宜早期手术,以免导致弱视。
2. 重症肌无力性上胞下垂,应注意休息,避免劳累。

第七节 胞轮振跳

胞轮振跳是指胞睑不由自主牵拽跳动的眼病。该病名见于《眼科菁华录》,又名脾轮振跳、目睛瞤动、目瞤。俗称眼皮跳、眼眉跳。本病常见于成年人,上、下胞睑均可发生,但以上胞多见,单眼或双眼发病。

本病相当于西医学眼轮匝肌痉挛性收缩引起的眼睑痉挛。

一、病因病机

1. 肝脾血虚,日久生风,风性动摇,牵拽胞睑而振跳。
2. 久病过劳,劳伤心脾,心脾两虚,气血不足,筋肉失养而跳动。

二、临床表现

1. 自觉症状　上胞或下睑跳动,时疏时频,不能自控。一般过劳、久视、睡眠不足时,则跳动更加频繁,休息之后症状可以减轻或消失。严重者可连同半侧面部肌肉及眉毛、口角抽搐跳动。
2. 眼部检查　胞睑跳动,或可见眉际、面颊、口角瞤动,不能自制。

三、诊断依据

胞睑跳动,不能自制。

四、治疗

本病的治疗宜从"血""风"论治,治风先治血,血行风自灭,可配合针灸推拿治疗。

（一）辨证论治

1. 血虚生风证

主证:胞睑振跳不休,或与眉、额、面、口角相引,不能自控;头晕目眩,面色少华;舌质淡红,苔薄白,脉弦细。

辨证分析:肝脾气血亏虚,血虚生风,虚风上扰头面,故胞睑、眉毛、面颊、口角皆振跳不休;虚风上扰头面则头晕目眩;血虚不能上荣故面色少华。

治法:养血息风。

方药:当归活血饮加减。若胞睑振跳,牵及颜面、口角者,可加钩藤、天麻、全蝎、蜈蚣以加强息风解痉之功。

2. 心脾两虚证

主证:胞睑振跳,时疏时频,劳累或失眠加重;或兼见心烦失眠,怔忡健忘,食少体倦;舌淡苔薄白,脉细弱。

辨证分析:心脾两虚,血不养筋而胞睑振跳,劳累、熬夜,耗伤气血,故振跳症状加重;心血虚而虚火上扰,故心烦失眠;血不养心则怔忡健忘;脾虚食少则体倦。

治法:补益心脾。

方药:归脾汤加减。若胞轮振跳明显者,加全蝎、钩藤以加强平肝息风之力。若伴心烦不眠等症,可加夜交藤、柏子仁等以加强养心安神之功。

（二）其他治疗

1. 针灸治疗

（1）针用补法,针攒竹、承泣、四白、丝竹空、风池、地仓、颊车、足三里、昆仑等穴;或以温针灸三阴交、足三里。

（2）梅花针点刺患侧眼睑及眶部。

2. 穴位按摩

（1）可按摩鱼腰、攒竹、太阳、丝竹空等穴。

（2）捏脊,从下向上,补法。

五、预防与调护

1. 注意休息,避免过劳、久视或熬夜。

2. 素体阴虚或血虚者应及早调理。

3. 若属面神经痉挛则应积极治疗,否则可以发生㖞偏。

第八节 椒　疮

椒疮是指胞睑内面颗粒累累,色红而坚,状若花椒的眼病。该病名见于《证治准绳·杂病·七窍门》。又名椒疡。本病的发生与环境卫生、生活水平、个人卫生习惯等有关。常双眼发病,病程长者可迁延数年,具有传染性。20 世纪 50 年代以前椒疮曾在我国广泛流行,是当时致盲的首要病因,随着爱国卫生运动的全面展开,其流行状况得到有效遏制,2014 年我国提前实现根治致盲性椒疮的目标,但在偏远地区仍可能有散发病例存在。

本病相当于西医学的沙眼。

一、病因病机

多因眼部不洁,外感风热邪毒,内有脾胃积热,内外合邪,上壅胞睑,脉络阻滞,气血失和,毒邪瘀积,发为本病。

二、临床表现

（一）自觉症状

初起,自觉眼部不适,或微有痒涩感,眵少而黏,或无明显异常感觉。病重者,自觉胞睑肿硬,睑内刺痒灼热,沙涩羞明,眵泪胶黏,视物模糊。

（二）眼部检查

1. 椒疮主症　初起可见上睑内靠两眦处红赤,且有少量细小颗粒,色红而硬,或伴有少量质黄而软的粟米样颗粒;病势发展,上睑内红赤加重,颗粒增多,可布满睑内;重者伴见白睛红赤,赤膜下垂,黑睛星点翳膜等,危害视力;后期颗粒破溃,在睑内面形成灰白色条状、网状瘢痕,并导致并发症及后遗症发生(图 8-8)。

2. 椒疮并发症与后遗症　可引起睑内翻、倒睫拳毛、血翳包睛、黑睛星翳、睥肉粘轮、流泪症、漏睛、眼珠干燥、上胞下垂等病症。

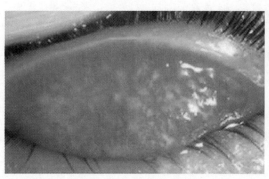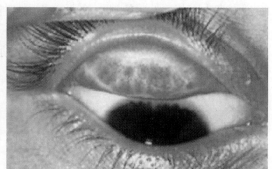

图 8-8　椒疮

（三）实验室及特殊检查

1. 分泌物涂片或结膜刮片可检出沙眼包涵体。

2. 荧光抗体染色或酶联免疫测定等方法可检测到沙眼衣原体抗原。

三、诊断依据与鉴别诊断

（一）诊断依据

1. 上睑内面红赤，脉络模糊，有细小颗粒，色红而坚，或夹有色黄而软的粟粒状颗粒。

2. 黑睛上方赤膜下垂，赤脉末端生星点翳膜。

3. 睑内面可见瘢痕。

（二）鉴别诊断

本病应与粟疮相鉴别，第八章第九节粟疮。

四、治疗

本病为慢性眼病，治疗当内外兼治，轻症可以局部点药为主，重症则宜配合内治，必要时还须手术治疗。对其并发症与后遗症，轻者可在治疗本病时兼顾之，重者则须酌情另行处理。

（一）辨证论治

1. 风热客睑证

主证：本病初起，眼痒涩不适，羞明流泪，睑内微红，有少量红赤颗粒；舌尖红，苔薄黄，脉浮数。

辨证分析：眼痒涩不适，羞明流泪为风邪所致，睑内之红赤颗粒为风热壅滞睑络而发。因风热客睑尚轻，故睑内微红，所生颗粒较少，自觉症状亦轻。

治法：疏风清热。

方药：银翘散加减。若睑内红赤甚者，加生地黄、赤芍、牡丹皮以清热凉血退赤；若眼干涩较重者，加沙参、麦冬以养阴生津。

2. 热毒壅盛证

主证：患眼灼热痒痛，羞明流泪，沙涩难睁，眼眵较多，睑内脉络模糊，红赤明显，颗粒丛生，并见粟粒样颗粒，赤脉下垂；舌质红，苔黄，脉数。

辨证分析：脾胃内热，复感风热邪毒，内外合邪，上攻胞睑。风盛则涩痒，热盛则红赤而痛，湿热盛则眵泪胶黏，颗粒较多。

治法：清脾泄热，除风散邪。

方药：除风清脾饮加减。若湿邪甚者，去玄参、知母，加苦参、地肤子、苍术以燥湿止痒；

若睑内红赤、颗粒丛生较甚者,加金银花、板蓝根、牡丹皮、赤芍以增强清热解毒、凉血退赤之功;若眼痒沙涩较甚者,加白僵蚕、刺蒺藜以疏风止痒。

3. 血热瘀滞证

主证:胞睑厚硬,睑内颗粒累累,疙瘩不平,红赤显著,眼睑重坠难开,眼内刺痛灼热,沙涩羞明,生眵流泪,黑睛赤膜下垂,星翳点点;舌质暗红或有瘀斑,苔黄,脉数。

辨证分析:脾胃热盛,热入血分,循经上攻,壅滞胞睑,则睑内红赤,颗粒累累,疙瘩不平,且胞睑厚硬而致重坠难开。热盛则灼热刺痛羞明。热瘀血分,侵犯黑睛,故见赤膜下垂,星翳迭起,且涩痛、羞明、流泪等症加重。

治法:清热凉血,活血散瘀。

方药:归芍红花散加减。若胞睑厚硬、睑内红赤、颗粒较多者,加生地黄、牡丹皮、丹参以助凉血散瘀退赤;若沙涩羞明、眵泪较重者,加金银花、蒲公英、板蓝根以增强清热解毒之功;若赤膜下垂、黑睛生星翳明显者,加决明子、木贼、蝉蜕以平肝清热退翳。

（二）外治

1. 点眼　清热解毒类眼药、抗生素滴眼液或眼膏,疗程最少10~12周。

2. 椒疮颗粒累累者,可用海螵蛸棒磨擦法治疗。

（三）其他治法

1. 中成药治疗　银翘解毒丸,用于风热客睑证。

2. 并发症的治疗

（1）眼珠干燥者,可点人工泪液等滴眼液。

（2）手术矫治沙眼并发症,如睑内翻矫正术、慢性泪囊炎的泪囊鼻腔吻合术、角膜移植等。

五、预防与调护

1. 改善环境卫生和个人卫生,提倡一人一巾,流水洗脸。服务行业的洗脸用具,必须严格消毒后使用。

2. 医护人员在接触患者之后必须彻底洗手,以防交叉感染。

知识链接

汤飞凡与沙眼病原体

汤飞凡(1897—1958),世界著名微生物学家、沙眼衣原体的发现人之一。他先后研制生产出了中国自己的狂犬疫苗、白喉疫苗、黄热病疫苗、牛痘疫苗和世界首支斑疹伤寒疫苗。1944年,汤飞凡研制出我国第一款青霉素,后来又生产出中国自己的卡介苗和丙种球蛋白。1950年,汤飞凡成功迅速遏制了华北鼠疫大流行。他领导选定的牛痘"天体毒种"和自创的乙醚杀灭杂菌的方法,使中国成功消灭了天花,比世界早了16年。1954年以后,汤飞凡致力于对沙眼病原体的研究,他和助手黄元桐一起,经过几百次实验,终于采用鸡胚卵黄囊接种和链霉素抑菌的方法,分离出世界上第一株沙眼"病毒",他将沙眼"病毒"接种在自己的眼里,引起典型的沙眼症状与病变,随后又从自己眼里分离出这株"病毒"。1956年,他发表成功分离沙眼"病毒"的报道,得到世界医学界的承认。由于有了病原体可供系统研究,微生物学界其后正式确定沙眼的病原体,属于介乎细菌与病毒之间的微生物,从而在微生物分类学中又新增添一个衣原体目,沙眼病原体被命名为沙眼衣原体。

第九节　粟　疮

粟疮是指胞睑内面颗粒累累,色黄而软,状若粟米的眼病。该病名见于《证治准绳·杂病·七窍门》,又名睑生风粟、粟眼、粟疡。多见于儿童和青少年,常双眼发病,病变主要位于下睑。

本病相当于西医学的慢性滤泡性结膜炎与结膜滤泡症。

一、病因病机

1. 嗜食辛辣燥腻之品,酿生湿热,蕴积脾胃,或湿邪郁久化热,上攻胞睑所致。

2. 脾胃湿热,复受风邪,风邪与湿热相搏,壅阻于胞睑而发病。

二、临床表现

1. 自觉症状　不明显或感眼痒不适,沙涩疼痛,眼痛羞明,眼眵胶黏。

2. 眼部检查　下睑内面可见形如粟米、排列整齐、大小均匀、色黄白、半透明、境界清楚的颗粒(图8-9)。不伴有黑睛赤膜。重者可伴胞睑红肿,白睛红赤,多眵。

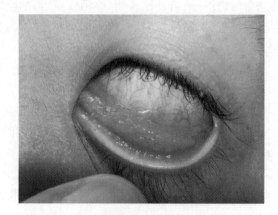

图8-9　粟疮

三、诊断依据与鉴别诊断

(一)诊断依据

1. 常见于学龄儿童及青少年,双眼患病。

2. 眼无明显不适,或感痒涩不适,刺痛流泪。

3. 下睑内有形如粟米、色黄而软、排列整齐、大小均匀、境界清楚、半透明状颗粒,或伴睑内红赤。

4. 愈后睑内无瘢痕形成。

(二)鉴别诊断

本病应与椒疮相鉴别(表8-2)。

表8-2　椒疮与粟疮的鉴别

病名	椒疮(沙眼)	粟疮（慢性滤泡性结膜炎结膜滤泡症）	
自觉症状	眼痒、沙涩、羞明等症状较重	眼痒、沙涩、羞明等症状较轻	无症状或微感痒涩
眵泪	流泪、眵多	或有流泪、生眵	无
睑内血络	睑内血络模糊,分布以上睑、上穹窿部为主	睑内血络清楚	睑内血络清楚
睑内颗粒	色红而坚、状若花椒、大小不等、排列不齐	分布以下睑、下穹窿部为主、色黄而软、状若粟米、大小均匀、排列整齐	分布以下睑、下穹窿部为主,色黄而软、状若粟米、大小均匀、排列整齐

续表

病名	椒疮（沙眼）		粟疮 （慢性滤泡性结膜炎结膜滤泡症）
睑内瘢痕	愈后结成白色瘢痕	愈后不留瘢痕	愈后不留瘢痕
黑睛病变及赤脉下垂	有赤膜下垂或黑睛生翳	无	无
白睛红赤	可有可无	有	无
预后	失治或误治可出现变证，影响视力	一般无变证，不影响视力	一般无变证，不影响视力

四、治疗

本病以脾胃湿热为主，兼夹风邪，故内治以清热除湿为主，兼以祛风，同时注意调理脾胃功能，配合外用点眼药。若下睑内仅有色黄白、半透明、大小均匀、排列整齐的粟米样颗粒，则无需治疗。

（一）辨证论治

1. 湿热壅阻证

主证：睑内红赤，颗粒累累，色黄而软，大小均匀，排列整齐，羞明流泪，沙涩不适；舌质红，苔黄腻，脉濡数。

辨证分析：湿郁化热，湿热壅阻于睑内脉络，气血不能畅行，故睑内红赤而颗粒累累，沙涩不适，羞明流泪。

治法：清热利湿。

方药：甘露消毒丹加减。若睑内红赤痒痛，眵多黏稠者，加金银花、菊花、蒲公英以助清热散邪；若睑内红赤颗粒多者，加赤芍、牡丹皮、桃仁、红花以凉血化瘀消滞；若腹胀纳差，便溏不爽者，加厚朴、苍术、薏苡仁以助健脾燥湿。

2. 湿热兼风证

主证：白睛及睑内红赤较甚，睑内黄白色颗粒累累，胞睑轻度肿胀，眵泪胶黏，痒痛难开；舌质红，苔薄黄，脉数。

辨证分析：风盛而痒，热盛而赤痛，风湿热相搏，壅阻睑内脉络，隐起累累颗粒，且眵泪胶黏。

治法：祛风清热除湿。

方药：除风清脾饮加减。若痒涩难睁为甚者，加蝉蜕、刺蒺藜、地肤子以祛风燥湿止痒；白睛红赤甚者，加桑白皮以助清肺泄热。

（二）外治

1. 点眼　清热解毒类眼药、抗生素滴眼液或眼膏。

2. 分泌物多者，可用3%硼酸溶液或0.9%氯化钠注射液冲洗结膜囊。

五、预防与调护

1. 少年儿童及脾胃虚弱者，应注意饮食习惯，少食辛辣食品。

2. 养成良好的卫生习惯，不用脏手和衣巾擦眼。

3. 局部滴药需坚持，在治愈后方可停药。

第十节　目　劄

目劄是以胞睑频频眨动,不能自主为主要临床特征的眼病。该病名首见于《审视瑶函·目劄》,又名目连劄。该病多见于小儿。

本病相当于西医学的维生素 A 缺乏引起的结角膜上皮干燥及角膜上皮点状脱失。

一、病因病机

1. 饮食不节,脾胃受损,脾虚肝旺所致。
2. 燥邪犯肺,津液耗损,目失濡润而发。
3. 肝肾亏虚,虚火上炎,灼煎津液所致。

二、临床表现

1. 自觉症状　双眼胞睑不由自主地频频眨动,或痒涩不适,或灼热睛痛、畏光,常喜揉拭。
2. 眼部检查　双眼胞睑频频眨动,轻者眼外观如常人,重者可见白睛微红,或2%荧光素液染色检查可见黑睛生星翳,或见夜盲。

三、诊断依据

1. 常见于小儿,双眼发病。
2. 双眼胞睑频频眨动,不能自主。
3. 白睛微红,或可见黑睛生星翳,或见夜盲。

四、治疗

（一）辨证论治

1. 脾虚肝旺证

主证:双眼胞睑频频眨动,眼干涩,常喜揉拭;烦躁善怒,啼哭不已;饮食偏嗜,纳呆食少,形体消瘦;舌质淡,苔薄黄,脉弦。

辨证分析:脾虚气血不足,目失所养而干涩不适,则频频眨目,且喜揉拭;形体失养则消瘦;血不养肝,肝火旺,以致烦躁善怒;饮食偏嗜,营养失调,导致脾虚,化源不足,引起肝之阴血虚少。

治法:健脾清热消积。

方药:肥儿丸加减。若眼干涩不舒,常喜揉拭者,加太子参、山药以益气生津;若畏光,黑睛生星翳者,加石决明、菊花以助清肝明目之力;若畏光流泪者,加菊花、刺蒺藜、天花粉以祛风清热,生津明目。

2. 燥邪犯肺证

主证:双眼胞睑频频眨动,眼干涩痒痛,泪少,白睛微红,或见黑睛细小星翳;或见干咳少痰;舌质红,苔薄黄而干,脉细数。

辨证分析:燥邪耗伤肺津,则干咳少痰;目失濡润则眼干涩痒痛,眨眼频频,白睛微红;津液亏虚则泪少,热邪上扰则黑睛生星翳。

治法:养阴清热润燥。

方药:养阴清肺汤加减。若眼干涩痛者,可加沙参、枸杞子以养阴生津;若黑睛生星翳者,加木贼、决明子、蝉蜕以清肝明目退翳。

3. 阴亏火炎证

主证:双眼胞睑频频眨动,眼干涩痛,灼热畏光,白睛微红,黑睛生星翳;腰膝酸软,耳鸣健忘,失眠多梦,五心烦热;舌红少苔,脉细数。

辨证分析:肝肾阴亏,则腰膝酸软,耳鸣健忘,失眠多梦;津液不足,黑睛失却润养,故眼干涩痛;阴虚生内热则灼热畏光,黑睛生星翳。

治法:滋阴降火。

方药:知柏地黄丸加减。若眼干涩痛较甚者,可加沙参、麦冬、枸杞子以养阴生津;若黑睛生星翳较多者,可加蝉蜕、菊花以清肝明目退翳。

(二)外治

局部可选用人工泪液点眼。

(三)其他治法

1. 穴位按摩　攒竹、鱼腰、丝竹空、太阳、承泣、合谷等穴。

2. 中成药治疗　知柏地黄丸或杞菊地黄丸,适用于阴亏火炎证。

五、预防与调护

1. 纠正儿童不良的饮食习惯,勿偏食。

2. 患目剳后应避免揉眼,并教育儿童减少眨眼的有意行为,避免养成习惯。

ER-8-4

学习小结

●(周 丹　俞 洋)

复习思考题

1. 试述针眼的病因病机及临床表现。

2. 试述胞生痰核与针眼的鉴别要点。

3. 试述椒疮的诊断依据,其并发症与后遗症有哪些?

4. 简述目剳的病因病机。

第九章

两眦疾病

学习目标

通过本章学习,掌握流泪症、漏睛、漏睛疮的概念、诊断及辨治要点。

两眦属五轮中的血轮;两眦疾病为外障眼病,病变多与泪道相关,是临床常见病、多发病,一般不影响视力。病变常因心火内炽,或外邪引动心火,内外合邪发病。因泪为肝之液,肾主水液,故两眦疾病也与肝肾相关。

第一节 流 泪 症

流泪症是指泪液不循常道而溢出睑弦的眼病。《证治准绳》将其分为"迎风冷泪"与"无时泪下",主要是泪窍异常所致。

流泪症类似于西医学的泪溢。多因泪小点位置异常、泪道狭窄或阻塞以及泪道排泄功能不全所引起。

一、病因病机

1. 肝血不足,泪窍不密,风邪外袭而致泪出。
2. 气血不足,或肝肾亏虚,不能约束其泪液而流泪。
3. 椒疮或鼻部疾病侵及泪窍,导致泪道阻塞,泪不下渗而外溢。

二、临床表现

1. 症状　患眼无红肿痛,仅有流泪或迎风流泪更甚,冬、春季节寒风刺激时流泪加重。
2. 眼部检查　泪液溢出睑弦,内眦下方皮肤潮湿;或可见泪窍外翻现象;按压睛明穴下方无黏液溢出。应用泪道冲洗或泪道造影可诊断及鉴别狭窄或阻塞的部位。

三、诊断依据

1. 流泪。
2. 冲洗泪道通畅,或通而不畅,或不通,无分泌物溢出。

四、治疗

功能性流泪症多为虚证,以中医治疗为主,治宜补虚,如迎风泪多,宜加祛风止泪药。器质性流泪症如泪道狭窄或阻塞,则以手术治疗为主,术后可配合中药治疗,以巩固疗效。

（一）辨证论治

1. 肝血不足，外感风邪证

主证：患眼无红赤肿痛，仅有流泪，迎风更甚；头晕目眩，面色无华；舌淡苔薄白，脉细。

辨证分析：肝血不足，泪窍失养，因感风邪而失密，收摄失司而迎风流泪；以头晕、迎风流泪、舌淡脉细为辨证要点。

治法：补养肝血，祛风散邪。

方药：止泪补肝散加减。若迎风流泪甚者，则加白薇、菊花、石榴皮等以祛风止泪。

2. 气血不足，收摄失司证

主证：无时泪下，泪液清稀，不耐久视；面色无华，神疲乏力，心悸健忘；舌淡苔薄白，脉细弱。

辨证分析：脾胃虚弱，生化乏源，则气血不足，不能收摄泪液；以无时泪下、泪液清稀、舌淡脉细弱为辨证要点。

治法：益气养血，收摄止泪。

方药：八珍汤加减。若迎风泪多者，加防风、白芷以祛风止泪；若遇寒泪多伴有畏寒肢冷者，加细辛、桂枝、巴戟天以温经散寒止泪。

3. 肝肾两虚，约束无权证

主证：眼泪常流，拭之又生，或泪液清冷稀薄；兼头昏耳鸣，腰膝酸软；舌淡苔薄，脉细弱。

辨证分析：肝肾不足，约束无权，泪液常流。是以清冷稀薄之眼泪常流，伴有头晕耳鸣、腰膝酸软、舌淡脉细弱为辨证要点。

治法：补益肝肾，固摄止泪。

方药：左归饮加减。迎风流泪显著者加木贼、白蒺藜、防风、白芷，以增祛风之功。

（二）外治

1. 泪道冲洗　泪道狭窄流泪者，可予泪道冲洗。

2. 泪道手术　泪道阻塞可采用泪道探通术、人工鼻泪管植入术、泪道激光治疗等，以恢复泪道的通畅，术后滴用抗生素滴眼液以预防感染。

3. 可选用含硫酸锌的滴眼液滴眼。

（三）其他疗法

1. 中成药治疗　根据临床证型选择，如肝肾亏虚，可口服金匮肾气丸治疗。

2. 针灸治疗　针刺可选用睛明、肝俞、肾俞、太冲、风池等穴，手法以补法为主。或加神阙穴艾灸及同侧睛明穴温针治疗。

3. 局部热敷与按摩。

五、预防和调护

1. 户外工作者，应避免风沙、烟尘刺激，或戴防护眼镜，减少不良刺激。

2. 椒疮及鼻部疾患应及时治疗，避免泪窍受损。

ER-9-1

知识链接：
人工鼻泪管
植入术治疗
泪道阻塞性
疾病

第二节　漏　睛

漏睛是以内眦部常有黏液或脓液自泪窍溢出为临床特征的眼病，首见于《太平圣惠方》。由于邪毒长期存在，脓汁不尽，漏睛对眼珠的安全构成了严重威胁。多见于中老年人，女性多于男性，单眼或双眼发病。此外，亦有新生儿罹患本病者。

漏睛相当于西医学慢性泪囊炎,多因鼻泪管狭窄或阻塞,泪液滞留于泪囊伴发感染。

一、病因病机

1. 风热外侵,停留泪窍,积伏日久,溃而成脓。
2. 心有伏火,脾蕴湿热,流注经络,上攻泪窍,积聚成脓。

二、临床表现

1. 症状　不时流泪,内眦常有黏液或脓液溢出。
2. 眼部检查　眼常有濡湿状,内眦部皮肤潮红、糜烂,可有湿疹、白睛红赤。日久,在睛明穴下方可见一隆起肿物,皮肤表面正常,压迫睛明穴下方,有黏液或脓液自泪窍溢出。冲洗泪道时,泪道不通,并有黏液或脓液自泪窍反流(图9-1)。

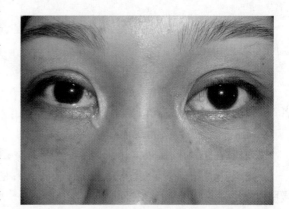

图9-1　漏睛

三、诊断与鉴别诊断

（一）诊断依据

1. 流泪,且内眦部常有黏液或脓液积聚。
2. 压迫睛明穴下方,可见有黏液或脓液自泪窍溢出。
3. 冲洗泪道不通,并有黏液或脓液反流。

（二）鉴别诊断

本病当与流泪症鉴别,两者均可出现流泪,鉴别要点是按压睛明穴下方或冲洗泪道时是否有黏液或脓液溢出。

四、治疗

本病为邪深久伏所致的顽固眼病,辨证主要是以局部症状为主,结合参考全身情况。发病初期,以祛风清热为主;眦部红赤,脓稠黏浊者,以清热除湿为主;缠绵日久,多正虚邪留,则应攻补兼施。

（一）辨证论治

1. 风热停留证

主证:内眦部皮色如常,或睛明穴下方稍隆起,按之不痛,但见有少量黏浊泪液自泪窍溢出,或按之而出;自觉隐涩不舒,或时觉有涎水粘睛;舌尖红,苔薄白,脉浮数。

辨证分析:风热之邪伏于泪窍,泪窍堵塞,泪液受灼而成。以按压睛明穴下方有黏脓性浊液溢出及舌尖红脉浮数为辨证要点。

治法:疏风清热。

方药:白薇丸加减。若热势偏盛,加金银花、连翘、蒲公英以清热;如眦部稍有隆起,压之不痛,头昏眼花,腰膝酸软者,为肝肾不足之象,加枸杞子、补骨脂等滋养肝肾。

2. 心脾湿热证

主证:内眦部微红,黏稠脓液常自泪窍溢出,浸渍睑眦,拭之又生,尿赤;舌红苔黄腻,脉濡数。

辨证分析:伏火湿热,上聚泪窍,腐泪成脓而成本病。以内眦部皮色微红潮湿、按之脓多黏稠、舌红苔黄腻、脉濡数为辨证要点。

治法:清心利湿。

方药:竹叶泻经汤加减。如脓多黏稠者,可去羌活,加天花粉、漏芦、乳香、没药,以加强清热排脓、祛瘀消滞的作用。

（二）外治

1. 点眼 使用清热解毒类滴眼液或抗生素类滴眼液。

2. 泪道冲洗和泪道探通术 用抗生素药液冲洗泪道,每日1次。经泪道冲洗和药物治疗,脓性分泌物已消失一段时间后,可试行泪道探通。探通时应避免损伤泪道,形成假道。若数次探通无效者,应考虑手术治疗。

（三）手术治疗

1. 泪囊摘除术 手术方法较简单,易掌握,但术后仍有不同程度的泪溢,因此,已逐渐被泪囊鼻腔吻合术代替。只用于因故不能做泪囊鼻腔吻合术者,如年老体弱或有严重萎缩性鼻炎等患者。

2. 泪囊鼻腔吻合术 此手术是在泪囊窝内壁开一个新骨窗,将中鼻道黏膜与泪囊内壁相吻合,造成一个新的泪囊鼻腔通道,使泪液直接流入中鼻道。其优点是仍可保持泪道功能,既可根治泪囊炎,又可解除患者流泪的痛苦,是一种效果较理想的手术。但操作有一定难度,且手术创伤较大,年老体弱者慎用。

3. 人工鼻泪管植入术 是目前首选的微创手术。

五、预防与调护

1. 嘱患者点眼药前,先将黏液或脓液挤出,以使药达病所。

2. 应及时治疗椒疮及鼻部疾病,可减少和防止本病发生。

3. 忌食辛辣炙煿等有刺激性的食物。

第三节　漏　睛　疮

漏睛疮是指内眦睛明穴下方突发红肿痛,继而溃破出脓的眼病。病名早见于宋代《圣济总录》。

漏睛疮相当于西医学急性泪囊炎,是泪囊及周围组织的急性感染。

一、病因病机

1. 心经蕴热,或素有漏睛,复感风邪,风热相搏,发为本病。

2. 素食辛辣炙煿之品,心脾热毒壅盛,上攻泪窍,气血瘀滞,结聚成疮。

3. 久治不愈,耗伤气血,气血不足,无力祛邪,以致病情反复难愈。

二、临床表现

1. 自觉症状 睛明穴下方皮肤红肿疼痛,蔓延到上下眼睑或颜面部,每被误认为丹毒。有全身不适感,偶有体温增高。

2. 眼部检查 数日后睛明穴下方皮肤呈现黄色脓点,形成脓肿,穿破排脓后肿胀消退,疼痛随之消失,但有时形成泪囊瘘(图9-2)。

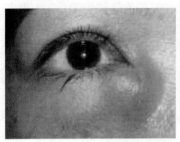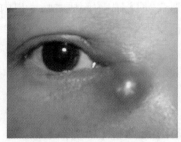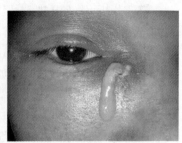

图 9-2 漏睛疮及脓肿成熟、脓肿自行溃破

3. 血常规检查可见白细胞总数及中性粒细胞比例升高。

三、诊断与鉴别诊断

（一）诊断依据

1. 发病较急，睛明穴下方皮肤红肿疼痛，数日后睛明穴下方皮肤呈现黄色脓点。溃破排脓后肿胀消退，但有时形成泪囊瘘。

2. 可有发热恶寒等全身不适。

3. 常有慢性泪囊炎病史。

（二）鉴别诊断

针眼若发病时红肿位于内眦附近者，容易与漏睛疮相混淆，应该明确其部位加以鉴别，且漏睛疮多有流泪、眦部黏液或脓液溢出的病史。

四、治疗

本病发病急骤，来势较猛，必须及时治疗。原则上未成脓时宜内治，以消散为主。初起风热上攻，治宜疏风散热，消肿散结；若热毒炽盛者，治宜清热解毒，祛瘀消肿；如正不胜邪，邪气留恋者，则宜扶正祛邪，托里排毒。

（一）辨证论治

1. 风热上攻证

主证：患处红肿疼痛，高起，泪多，头痛，恶寒发热；舌红苔薄黄，脉浮数。

辨证分析：风热相搏，客于泪窍，气血凝滞，络脉失和，故红肿疼痛高起；泪窍闭塞故泪多；风热袭表，营卫不和故恶寒发热。以患处红肿疼痛、高起，及舌红苔薄黄、脉浮数为辨证要点。

治法：疏风清热，消肿散结。

方药：驱风散热饮子加减。热甚者去防风、羌活，加紫花地丁、蒲公英、野菊花，以清热消肿；脓未成者，服之可使消散；脓已成者，服之可使外溃。

2. 热毒炽盛证

主证：患处红肿高起，坚硬拒按，疼痛难忍，红肿漫及面颊胞睑，身热心烦，口干思饮，大便燥结；舌质红，苔黄燥，脉洪数。

辨证分析：心脾热毒上攻，瘀塞络脉，气血不行，营卫不和。以患处红肿疼痛、蔓延至颜面及大便燥结、舌质红、苔黄燥、脉洪数为辨证要点。

治法：清热解毒，消疮散结。

方药：黄连解毒汤加减。热盛者加金银花、蒲公英、紫花地丁以清热解毒；大便燥结者加大黄、芒硝以通腑泄热；或加枳实、皂角刺通络祛瘀，消肿止痛，增强清热毒、消疮肿的作用。

笔记栏

3. 正虚邪留证

主证:患处时有小发作,微红微肿,稍有压痛,但不溃破,或溃后瘘口难敛,脓汁少而不绝,面色㿠白,神疲乏力;舌淡苔薄,脉细弱无力。

辨证分析:气血不足,无力抗邪,正虚邪恋。以局部微红微肿、稍有压痛,或溃后瘘口难敛及舌淡苔薄、脉细弱无力为辨证要点。

治法:托里排脓。

方药:托里消毒散加减。脓液黄稠者加蒲公英、连翘以增清热之力;热盛伤阴者,加天花粉、麦冬,以养阴清热;溃后漏口不敛者,加玄参、天花粉、白蔹以养阴清热,生肌排脓。

（二）外治

1. 早期可用紫金锭调和外敷,或选用新鲜芙蓉叶、野菊花、马齿苋、白花蛇舌草中的一两味洗净捣烂外敷,以清热解毒,促其消散。

2. 点眼 清热解毒类眼药或抗生素滴眼液。

3. 如已有波动感及出现脓点,须切开排脓并放置引流条,每日换药,待无脓液时,方可除去引流条使切口愈合。

4. 若已成瘘管者,应考虑手术治疗。

（三）其他治疗

1. 中成药 口服黄连上清丸、牛黄上清丸等清热解毒药物。

2. 如病情较重,应全身使用抗生素。

五、预防与调护

1. 注意眼局部卫生,不用手或不洁物品揉眼、擦拭。

2. 合理饮食,增强体质,避免偏食,少食辛辣、煎炸、肥甘之品。

3. 禁忌挤压排脓及冲洗探通,以防造成脓毒扩散,引发眶内或颅内出现危重症。

4. 脓已成应及时切开排脓,以免自溃后疮口不齐,留下明显瘢痕,或脓出不畅,遗留硬结。

5. 积极彻底治疗漏睛。

（牟 琳）

ER-9-2

学习小结

复习思考题

1. 试述流泪症的病因病机。

2. 漏睛与流泪症的鉴别要点是什么?

3. 简述漏睛疮与漏睛的治疗原则区别。

◇◇◇ **第十章** ◇◇◇

白 睛 疾 病

> ▶ **学习目标**
>
> 　　通过本章的学习,掌握暴风客热、天行赤眼、时复目痒、白涩症和火疳的概念、诊断及辨治要点;熟悉脓漏眼、天行赤眼暴翳、金疳、胬肉攀睛和白睛溢血的发病特点及治疗原则;了解暴风客热与天行赤眼、金疳与火疳的鉴别要点。

　　白睛在五轮中属气轮。白睛暴露于外,易受外邪侵袭,内因多为肺失治节,宣降失职,内外合邪,相搏于目,是导致白睛疾病发生的常见病因;此外,大肠结热,腑实不通,肺气不降,亦可导致白睛疾病。临床辨证应局部结合整体,辨其表里虚实。

　　白睛疾病主要临床表现为:目痒目痛,碜涩灼热,生眵流泪;白睛红赤、肿胀、溢血,结节高隆,胬肉赘生,其中白睛红赤是最基本的表现。白睛疾病是常见的外障眼病,一般预后良好,若病情较重,迁延失治,金乘肝木,可引起黑睛病变,故临证时需详加辨析,知常达变。

　　治疗白睛疾病首当理肺,复其治节。实证常用疏风清热、泻火解毒、通腑导滞、除湿止痒、凉血退赤等法;虚证则多用养阴润肺、益气生津等法。同时注意局部治疗方法的运用。

　　暴风客热、脓漏眼、天行赤眼、天行赤眼暴翳等白睛疾病具有传染性、流行性,临证时应注意预防隔离。

第一节　暴　风　客　热

　　暴风客热是指猝然感受风热之邪的侵袭,而致白睛暴发以红赤肿胀、灼热痒痛为主要特征的眼病。该病名首载于《银海精微》,又名暴风客热外障、暴疾风热外障,俗称暴发火眼。本病多发于春、夏、秋季,可散发,也可通过毛巾、水、手等为传播媒介而流行于学校、幼儿园、家庭等集体场所。本病发病迅速,双眼先后或同时罹患,一般在发病后3~4天达到高潮,1~2周痊愈,预后良好。若失于调治,则病情迁延,或发生黑睛星翳。

　　该病类似于西医学的急性细菌性结膜炎。

一、病因病机

　　风热之邪侵袭,客于内热阳盛之体,内外合邪,风热相搏,客留肺经,上犯白睛,猝然发病。

二、临床表现

　　1. 自觉症状　患眼猝感刺痒不适,碜涩疼痛,灼热流泪。全身可见恶寒发热,头痛鼻塞,便秘溲赤等。

2. 眼部检查　胞睑红肿,白睛壅赤,甚者状如鱼鳔,眵多黏稠。严重者可附有灰白色伪膜,拭之又生(图10-1)。

3. 实验室及特殊检查　发病早期和高峰期眼分泌物涂片及细菌分离培养可发现病原菌;结膜刮片可见多形核白细胞增多。

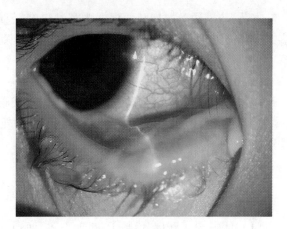

图10-1　暴风客热

三、诊断依据

1. 发病急骤,双眼同时或先后发病;或有与本病患者的接触史。

2. 患眼碜涩痒痛,灼热流泪,眵多黏稠,白睛红赤,甚者白睛肿胀。

3. 结膜刮片可见多形核白细胞增多。

四、治疗

内治以祛风清热为基本治则,应根据本病特点,局部结合整体,详辨风重与热重,或风热并重之不同;外治可用清热解毒中药点眼或熏洗。

（一）辨证论治

1. 风重于热证

主证:痒涩刺痛,羞明流泪,眵多黏稠,胞睑肿胀,白睛红赤;可伴有头痛鼻塞,恶风发热;舌质红,苔薄白或微黄,脉浮数。

辨证分析:病变初起,风热之邪上犯白睛,风邪作祟,内热不重,故辨证以胞睑肿胀、白睛红赤、痒痛多眵为要点。

治法:疏风解表,兼以清热。

方药:银翘散加减。若白睛红赤明显,可加野菊花、牡丹皮、紫草以清热解毒、凉血退赤;目痒多泪明显,可加桑叶、白蒺藜、蔓荆子等疏风清热止泪。

2. 热重于风证

主证:目痛灼热,怕热畏光,热泪如汤,眵多黄稠,胞睑红肿,白睛红赤壅肿明显;全身兼见口渴烦躁,溲赤便秘;舌质红苔黄,脉数。

辨证分析:内有积热,外感风热,内外合邪,热邪为甚,上犯于目,故辨证以白睛红赤壅肿、目痛灼热、眵多黄稠及全身实热之症和舌脉为要点。

治法:清热泻火,兼以疏风。

方药:泻肺饮加减。白睛赤肿浮壅者,重用桑白皮,酌加葶苈子、桔梗以泻肺利水消肿;白睛红赤明显,可加牡丹皮、生地黄以清热解毒、凉血退赤;大便秘结者,加生大黄、芒硝以通腑泄热。

3. 风热并重证

主证:患眼焮热疼痛,刺痒较重,恶热畏光,泪热眵结,白睛红赤肿胀;兼见头痛鼻塞,恶寒发热,口渴思饮,便秘溲赤;舌质红苔黄,脉数。

辨证分析:患者平素内热较重,复感风热之邪,表里交攻,故辨证以患眼焮热疼痛、刺痒交作,白睛赤肿与全身风热并重之征为要点。

治法:祛风清热,表里双解。

方药:防风通圣散加减。根据恶寒发热的轻重和便秘溲赤的程度加减化裁。若热毒偏盛,去麻黄、川芎辛热之品,加金银花、蒲公英、野菊花以清热解毒;若刺痒较重,加蝉蜕、白蒺藜、蔓荆子以祛风止痒。

（二）外治

1. 点眼　清热解毒类眼药、抗生素滴眼液或眼膏点眼。

2. 熏洗法　可选用蒲公英、紫花地丁、野菊花、黄连、黄芩、连翘等清热解毒之品,煎水熏洗患眼,每日 2~3 次。

（三）其他治法

1. 中成药　根据证型,热重于风者可选用黄连上清丸口服。

2. 针刺疗法

（1）体针疗法:以泻法为主,可取合谷、曲池、攒竹、丝竹空、睛明、瞳子髎、风池、太阳、外关、少商,每次选 3~4 穴,每日 1 次。

（2）放血疗法:点刺眉弓、眉尖、太阳穴、耳尖,放血 2~3 滴,每日 1 次。

（3）耳针疗法:选眼、肝、目 2、肺穴,留针 20~30 分钟,可间歇捻转,每日 1 次。

五、预防与调护

1. 注意个人卫生,不用手揉擦眼部,用流动水洗脸。

2. 对急性期患者用过的洗脸用具及医疗器皿应严格消毒,防止传染。

3. 一眼患病,卧位取患侧;禁忌包眼,以免邪毒郁遏。

4. 医护人员在接触患者后,应注意洗手消毒,以防交叉感染。

第二节　脓　漏　眼

脓漏眼是以发病急剧,胞睑及白睛高度红赤壅肿,眵多如脓,易引起黑睛生翳溃损为主要特征的眼病。该病传染性极强,且发病急骤,进展迅速,多双眼同时受累。常因合并黑睛损害而严重危害视力,预后较差。本病在中医眼科古籍中未有相关记载,近代根据其病症特点,称为脓漏眼。

该病相当于西医学之超急性细菌性结膜炎,主要为淋菌性结膜炎,传染性极强、破坏性很大。成人淋菌性结膜炎主要是通过生殖器-眼接触传播而自身感染,或他人生殖器分泌物传染所致;新生儿则主要通过母体产道炎性分泌物直接感染。

一、病因病机

外感疫毒,致肺胃邪毒炽盛,夹肝火升腾,攻冲于目。

二、临床表现

（一）自觉症状

患眼碜涩疼痛,灼热羞明,热泪如涌,眵多似脓。成年患者潜伏期为 10 小时至 3 天,常有排尿困难、尿痛、尿急、尿血等症状。新生儿患者多在出生后 2~3 天发病,症状与成人相似而较重,发热明显。

（二）眼部检查

胞睑及白睛高度红赤臃肿,或伴白睛溢血,或见假膜形成,有黏稠或血性分泌物;3~5 天后,可见大量脓性眼眵外溢,拭之即有,部分患者合并黑睛溃烂,严重者黑睛穿孔,形成蟹睛,甚至珠内灌脓;2~3周后,脓性眼眵减少,胞睑内红赤肥厚、粟粒丛生、白睛轻度红赤,可持续数月(图10-2)。

图10-2 脓漏眼

此外,全身检查常在耳前扪及肿核,压之痛增,可有淋菌性尿道炎或阴道炎。

（三）实验室及特殊检查

1. 眼分泌物涂片或结膜刮片,可有淋球菌。

2. 急性期尿道或阴道分泌物涂片镜检,可查见革兰氏阴性双球菌。

3. 急性期白细胞总数可增加,中性粒细胞比例可升高。

三、诊断依据与鉴别诊断

（一）诊断依据

1. 有淋病史或接触史,新生儿患者母亲有淋病性阴道炎。

2. 胞睑及白睛高度红赤壅肿,大量脓性眼眵。

3. 眼分泌物涂片或结膜刮片发现淋球菌。

（二）鉴别诊断

本病应与暴风客热相鉴别。两者均有发病迅速,有传染性,白睛红赤、眵多等表现;暴风客热无淋病史或相关接触史,自觉症状及胞睑、白睛红赤壅肿相对较轻、眼眵相对较少,一般不发生黑睛溃烂,分泌物涂片或结膜上皮细胞刮片不见淋球菌。

四、治疗

本病发展急骤,变化迅速,病势凶险,应全身与局部治疗相结合,紧急救治。

（一）辨证论治

1. 火毒炽盛证

主证:灼热疼痛,羞明难睁,眵多黄稠,拭之又生,白睛红赤,浮壅肿胀,黑睛星翳,或见睑内有点状出血及假膜形成;兼见发热恶寒,溲赤便秘;舌质红苔薄黄,脉数。

辨证分析:肺胃积热加之肝火炽盛,疫疠火毒攻冲于目,气郁水停血滞,辨证以白睛红赤、肿胀浮壅、黑睛星翳及火毒内炽的全身症状为要点。

治法:泻火解毒,行气利水。

方药:普济消毒饮加减。白睛红赤明显,加生地黄、牡丹皮、紫草清热解毒、凉血退赤;白睛浮壅肿胀较甚,加葶苈子、枳壳下气行水;黑睛生翳,可加夏枯草、谷精草清热退翳。

2. 气血两燔证

主证:患眼灼热疼痛剧烈,胞睑及白睛浮肿,赤脉深红粗大,眵多成脓,源源不断,黑睛溃烂,甚则穿孔;兼见身热头痛,口渴咽痛,小便赤痛,大便秘结;舌绛红苔黄,脉弦数。

辨证分析:乖戾疫毒猖獗,热深毒重,气血两燔,辨证以白睛赤脉深红粗大、眵多成脓、不断溢出及热毒燔灼的全身症状和舌脉为要点。

治法:泻火解毒,气血两清。

方药:清瘟败毒饮加减。白睛赤脉深红粗大明显,可加紫草以增凉血活血之功;眵多成脓较甚,酌加金银花、紫花地丁、败酱草清热解毒;黑睛溃烂者,加夏枯草、青葙子、石决明清肝退翳;口干咽痛者,加天花粉、葛根清热生津;便秘溲赤明显,加生大黄、车前子通利二便。

3. 余热未尽证

主证:病后数日,脓性眼眵减少,灼痛减轻,干涩不舒,睑内红赤粟粒丛生,白睛微红,黑睛翳障;舌红苔薄黄,脉细数。

辨证分析:火毒衰退,但余邪未尽,辨证以白睛微红,脓性眼眵减少,黑睛遗留翳障为要点。

治法:清热消瘀,退翳明目。

方药:石决明散加减。宜去方中羌活、大黄,加川芎活血消瘀;黑睛遗留翳障明显者,加密蒙花、谷精草、珍珠母以增退翳明目之效。

（二）外治法

1. 洗眼法

（1）金银花 15g、野菊花 15g、紫花地丁 30g、败酱草 30g、蒲公英 30g 等清热解毒之品煎水外洗。

（2）用3%硼酸液或1∶10 000 的高锰酸钾溶液冲洗结膜囊,每15～30分钟1次,需持续冲洗,直至脓性眼眵减少或消失。

2. 点眼药

（1）点用清热解毒类滴眼液。

（2）抗生素,如氧氟沙星、妥布霉素等滴眼液,频频点眼。

（3）若发生黑睛溃烂、瞳神紧小者,用1%阿托品滴眼液或眼药膏散瞳。

（三）其他治法

本病需全身及时使用足量抗生素急救治疗,常用青霉素、头孢曲松钠。

五、预防与调护

1. 宣传性病防治知识,严格控制性病传播,淋病患者患病期间禁止到游泳池游泳或浴池洗澡。

2. 患者需隔离,彻底治疗;与患眼接触的医疗器械须严格消毒,若单眼患病,应用透明眼罩保护健眼。

3. 新生儿出生后,应常规应用抗生素滴眼液,必要时点用1%硝酸银溶液。

ER-10-1
知识链接:
什么是"阿波罗11号病"?

第三节　天行赤眼

天行赤眼是指外感疫疠之气,以白睛暴发红赤,可迅速传染并引起广泛流行为主要特征的眼病。该病名见于《银海精微》,又名天行后赤眼外障、天行赤目等。本病多发于夏秋之季,起病急骤,常累及双眼,传染性较强,可广泛流行。

本病类似于西医学的流行性出血性结膜炎,为病毒感染所致。

一、病因病机

本病多因猝感疫疠之气,上犯白睛,热伤络脉;或肺胃蕴热,兼感疫毒,内外合邪,上攻于目。

二、临床表现

1. 自觉症状 患眼突发痒涩交作,怕热羞明,灼热疼痛,热泪如汤,目眵清稀。全身兼头痛发热、咽喉肿痛、四肢酸痛等症。

2. 眼部检查 初起胞睑红肿,白睛红赤;继之白睛溢血呈点状或片状,甚者遍及整个白睛(图 10-3)

3. 实验室及特殊检查 眼分泌物涂片或结膜刮片镜检可见单核白细胞增多。

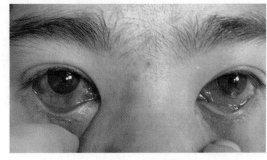

图 10-3 天行赤眼

三、诊断依据

1. 起病迅速,传染性强,易广泛流行,多双眼同时或先后发病。

2. 碜涩灼痛,畏光流泪,眼眵清稀;白睛红赤,可呈点片状溢血。

3. 耳前或颌下可扪及肿核。

四、治疗

本病系感受疫疠之气所致,疫热之毒属阳邪,故清热之中宜加泻火解毒之品;疫热伤络,白睛溢血,酌加凉血止血之品。

（一）辨证论治

1. 初感疠气证

主证:患眼灼热刺痒,碜涩疼痛,羞明流泪,眼眵稀薄,胞睑微红,白睛红赤有点片状溢血;伴见发热头痛,鼻塞流涕,耳前颌下可扪及肿核;舌质红苔薄黄,脉浮数。

辨证分析:患者内热不重,初感疫疠之气,上犯白睛,热伤络脉,故辨证以白睛红赤、点片状溢血以及发热头痛、鼻塞流涕为要点。

治法:疏风清热。

方药:驱风散热饮子加减。方中酌加金银花、黄芩、蒲公英、板蓝根等以增强清热解毒之功;白睛红赤、溢血严重,加牡丹皮、生地黄、紫草清热凉血退赤;耳前肿核触痛明显,加夏枯草、茺蔚子清肝散结。

2. 热毒炽盛证

主证:患眼灼热碜痛,热泪如汤,胞睑红肿,白睛红赤,片状溢血;口渴引饮,头痛烦躁,耳前颌下肿核按之疼痛,便秘溲赤;舌质红苔黄,脉数。

辨证分析:素有肺胃积热,复感疫疠之气,内外合邪,上攻于目,故辨证以眼部诸症较重及热毒内炽、邪扰清阳等全身症状为要点。

治法:泻火解毒。

方药:普济消毒饮加减。白睛红赤壅肿明显,加生石膏、知母、桑白皮清泄肺胃之热;白睛溢血严重,加紫草、牡丹皮、赤芍清热凉血;黑睛生星翳者,酌加蝉蜕、木贼、石决明散邪退翳;便秘者,加生大黄、芒硝泄热通腑;小便短赤明显者,加栀子、木通泻火解毒、清热利水。

（二）外治法

1. 点眼 清热解毒类眼药,或抗病毒滴眼液。

2. 熏洗 选用黄连、金银花、蒲公英、野菊花、大青叶、板蓝根等清热解毒之品,水煎熏洗患眼,每日 2~3 次。

（三）其他治法

1. 中成药治疗　根据临床证型,可选用银翘解毒丸、黄连上清丸口服。

2. 针刺治疗　同暴风客热。

五、预防与调护

1. 患者的用具及医疗器皿应严格消毒,防止传染;医护人员注意洗手消毒,以防交叉感染。

2. 流行区域尽量避免出入游泳池等公共场所,以免感染。

3. 患眼禁忌包封,以免邪毒郁遏。

第四节　天行赤眼暴翳

天行赤眼暴翳是指因感受疫疠之气,突发白睛红赤,继之黑睛生翳,且能传染流行的眼病。病名首见于《古今医统大全》,又名大患后生翳、暴赤生翳。多双眼同时或先后发病,可散发,也可传染流行,病程较长,严重者可迁延数月以上。

本病类似于西医学的流行性角结膜炎,由腺病毒感染所致。

一、病因病机

外感疫疠毒邪,内兼肺火亢盛,内外合邪,肺金凌木,侵犯肝经,上攻于目。

二、临床表现

1. 自觉症状　碜涩疼痛,灼热羞明,眵稀泪多,视物模糊。

2. 眼部检查　初起胞睑微肿,泪多眵稀,白睛红赤壅肿,耳前及颌下扪及肿核并有压痛;7~10 天后,病情发展,黑睛出现星翳,多位于黑睛中央;黑睛星翳可持续数月之久,以后逐渐消退(图 10-4)。

3. 实验室及特殊检查　眼分泌物涂片见单核细胞增多。

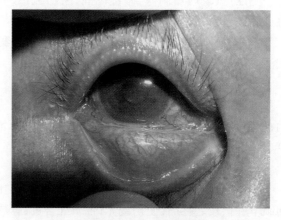

图 10-4　天行赤眼暴翳

三、诊断依据与鉴别诊断

（一）诊断依据

1. 发病迅速,双眼同时或先后罹患。

2. 患眼碜涩疼痛,畏光流泪,泪多眵稀。

3. 白睛红赤浮肿,黑睛星点翳障。

4. 耳前多伴有肿核,按之疼痛。

（二）鉴别诊断

本病应与暴风客热、天行赤眼相鉴别,其内容详见表 10-1。

表 10-1　暴风客热、天行赤眼及天行赤眼暴翳鉴别表

鉴别点	暴风客热	天行赤眼	天行赤眼暴翳
病因	风热外袭	猝感疫疠之气	猝感疫疠毒邪
眵泪	眵多黏稠	泪多眵稀	泪多眵稀
白睛病变	浮肿红赤	白睛红赤，有点片状溢血	白睛红赤，甚则白睛混赤
黑睛生翳	多无	或有，易消退	星翳簇生
预后	较好	较好	重者可留点状翳障
传染性	可传染，但不引起流行	传染性强，易广泛流行	同天行赤眼

四、治疗

本病白睛红赤、黑睛生翳并见，肺肝同病为其特点，故治疗应肝肺同治，不能因白睛红赤消退而忽视黑睛星翳的治疗，否则会造成黑睛星翳迁延难愈。

（一）辨证论治

1. 疠气犯目证

主证：涩痒刺痛，畏光流泪，眼眵清稀，胞睑微肿，白睛红赤浮肿，黑睛星翳；伴有头痛发热、鼻塞流涕；舌质红苔薄白，脉浮数。

辨证分析：疠气袭扰肺经，肺金亢盛，尅伐肝木，上犯于目，肺肝同病，故辨证以白睛红赤浮肿、黑睛星翳稀疏及风热外袭的全身症状和舌脉为要点。

治法：疏风清热，退翳明目。

方药：菊花决明散加减。白睛红赤浮肿明显，加桑白皮、金银花清热泻肺；黑睛星翳较多，可加蝉蜕、白蒺藜、木贼祛风退翳；涩痛流泪明显，可加连翘、荆芥穗、白芷清热疏风止泪。

2. 肝火偏盛证

主证：患眼碜涩刺痛，羞明流泪，视物模糊，黑睛星翳簇生，抱轮红赤；兼见口苦咽干，便秘溲赤；舌质红苔黄，脉弦数。

辨证分析：素体内热较盛，感受疫毒之邪，外邪引动肝火，内外合邪，上攻于目，故辨证以黑睛星翳簇生、抱轮红赤及肝火内盛等全身症状为要点。

治法：清肝泻火，退翳明目。

方药：龙胆泻肝汤加减。可加蝉蜕、密蒙花、谷精草以增疏风清热退翳之功；畏光碜涩疼痛明显，可加夏枯草、白芷、决明子疏风清肝。

3. 余邪未清证

主证：目珠干涩不爽，白睛红赤渐退，但黑睛星翳未尽；口干咽燥，干咳少痰；舌红少津，脉细数。

辨证分析：病至后期，热邪伤津，余邪未尽，故辨证以目珠干涩，黑睛星翳及舌红少津、脉细数为要点。

治法：养阴祛邪，退翳明目。

方药：消翳汤加减。可加天冬、麦冬、沙参以助养阴生津之效；黑睛星翳伴畏光者，可加谷精草、石决明、乌贼骨清肝明目退翳。

（二）外治法

1. 点眼　清热解毒类眼药，或选用抗病毒滴眼液。

2. 熏洗　选用大青叶、金银花、蒲公英、决明子、青葙子、野菊花等清热解毒退翳之品，水煎熏洗患眼，每日 2～3 次。

（三）其他治法

同暴风客热、天行赤眼。

五、预防与调护

同天行赤眼。

第五节　时复目痒

时复目痒是指目痒难忍，白睛红赤，至期而发，过期乃愈，呈周期性发作的眼病。该病名见于曾庆华主编的《中医眼科学》，《证治准绳》称本病为"时复证"，《眼科菁华录》所载之"时复症"与其发病特征相似。本病好发于男性青少年，多双眼罹患，其病程可绵延数年或数十年，随年龄增长逐渐减轻或痊愈。

该病类似于西医学的春季卡他性结膜炎，又名春季角结膜炎，属免疫性眼病。

一、病因病机

1. 肺卫不固，风热时邪外袭，上犯白睛，往来于胞睑肌肤腠理之间。
2. 脾胃湿热，复感风邪，风湿热邪相搏，壅于胞睑，滞于白睛。

二、临床表现

1. 自觉症状　双眼奇痒难忍，碜涩不适，灼热微痛，畏光流泪，遇热则重；眼眵色白，状如黏丝。

2. 眼部检查　胞睑内面呈铺路卵石样扁平颗粒，表面似覆一层牛乳，白睛呈污红色；亦可见黑睛边缘及附近白睛表层黄灰色或暗红色胶样隆起结节，重者可相互融合，包绕黑睛边缘，白睛呈污红或黄浊色。上述两种情况可以单独出现，也可同时存在（图 10-5）。

3. 实验室及特殊检查　结膜刮片可见嗜酸性粒细胞或嗜酸性颗粒。

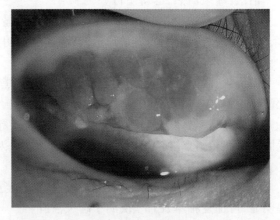

图 10-5　时复目痒

三、诊断与鉴别诊断

（一）诊断依据

1. 双眼奇痒难忍，碜涩不舒。周期性反复发作，多在春季发病，夏季加重，秋冬缓解。

2. 睑内扁平颗粒丛生，状如铺路卵石样排列；或见黑睛边缘出现黄灰色或暗红色胶样隆起结节，白睛呈污红或黄浊色；或两种情况同时存在。

3. 结膜刮片可见嗜酸性粒细胞或嗜酸性颗粒，血清和泪液中 IgG 增高。

（二）鉴别诊断

本病应与椒疮相鉴别：两者均在胞睑内面有颗粒丛生。椒疮颗粒较小，色红而坚，目无奇痒，无定期发病的特点，重症可见赤膜下垂，遗留瘢痕；时复病则颗粒较大，硬而扁平，如铺路卵石样排列，双眼奇痒，季节性发病。

四、治疗

本病预防重于治疗,在每年的发作前即内外结合进行调理。该病的发生与患者的体质状况有关,外因仅为诱发因素,故治疗除疏风止痒、缓解症状外,要根据全身症状综合调治。

(一)辨证论治

1. 外感风热证

主证:眼部奇痒难忍,灼热微痛,胞睑内面遍生小卵石样颗粒,有白色黏丝样眼眵,白睛污红,遇风或遇热症状加重;舌淡红苔薄白,脉浮数。

辨证分析:外感风热,邪气往来于睑肤肌腠之间,脉络阻遏,气血不行,故辨证以眼痒难忍、睑内遍生卵石样颗粒,遇风、遇热加重及舌脉为要点。

治法:祛风清热,散邪止痒。

方药:消风散加减。痒甚者,酌加刺蒺藜以增祛风止痒之功;白睛红赤、灼热明显者,可加牡丹皮、赤芍、茺蔚子凉血消滞退赤。

2. 湿热夹风证

主证:眼痒难忍,畏光流泪,风吹日晒、揉拭眼部后加剧,眼眵黏稠呈丝状,睑内面遍生颗粒,状如小卵石排列,白睛污黄,黑睛与白睛交界处呈胶样隆起;舌质红苔黄腻,脉数。

辨证分析:湿热郁遏,感招风邪,内外合邪,上壅于目,气血郁阻,故辨证以患眼奇痒难忍、眼眵黏稠呈丝状、白睛污红、黑白睛交界处呈胶样结节隆起及舌脉为要点。

治法:清热除湿,祛风止痒。

方药:除湿汤加减。奇痒难忍者,加白鲜皮、地肤子、乌梢蛇以增强除湿止痒之力;睑内颗粒较多及有胶样结节,白睛污红明显,可加郁金、泽兰、川芎行郁除滞。

(二)外治法

1. 点眼　点用清热解毒类眼药,或细胞稳定剂,如色甘酸钠滴眼液,必要时短期配合糖皮质激素眼液。

2. 熏洗　辨证选用中药煎煮,取药液熏洗或湿热敷,也可进行超声雾化。

3. 冷敷　局部冷敷可减轻症状。

4. 针刺　选取承泣、光明、外关、合谷等穴,每日 1 次,10 次为 1 个疗程。

ER-10-2

病案分析:
时复目痒

五、预防与调护

1. 避开过敏原,配戴有色眼镜,避免强光刺激。

2. 忌烟酒,少食辛辣炙煿之品,以免加重病情。

3. 缓解期可益气补脾固本,以防止复发或减轻症状。

第六节　金　疳

金疳是指白睛表层突起灰白颗粒,形如玉粒,周围绕以赤脉的眼病。因病在白睛,白睛属肺,肺属金,故称为金疳。病名首见于《证治准绳》,又名金疡。以单眼发病为多,亦有双眼同时或先后发病者。体质虚弱之人,每易反复发作。

本病类似于西医学之泡性结膜炎。

一、病因病机

1. 外感燥热,内客肺经,肺失宣发清肃之功,气机郁滞,血行不畅而致。

2. 肺阴不足,虚火上炎。肺属金,金生水,肺阴不足,肾水无以滋生,水火不济,故而上炎,使白睛血络受迫,滞结为疳。

3. 脾胃虚弱,运化无力,土不生金致肺失所养,肺气化不利,气滞血瘀,引发本病。

二、临床表现

1. 自觉症状　患眼隐涩不适,或微有疼痛及畏光。

2. 眼部检查　白睛表层见灰白色形如玉粒之颗粒,大小不一,周围绕以赤脉,推之可移,压之不痛,溃破后形成凹陷。多于1周左右愈合,不留痕迹。颗粒一般为1个,重者可多至2个以上(图10-6)。

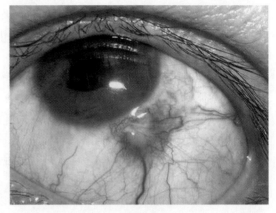

图10-6　金疳

三、诊断依据

1. 自觉隐涩不适,或微有疼痛及畏光。
2. 白睛表层见灰白色颗粒隆起,周围绕以赤脉,推之可移。

四、治疗

本病位于气轮,分属于肺,故治肺为本。如病属初起,治宜泻肺利气散结,使气畅血行;如反复发作,或缠绵不愈,则应润肺益气,复其宣发肃降之功。

（一）辨证论治

1. 肺经燥热证

主证:患眼自觉涩痛畏光,泪热眵结,白睛上小疱样颗粒隆起,周围赤脉粗大;兼有口渴鼻干,便秘溲赤;舌红苔黄,脉数有力。

辨证分析:燥邪犯肺,肺失清肃,故口渴鼻干,便秘溲赤,白睛滞结为疳,以局部涩痛畏光,泪热眵结和肺经燥热全身症状及舌脉为辨证要点。

治法:泻肺散结。

方药:泻肺汤加减。红赤重者,加赤芍、牡丹皮以凉血活血退赤,加连翘以增清热散结之功;若结节位于黑睛边缘者,加夏枯草、决明子以清肝泻火;大便秘结者,加大黄以泻腑清热。

2. 肺阴不足

主证:自觉隐涩微疼,眵泪不结,白睛颗粒不甚高隆,周围血脉淡红,且病久难愈,或反复发作;兼有干咳,五心烦热,便秘等;舌质红,少苔,脉细数。

辨证分析:本症肺阴不足,虚火上炎,辨证以局部诸症不明显,以及干咳,五心烦热,便秘,舌红少苔,脉细数等肺阴不足之象为要点。

治法:滋阴润肺。

方药:养阴清肺汤加减。目中津亏干燥者,加石斛、天花粉以助生津之功;畏光流泪重者,加密蒙花、决明子、木贼清肝明目。

3. 肺脾两虚

主证:白睛赤涩轻微,小疱反复难愈;兼全身乏力,便溏或便秘,食欲不振,咳嗽有痰,腹胀不舒;舌质淡,苔薄白,脉细无力。

辨证分析:脾胃失调,土不生金,辨证以白睛小疱反复难愈及全身乏力,不思饮食,便溏、咳嗽及舌脉表现为辨证要点。

治法:脾肺双补。

方药:参苓白术散加减。可加防风、桑白皮、赤芍以退赤散结;小疱久不消散者,原方去甘草,加昆布、海藻软坚散结。

（二）外治

1. 点眼　清热解毒类眼药,或以糖皮质激素滴眼液点眼。必要时,可加用抗生素滴眼液或眼膏。

2. 熏洗　辨证选用中药煎煮液熏洗。

五、预防与调护

1. 宜少食辛辣炙煿及油腻之品。

2. 积极寻找及治疗诱发此病的潜在性疾病,加强体育锻炼,增强体质,注意营养,适当补充各类维生素。

第七节　白　涩　症

白涩症是指白睛红赤不显,或见白睛赤脉隐隐,眼内干涩不适的慢性眼病。该病名首见于《审视瑶函》,该书根据病情发展的不同阶段,分别以"白涩""干涩昏花""神水将枯"命名。多双眼发病。

本病类似于西医学之干眼、慢性结膜炎、视疲劳等病。

一、病因病机

1. 燥邪犯肺,伤及肺阴,肺阴不足,目失濡润。

2. 肝肾亏损,精血不足,目失濡养。

3. 过用目力,劳瞻竭视,耗气伤阴,气机衰惫,不能敷布精微上荣于目,目失濡养。

4. 饮食不节,偏食辛辣之品,或嗜烟酒,脾胃蕴积湿热,清气不升,目窍失养。

5. 暴风客热或天行赤眼等外障眼病治疗不彻底,余热未清,隐伏目络所致。

二、临床表现

1. 自觉症状　眼常干涩不爽,瞬目频频,不耐久视,或微畏光,灼热微痒。

2. 眼部检查　白睛不红不肿或赤脉隐隐,眦头或有白色泡沫状眼眵,睑内如常或见赤丝细脉,睑弦见黄白色颗粒,黑睛或见细小星翳。

三、诊断依据

1. 患眼干涩不爽,畏光,不耐久视。

2. 白睛不红不肿,或赤脉隐隐;或睑弦见黄白色颗粒,或黑睛有细小星翳。

3. 眵少色白如泡沫或无眵。

四、治疗

本病治疗应标本兼顾,内治外治相结合,给以内服药的同时,配合使用相应的外用药物。

（一）辨证论治

1. 肺阴不足证

主证:眼干涩不爽,泪少,不耐久视,黑睛可有细小星翳,迁延难愈,伴干咳少痰,咽干便秘;舌质红,苔薄,脉细数。

辨证分析:因燥邪犯肺,伤及肺阴,肺阴不足,目失濡润,以眼干涩不爽、泪少、不耐久视、黑睛可有细小星翳、干咳少痰、咽干便秘及舌脉为辨证要点。

治法:滋阴润肺。

方药:养阴清肺汤加减。可于方中加太子参、石斛、天花粉、玉竹、五味子益气养阴;白睛红赤者,加桑白皮、地骨皮清热泻肺退赤;黑睛有细小星翳者,可加蝉蜕、菊花、密蒙花以明目退翳。

2. 肝肾亏虚证

主证:泪少,干涩畏光,双目频眨,视物欠清,白睛隐隐淡红,久视诸症加重,黑睛生翳;兼口干少津,腰膝酸软,头晕耳鸣,夜寐多梦;舌质淡红,苔薄白,脉细。

辨证分析:肝肾亏虚,精血不足,水不涵木,目失所养,以泪少、干涩畏光、黑睛生翳、腰膝酸软、头晕耳鸣等全身症状及舌脉为辨证要点。

治法:补益肝肾。

方药:杞菊地黄丸加减。口干少津明显者,加玄参、沙参、女贞子、麦冬以增加滋阴之力;白睛隐隐淡红者,加地骨皮、桑白皮以清热退赤。

3. 气阴两虚证

主证:目珠干涩磨痛,频频眨目,视物模糊,不耐久视,白睛赤脉隐隐,黑睛生翳,神疲乏力,口干舌燥,夜寐不实;舌淡少苔,脉细无力。

辨证分析:劳瞻竭视,耗气伤阴,气机衰惫,不能敷布精微上荣于目,辨证以目珠干燥失却莹润之泽、干涩磨痛、视物模糊、不耐久视以及神疲乏力、口干舌燥、夜寐不实等气阴两虚全身症状和舌脉表现为辨证要点。

治法:益气养阴。

方药:生脉散加减。气虚较甚者加黄芪以助补气之功,偏于阴虚者合沙参麦冬汤。

4. 脾胃湿热证

主证:患眼干涩隐痛,胞睑重坠,睑弦有黄白色颗粒,睑内可有粟粒样小疱,白睛淡赤,眦帷有白色泡沫样眼眵,经久难愈;兼见口黏或口臭,大便溏泄不爽,溲赤而短,苔黄腻,脉濡数。

辨证分析:湿热内蕴,蒙蔽清气,清阳不升,气机不利,以眼干涩隐痛、白睛淡赤、胞睑重坠、睑缘黄白色颗粒、口黏或口臭、大便溏等全身症状及舌脉表现为辨证要点。

治法:清热利湿。

方药:三仁汤加减。红赤重者,加生地黄、赤芍、牡丹皮凉血退赤;痒甚者,加白芷、地肤子、白鲜皮祛风止痒。

5. 邪热留恋证

主证:暴风客热或天行赤眼等外障眼病治之不彻,患眼干涩不适,畏光流泪,白睛赤脉隐隐,迟迟不退,睑内红赤隐隐,有少量眼眵;舌质红,苔薄黄,脉数。

辨证分析:本病以邪热伤阴,余邪未尽,邪热隐伏肺脾二经,故辨证以暴风客热或天行赤眼等外障眼病后出现眼干涩不适、赤脉不退、睑内红赤以及舌脉表现为辨证要点。

治法:清热利肺。

方药:桑白皮汤加减。若邪热伤阴,加生地黄、天花粉、石斛;无湿邪,去泽泻、茯苓。

（二）外治

1. 点眼　鱼腥草滴眼液、珍珠明目液、人工泪液滴眼液等点眼。

2. 熏洗　辨证选用中药煎煮液熏洗。

3. 针刺　选用睛明、丝竹空、太阳、承泣、风池、三阴交、足三里等穴。

五、预防与调护

1. 积极治疗眼部相关疾病,矫正屈光不正。

2. 合理用眼,起居适度。

3. 少食辛辣炙煿之品,以免湿热内生,热盛伤阴。

4. 局部用药不宜时间过长、种类过多。

5. 避免风沙、烟尘刺激。

第八节　胬肉攀睛

胬肉攀睛为目中胬肉由眦角横贯白睛,攀侵黑睛,故名胬肉攀睛。病名最早见于《银海精微》,又名胬肉侵睛外障、蚂蟥积证、肺瘀证、目中胬肉等。本病生于大眦者较常见,男多于女,常见于成年人,特别是老年人及户外工作者。

本病相当于西医学之翼状胬肉。

一、病因病机

1. 心肺二经蕴热,风热外袭,内外合邪,热郁血滞,脉络瘀阻而成。

2. 嗜食五辛酒浆,脾胃蕴积湿热,邪热壅滞眦部所致。

3. 忧思愤怒,五志过极,气郁化火,心火上炎,克伐肺金,致生胬肉。

4. 劳欲过度,心阴暗耗,肾精亏损,水不制火,虚火上炎,脉络瘀滞而致。

二、临床表现

1. 自觉症状　初起多无自觉症状,或仅有痒涩感,胬肉侵及黑睛或遮蔽瞳神时,可有视物不清。严重者可有不同程度的眼球运动受限。

2. 眼部检查　睑裂部位的白睛上起膜,渐渐变厚,有血丝相伴,红赤高起,而成胬肉,渐向黑睛攀侵。胬肉多呈三角形,自眦角开始,横向白睛的宽大部分称体部,攀向黑睛的尖端称为头部(图 10-7)。若胬肉头尖高起而体厚,赤瘀如肉,发展较为迅速,每可侵及黑睛中央,障漫黑睛则视而不见,为进展期。如胬肉头平而不高起,体亦菲薄如蝇翅,色白或淡红,多发展缓慢,或始终停止在黑睛边缘部,不影响视力,属静止期。

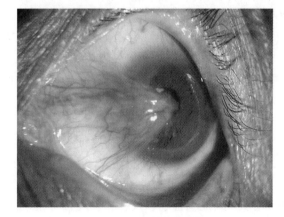

图 10-7　胬肉攀睛

三、诊断依据与鉴别诊断

(一)诊断依据

1. 初起多无自觉症状,或仅有痒涩感,胬肉侵及黑睛或遮蔽瞳神时,可有视物不清。

2. 胬肉起自眦角,呈三角形肥厚组织,横过白睛,向黑睛攀附。

（二）鉴别诊断

1. 黄油症　两者均位于眦部白睛表面,但黄油症为黑睛内外侧白睛有三角形淡黄色斑块隆起,尖端指向眦角,不与眦角相连,亦无赤脉攀附,不痒不痛,不侵及黑睛,不影响视力,相当于西医之睑裂斑;而胬肉攀睛为胬肉起于眦角,尖端指向黑睛,有赤脉攀附,渐侵黑睛,影响视力。

2. 流金凌木　两者均为目中有肉膜样赘生物,但流金凌木是指白睛与黑睛表面之间呈膜状或条索状粘连,多因睛珠外伤(尤其是酸、碱腐蚀伤)或黑睛边缘生翳后所致,其部位不定,不限于睑裂部,亦无发展趋势,不红不痛,类似于西医之假性胬肉;而胬肉攀睛仅限于两眦有赤膜攀附,渐侵黑睛。

四、治疗

本病胬肉色淡体薄者,多采取眼部点药为主;色赤体厚,眵泪多者,则加内服药。辨证有风热、实热与虚热之分,实者宜泻,虚者宜降。如药物无效且发展迅速者可手术治疗。

（一）辨证论治

1. 心肺风热证

主证:胬肉初生,渐见胀起,赤脉密布,多眵多泪,痒涩羞明;舌质红,苔薄黄,脉浮数。

辨证分析:风热客于心肺,经络瘀滞,辨证以胬肉长出、赤脉密布、多眵多泪、痒涩羞明等眼部症状和舌脉为要点。

治法:祛风清热。

方药:栀子胜奇散加减。若赤脉密布者,加赤芍、牡丹皮、红花祛瘀消滞;大便秘结者,去方中羌活、荆芥穗,酌加大黄、枳实以通腑泄热。

2. 脾胃实热证

主证:胬肉头尖高起,体厚而大,赤瘀如肉,生长迅速,痒涩不舒,眵多黏结;口渴欲饮,便秘尿赤;舌质红,苔黄,脉洪数。

辨证分析:脾胃积热上蒸,邪热壅滞目络,以胬肉头尖高起、体厚而大、赤瘀如肉、生长迅速、痒涩不舒、眵多黏结和全身症状为辨证要点。

治法:泄热通腑。

方药:泻脾除热饮加减。去方中黄芪加连翘、夏枯草以增清热泻火、祛瘀消滞之力;红赤甚者,加生地黄、玄参、赤芍、牡丹皮凉血退赤;无便秘者,去大黄、芒硝;湿热偏重,苔黄腻者,去黄芪,加茵陈、木通、土茯苓清热利湿。

3. 心火上炎证

主证:患眼痒涩刺痛,胬肉高厚红赤,眦头尤甚;心烦多梦,或口舌生疮,小便短赤;舌尖红,脉数。

辨证分析:两眦属心,心火刑金,脉络沸腾,辨证以患眼痒涩刺痛、胬肉高厚红赤、眦头尤甚和心火上炎全身症状以及舌脉表现为要点。

治法:清心泻火。

方药:泻心汤合导赤散加减。若目眦疼痛、胬肉色暗红者,加玄参、茺蔚子、川芎清热凉血通络;小便赤热者,加车前子、泽泻、滑石以清热利尿。

4. 阴虚火旺证

主证:胬肉淡红,时轻时重,涩痒间作;心中烦热,口舌干燥;舌质红,少苔,脉细。

辨证分析:阴虚火旺,上炎于目,故辨证以胬肉淡红、时轻时重、涩痒间作、心中烦热、口舌干燥以及舌脉表现为要点。

治法：滋阴降火。

方药：知柏地黄丸加减。五心烦热者，加地骨皮、银柴胡；心烦失眠者，加麦冬、五味子、酸枣仁养心安神。

（二）外治

1. 点眼　清热解毒滴眼液、或抗生素滴眼液及糖皮质激素类滴眼液。

2. 手术治疗　胬肉发展较速，侵入黑睛，有掩及瞳神趋势者，须行手术。

五、预防与调护

1. 注意眼部卫生，避免风沙与强光刺激。

2. 忌烟酒及刺激性食物，勿过劳和入夜久视。

3. 对胬肉手术后复发的患者，不宜立即再行手术，应在其静止6个月后再考虑手术。

第九节　白睛溢血

白睛溢血是指白睛表层血络受损，血溢络外，出现点、片状血斑，甚或遍及白睛的病症。由于出血鲜红，《证治准绳》称为"色似胭脂证"。该病多见于中老年人。

本病相当于西医学之结膜下出血。

一、病因病机

1. 热客肺经，肺气不降，血热妄行。

2. 心营耗损，肝肾不足，致使脉络失润，易于破裂而血溢络外。

3. 剧烈呛咳、呕吐，眼部外伤，致使气逆上冲，目络破损而血溢络外。

酗酒过度，以及妇女逆经等，均可导致血不循经。

二、临床表现

1. 自觉症状　自觉症状不甚明显，多为他人发现。

2. 眼部检查　眼部检查见某一区域或弥漫于整个球结膜下点、片状出血斑（图10-8）。新鲜出血色鲜红，边界清晰，晚期色变暗呈棕黄色。一般发病3天以内者出血可能有增加趋势，1~2周逐渐吸收消退。

三、诊断依据与鉴别诊断

（一）诊断依据

1. 目无肿痛，或有隐涩，仅见白睛表层内出血，或多或少，点片形态不一，甚或遍及白睛。

2. 出血量少，不日可自行消退；出血量多，先由鲜红而变紫暗，再变黄褐色，旬日可退，不损视力。

（二）鉴别诊断

本病应与"天行赤眼"相鉴别。天行

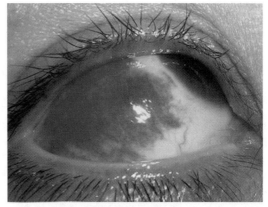

图10-8　白睛溢血

赤眼虽可有白睛表层下溢血,但其病乃双侧白睛突发赤肿,灼热刺痒,畏光流泪。而白睛溢血是患眼不痛不肿,出血发生于不知不觉中。

四、治疗

本症可自行消退,故临证用药主要针对病因,避免再发,重者初宜清肺凉血,后期血变紫暗时,可酌加通络散血之品,促其消退。

（一）辨证论治

1. 热客肺经证

主证:白睛表层血斑鲜红;或见咳嗽气逆,痰稠色黄,口渴,便秘溲黄;舌质红,苔黄,脉数。

辨证分析:热客肺经,肺气不降,血热妄行,以白睛表层血斑鲜红、咳嗽痰稠黄、口渴等全身症状及舌脉表现为辨证要点。

治法:清肺凉血。

方药:退赤散加减。若大便秘结明显,可加大黄、芒硝以泄热通腑,引热下行。

2. 阴虚火旺证

主证:白睛溢血,血色鲜红,反复发作;或见头晕耳鸣,颧红口干,五心烦热,少寐;舌质红,少苔,脉细数。

辨证分析:阴虚火炎,灼伤脉络,血溢络外,辨证以白睛溢血、反复发作及阴虚火旺全身症状以及舌脉表现为要点。

治法:滋阴降火。

方药:知柏地黄丸加减。若夜寐多梦者,加酸枣仁、五味子养心安神;若出血量多者,加丹参、赤芍养血活血化瘀。

由剧烈呛咳、呕吐致使气逆上冲,妇女逆经等所致者,主要针对病因论治,外伤所致者详见第二十一章眼外伤。

（二）外治

本病初起 24 小时内宜冷敷,以控制出血;48 小时后改为热敷,以促进出血吸收。

五、预防与调护

1. 积极寻找出血原因,并针对原发病进行治疗。
2. 避免用力过猛或眼外伤。

第十节　火　疳

火疳是指白睛里层有紫红色结节状隆起,且疼痛拒按的眼病。因系心肺两经实火上攻白睛,火邪无从宣泄,结聚克伐肺金而致,故称之为火疳。病名最早见于《证治准绳·七窍门》,又名火疡。好发于成人,女性为多。且病程长,易反复,失治可波及黑睛及黄仁,甚至失明。

本病类似于西医学之表层巩膜炎、前部巩膜炎。

一、病因病机

1. 肺热亢盛,气机不利,以致气滞血瘀,滞结为疳,病从白睛而发。

2. 心肺热毒内蕴,火郁不得宣泄,上迫白睛所致。

3. 素患痹证,风湿久郁经络,郁久化热,风湿热邪循经上犯于白睛而发病。

4. 肺经郁热,日久伤阴,阴虚火旺,上攻白睛。

二、临床表现

1. 自觉症状　轻者,患眼涩痛或局部疼痛,羞明流泪;重者疼痛剧烈,痛连眼眶四周,或眼珠转动时疼痛加剧,羞明流泪,视物不清。

2. 眼部检查　白睛深部向外突起一紫红色结节,其形或圆或椭圆,大小不等,推之不移,压痛明显,白睛混赤浮肿,隆起之结节可由小渐渐增大,周围布有紫赤血脉,一般很少溃破(图10-9)。

3. 实验室及特殊检查

(1) 全身检查:胸部、脊柱、骶髂关节的X线检查。

(2) 实验室检查:血常规、血沉、肝功能、血清尿酸测定、结核菌素皮内试验等。免疫指标:类风湿因子、外周血T淋巴细胞亚群、外周血免疫球蛋白、抗核抗体、免疫复合物测定、补体C3等。

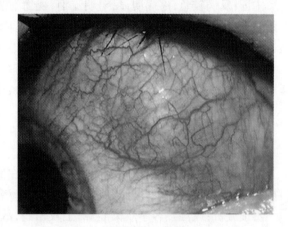

图10-9　火疳

三、诊断依据与鉴别诊断

(一) 诊断依据

1. 患眼疼痛、羞明、流泪。

2. 白睛里层有小扁圆形或其他形状结节隆起,色紫红,推之不移,压痛拒按。

3. 病程长,易反复发作,常致白睛青蓝或并发瞳神紧小、瞳神干缺。

4. 多发于青年女性。

(二) 鉴别诊断

本病与金疳鉴别,两者均发病于白睛,为气轮病变,但金疳发于白睛表层,有玉粒样小疱隆起,周围绕以赤脉,推之可动,目痛较轻,眵泪不多,病程较短,不波及瞳神,一般不影响视力;而火疳发于白睛里层,有紫红色结节隆起,推之不移,疼痛拒按,羞明泪多,且病程较长,失治误治后可波及黑睛、瞳神,甚者影响视力。

四、治疗

本病发生于白睛深层,以肺热蕴结为主,故治疗以泻肺热为本,且因邪热每多累及血分,所以治疗时应顾及血分,酌加活血散结之品。火疳后期,患者往往表现虚实兼杂。至于夹风夹湿,或因虚火上炎,气火上逆者,则应法随证立,或适加祛风、利湿、凉血之品,或合以滋阴清热、清肝泻火之法。

(一) 辨证论治

1. 肺热郁火证

主证:发病稍缓,患眼疼痛不适,羞明流泪,白睛局部结节隆起,色呈紫红,触按痛重;兼发热、口干、咽痛,便秘等;苔黄,脉数。

辨证分析:火郁肺经,气机不利,气血瘀滞混结于白睛,辨证以患眼疼痛不适,羞明流泪,白睛局部结节隆起,色呈紫红,触按痛重和口干、咽痛等全身症状以及舌脉为要点。

治法:泻肺利气,活血散结。

方药:泻白散加减。热甚,可加金银花、连翘、浙贝母清热散结;瘀甚,加玄胡索、郁金活血化瘀,散结消滞。

2. 心肺热毒证

主证:发病较急,疼痛明显,羞明流泪,视物不清等症较重;白睛结节大而隆起,周围血脉赤紫怒张,压痛明显,病变多在睑裂部位;兼口苦咽干,心烦多梦,口舌生疮,便秘溲赤;舌质红,苔黄,脉数有力。

辨证分析:心肺热毒结聚,气血瘀滞,壅阻目络,辨证以白睛结节大而隆起、周围血脉赤紫怒张、压痛明显和心肺热毒全身症状以及舌脉表现为要点。

治法:泻火解毒,凉血散结。

方药:还阴救苦汤加减。临证应用时,可酌情减少细辛、羌活等辛温之药或药量。

3. 风湿热攻证

主证:眼珠闷胀而疼,羞明流泪,视物不清,白睛结节,色较鲜红,周围有赤丝牵绊,目痛拒按;兼有骨节疼痛,肢节肿胀,胸闷纳呆,病程缠绵难愈;苔白厚或腻,脉滑或濡。

辨证分析:风湿热客于肌肉经脉,上攻白睛,故辨证以白睛结节、色较鲜红、眼珠闷胀而疼以及骨节疼痛、肢节肿胀、病程缠绵难愈以及舌脉表现为辨证要点。

治法:祛风化湿,清热散结。

方药:散风除湿活血汤加减。红赤甚者,加牡丹皮、丹参凉血活血消瘀,加桑白皮、地骨皮清泄肺热;若骨节酸痛、肢节肿胀者,加豨莶草、秦艽、络石藤、海桐皮祛风湿、通经络。

4. 虚火上炎证

主证:病情反复发作,病至后期,眼酸痛,畏光流泪,视物欠清;白睛结节不甚高隆,色紫暗,压痛不明显,兼口咽干燥,潮热颧红,便秘;舌红少津,脉细数。

辨证分析:久病伤阴,虚火上炎,故辨证以病情反复发作,结节不甚高隆,血丝色偏紫暗,四周有轻度肿胀,压痛不明显及全身症状、舌脉表现为辨证要点。

治法:养阴清肺,兼以散结。

方药:养阴清肺汤加减。阴虚火旺者,去薄荷,加知母、黄柏、地骨皮滋阴降火;白睛结节日久,难以消退者,酌加丹参、郁金、夏枯草清热消瘀散结。

(二)外治

1. 点眼　糖皮质激素类滴眼液,清热解毒类眼药。合并瞳神紧小者,须以1%阿托品滴眼液或眼膏散瞳。

2. 熏洗　可用内服药渣再煎水熏洗,减轻眼部症状,促进气血流畅,缩短病程。也可将内服药渣再煎水局部湿热敷。

五、预防与调护

1. 宜少食辛辣炙煿之品,戒烟戒酒,以免助热化火,伤阴耗液。

2. 注意起居,寒暖适中,避免潮湿。

(霍　勤　钟瑞英)

复习思考题

1. 简述白睛疾病的主要临床表现。

2. 试述暴风客热的临床表现、辨证要点和治法方药。

3. 简述天行赤眼的病因病机、诊断依据和治疗原则。

4. 暴风客热与天行赤眼应如何鉴别？

5. 简述时复目痒的临床特征、病因病机和证治分型。

6. 白涩症应如何辨证论治？

7. 简述火疳的诊断依据。

8. 火疳与金疳有何区别？

◇◇◇ **第十一章** ◇◇◇

黑 睛 疾 病

> ✎ **学习目标**
>
> 通过本章的学习,掌握黑睛疾病主要的病因病机和治疗原则,掌握聚星障、花翳白陷、凝脂翳的病因病机、临床特点、辨治要点。熟悉湿翳、混睛障的病因病机、证治要点,了解暴露赤眼生翳的病因和证治要点。

黑睛位于目珠前端,暴露于外,易遭受外伤,也易受风热邪毒侵袭,还可由他轮病变影响,故黑睛疾病发病率高。同时黑睛自身无血络,抗邪能力较低,一旦病变,往往病情复杂,病程缠绵。

黑睛疾病的特点为:发生星膜翳障而引起视力下降,并出现碜涩疼痛,羞明流泪等自觉症状;常出现抱轮红赤,甚则出现白睛混赤。

黑睛疾病若误治失治,可引起病情向纵深发展,发生黑睛溃烂(图 11-1),严重者可波及黄仁,出现黄液上冲、瞳神紧小、瞳神干缺等。若黑睛因病变侵蚀而发生溃破,则可导致黄仁外出,变生蟹睛,日久形成钉翳,甚者黑睛全溃穿破,波及全珠,最终目珠塌陷而失明。黑睛生翳愈后结成厚薄不一、程度不同的瘢痕翳障,影响视力,黑睛疾病是重要的致盲眼病之一。

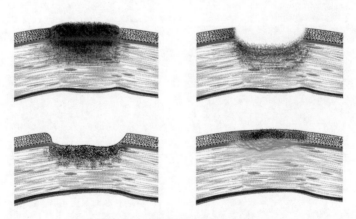

图 11-1 黑睛翳障的变化过程

黑睛在五轮中属风轮,与肝胆相关,辨证多从肝胆着手。如障翳浮嫩,病情轻者,多为肝经风热;障翳色黄,溃陷深大者,多为肝胆实火;翳障时隐时现,反复发作者,多为肝阴不足等。但也有兼夹其他脏腑病机者,故要全面辨证,不能仅责之于肝胆。

中医治疗原则为祛除病邪,消退障翳,控制发展,防止传变,促其早愈。常用的法则如祛风清热、泻火解毒、清肝泻火、养阴清热、通阳散寒、宣化湿热、退翳明目等。其他如点眼、熏洗、热敷、针灸等亦不可忽视。此外,其他各轮病变可蔓延至黑睛,而黑睛病变也可波及瞳神,故在辨证时应分清主次,正本清源,随证施治,防止黑睛疾病的发展和传变。

第一节 聚 星 障

聚星障是指黑睛骤生多个细小星翳,伴有沙涩疼痛、羞明流泪的眼病。病名首见于《证治准绳·杂病·七窍门》,可发生于任何年龄,多单眼发病,亦可双眼同时或先后发生,易反复发作,病程缠绵。

本病类似于西医学的单纯疱疹性角膜炎,又称单纯疱疹病毒性角膜炎。

一、病因病机

1. 外感风热或风寒之邪,上犯于目,袭及黑睛。
2. 外邪入里化热,或内有肝经伏火,复感风邪,内外合邪,风火相搏,上攻黑睛。
3. 恣食辛辣炙煿之品,致脾胃湿热蕴积,熏蒸黑睛。
4. 素体肝肾阴虚,或热病之后津液亏耗,虚火上炎熏灼黑睛而病。

二、临床表现

(一)自觉症状

症状较轻者,微感眼干涩,或碜涩不适。症状较重者,表现明显的视物模糊,碜涩疼痛,灼热畏光,热泪频流。

(二)眼部检查

患眼可见抱轮红赤或白睛混赤,初起黑睛表面出现极细的点状混浊,如针尖大小,色灰白或微黄、半透明、稍隆起之混浊。少则数颗,多则数十颗,或同时发起,或先后渐次而生,可排列呈云雾状,可联缀呈条状,继则星翳形成呈树枝状;病变区黑睛知觉减退;若病情继续发展,病灶扩大加深,则呈现灰白色边缘不齐且表面凸凹的地图状(图11-2、图11-3);黑睛荧光素染色阳性。

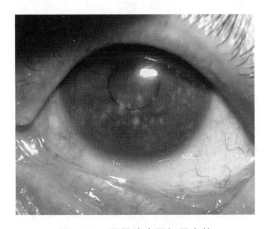

图 11-2 聚星障生翳如星点状

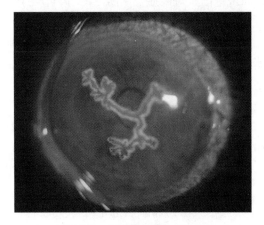

图 11-3 聚星障生翳如树枝状

(三)实验室及特殊检查

1. 角膜组织刮片做病毒分离。
2. 聚合酶链反应(PCR)技术可检测角膜、房水、玻璃体及泪液中的单疱病毒DNA,其特

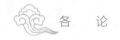

异性和敏感性均较高。

三、诊断依据

1. 发病前常有感冒史,或劳累后发病。
2. 不同程度视物模糊,沙涩不适,畏光流泪。
3. 抱轮红赤,黑睛表面生翳如星点状、树枝状或地图状,荧光素染色阳性,病变区知觉减退。

四、治疗

本病首先辨病因,其后审脏腑。为外邪者,治当疏散外邪;为肝火者,治当清泄肝火;为湿热者,治当清化湿热。病情缠绵者,常为虚实夹杂,治须分辨虚实之孰轻孰重,采用扶正祛邪法则。外治以清热解毒、退翳明目为主,并可结合针刺、熏洗、热敷等方法治疗。

（一）辨证论治

1. 风热客目证

主证:患眼沙涩疼痛,畏光流泪,抱轮红赤,黑睛浅层点状混浊;多伴发热恶风,鼻塞,咽痛口干,舌苔薄黄,脉浮数。

辨证分析:外感风热之邪,初犯于目,病情较轻,故辨证以黑睛浅层点状混浊、抱轮微红等眼症及全身症状、舌脉为要点。

治法:疏风散热。

方药:银翘散加减。抱轮红赤,眼痛明显,热邪较重者可加板蓝根、大青叶、菊花、紫草以增加清热解毒之功,酌加赤芍、牡丹皮凉血止痛,加柴胡、黄芩以增加驱肝经风热之功效;眼睑红肿、畏光流泪明显者,可加蔓荆子、防风、桑叶以祛风清肝明目。

2. 肝火炽盛证

主证:胞睑红肿,羞明流泪,碜涩疼痛,白睛混赤,黑睛翳障扩大加深,呈树枝状或地图状;多伴有两胁疼痛,口苦咽干,头痛溲赤;舌红苔黄,脉弦数。

辨证分析:肝胆火毒炽盛,火性上炎,上犯熏灼黑睛,故辨证以黑睛翳障扩大加深、呈树枝状或地图状等眼症及两胁疼痛、口苦咽干、头痛溲赤、舌脉为要点。

治法:清肝泻火。

方药:龙胆泻肝汤加减。若大便秘结者加大黄、芒硝;便通去大黄、芒硝,加金银花、蒲公英、千里光等清热解毒之品;小便黄赤者可加瞿麦、萹蓄以清利小便;还常加蝉蜕、木贼以退翳明目。

3. 湿热犯目证

主证:患眼胞睑肿胀,羞明流泪,泪热胶黏,抱轮红赤,黑睛生翳如地图状,或病灶多次发作,反复不愈;多伴有头重胸闷,溲黄便溏,口黏纳呆;舌红苔黄腻,脉濡数。

辨证分析:湿热蕴积,熏蒸黑睛,故辨证以黑睛生翳如地图状及舌脉为要点。

治法:清热除湿。

方药:三仁汤加减。抱轮红赤明显者,可加黄连以清热除湿;黑睛肿胀甚者,可加金银花、秦皮、乌贼骨以解毒退翳;若病灶色污秽,兼见胸闷恶心,咳嗽有痰,加黄芩、川贝母以清热化痰。

4. 阴虚邪留证

主证:病情反复,迁延不愈,患眼沙涩不适,羞明较轻,抱轮红赤轻微,黑睛生翳日久,病灶时愈时发,迁延不愈;常伴口干咽燥,舌红少津,脉细或数。

辨证分析：素体阴虚，或久病之后津液亏耗，阴虚无力抗邪，复感风邪，故辨证以黑睛病灶时愈时发迁延不愈之眼症及舌脉为要点。

治法：滋阴散邪。

方药：加减地黄丸加减。若气阴不足，眼干涩者，可加党参、麦冬益气生津；虚火甚者，抱轮红赤较明显，可加知母、黄柏滋阴降火；病灶反复不愈可加菊花、蝉蜕等以增退翳明目之功。

（二）外治

1. 点眼　①清热解毒类中药制剂滴眼液，如鱼腥草滴眼液滴眼。②抗病毒滴眼液、眼膏或眼凝胶，如更昔洛韦、阿昔洛韦等。③黑睛病灶范围较广而深者，尤其伴有瞳神紧小时，应充分散瞳，防止变生瞳神干缺。

2. 熏洗　秦皮、金银花、黄芩、板蓝根、大青叶、紫草、竹叶、防风等，水煎先熏后洗，亦可煎水做湿热敷。

3. 针刺治疗　可选用睛明、四白、丝竹空、攒竹、合谷、足三里、光明、肝俞等穴，每次取局部 1~2 穴，远端 1~2 穴，每日 1 次，交替轮取，视病情酌用补泻手法。

五、预防与调护

1. 增强体质，避免感冒及过度疲劳，是预防本病的重要措施。

2. 在黑睛呈现细小星翳及树枝状阶段，积极有效治疗，以防病情发展。

3. 患病期间宜以清淡而富有营养的饮食为主，忌食辛辣刺激性食物。

第二节　花翳白陷

花翳白陷，是指黑睛生翳，四周高起，中间低陷，边缘不整，形如花瓣的眼病。该病名首见于《秘传眼科龙木论》。本病急重，若失治易致黑睛溃破，变生蟹睛等恶候，愈后黑睛常留有瘢痕，严重影响视力。本病类似于西医学的角膜溃疡，如蚕蚀性角膜溃疡等。

一、病因病机

1. 外感风热毒邪，肺热炽盛，肺热及肝，金盛克木，循经上犯，黑睛溃陷。

2. 外感风热毒邪未解，入里化热，加之脏腑素有积热，土盛郁木，木郁则生火，上攻于目，致黑睛溃陷。

3. 素体阳虚，或过用寒凉之物损伤阳气，寒伤厥阴肝经，黑睛生翳溃陷。

二、临床表现

（一）自觉症状

初起眼内碜涩，继之患眼刺痛，羞明流泪，视力下降，甚者头目剧痛难忍。

（二）眼部检查

胞睑红肿，抱轮红赤或白睛混赤，黑睛四周骤然生翳，色白或微黄，四周略微高起，中间凹陷，如萝卜花，或鱼鳞子，甚则深陷如碎米。未满黑睛者，瞳神尚见，重者遮蔽瞳神，并发瞳神紧小等症。病势凶险，可致白翳深陷，黑睛溃破，黄仁突出，变生蟹睛。此外尚有溃陷或从黑睛一边发展，如蚕蚀之状，渐向黑睛中央发展，同时，周边部溃陷区逐渐修复，形成广泛瘢

笔记栏

痕翳障，严重影响视力(图 11-4)。

（三）实验室及特殊检查

免疫学检查，结膜中抑制性 T 细胞减少，IgA 水平升高，浆细胞、淋巴细胞增多，出现免疫球蛋白及补体，大量的宿主细胞表达 HLA-Ⅱ类抗原等有助于诊断。

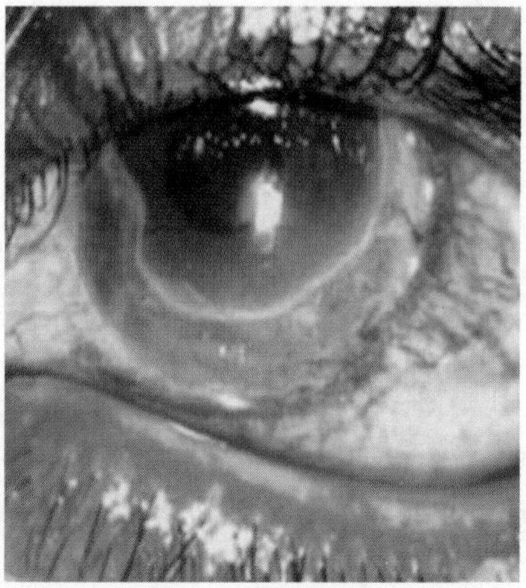

图 11-4 花翳白陷

三、诊断依据

1. 患眼刺痛，羞明流泪，视力下降。

2. 可见胞睑红肿，抱轮红赤或白睛混赤，黑睛四周骤然生翳，色白或微黄，四周高起，中间低陷。

3. 免疫检查有助于诊断。

四、治疗

本病以实证为多。初起多为肺肝风热，治宜疏风清热，病邪入里，则热炽腑实，治宜通腑泄热。亦有阳虚寒凝，治宜温阳散寒。外治则以清热解毒、退翳明目为原则，结合扩瞳以防止瞳神干缺。

（一）辨证论治

1. 肺肝风热证

主证：患病初起，患眼砂涩疼痛，羞明流泪，抱轮红赤，视力下降，黑睛边缘骤生翳障，逐渐扩大，四周高起，中间低陷；可伴口苦咽干，舌红苔薄黄，脉浮数。

辨证分析：风热外袭，肺热犯肝，上攻黑睛，其邪不甚，故辨证以患病初起、黑睛边缘生翳等眼症及舌脉表现为要点。

治法：疏风清热。

方药：加味修肝散加减。若火盛于风，酌减麻黄、羌活；若肺火偏盛，去麻黄、羌活，加桑白皮、生石膏以助清肺热；若翳障扩大者，可加龙胆草以助清肝热。

2. 热炽腑实证

主证：患眼碜涩疼痛，流泪羞明，视力下降，白睛混赤，黑睛生翳溃陷，从四周向中央蔓生，迅速侵袭整个黑睛，遮盖瞳神，或见瞳神紧小；多伴头目疼痛，发热口渴，溲黄，大便干结；舌红苔黄厚，脉数有力。

辨证分析：风热外邪未解，入里化热，复加肺肝两脏素有积热，以至脏腑火炽，腑实不通，邪无所泻，灼蚀黑睛，蒸伤膏液，故辨证以黑睛生翳溃陷侵袭整个黑睛之眼症及舌脉为要点。

治法：通腑泄热。

方药：泻肝散加减。白睛混赤严重者，可加桑白皮、金银花、夏枯草等以清肝泻肺；目痛明显者，可加红花、赤芍、牡丹皮以凉血化瘀止痛。

3. 阳虚寒凝证

主证：患眼视力下降，头目疼痛，白睛暗赤，黑睛生翳溃陷从一边发展，扩大加深，如蚕蚀之状，迁延不愈；全身兼见四肢不温；舌淡无苔或苔白滑，脉沉细。

辨证分析：阳气不足，寒邪侵袭厥阴肝经，循经上犯黑睛，故辨证以黑睛生翳溃陷、迁延不愈之眼症以及四肢不温、舌脉等为要点。

治法：温阳散寒。

方药：当归四逆汤加减。白睛暗赤甚者，可于方中加丹参、红花以活血通脉；方中加木贼、蝉蜕、防风以退翳明目。

（二）外治

1. 点眼 ①清热解毒类滴眼液，如鱼腥草滴眼液，后期可点用八宝眼药以退翳明目。②蚕蚀性角膜溃疡者，局部滴用糖皮质激素、胶原酶抑制剂及免疫抑制剂。③若病变波及黄仁时，滴用散瞳药物，以防变生瞳神干缺。④合并细菌感染者，可选用抗生素类滴眼液。

思政元素

角膜器官捐献

"别让我飞，将我温柔豢养。原谅我飞，曾经眷恋太阳。"这是著名青年歌手姚贝娜舞台告别曲中的一句歌词。姚贝娜因乳腺癌病逝于北京大学深圳医院后捐献了自己的角膜。她的眼角膜分别捐献给深圳和成都的两位年轻受捐者，使他们恢复了光明。姚贝娜虽英年早逝，但她留下了"声音留给歌迷，光明留给世界"的佳话。角膜病盲是眼科最常见的致盲原因之一，目前我国因各类角膜病致盲致残者有400余万人，他们中大多数是可以通过角膜移植手术而重见光明的。角膜移植是目前公认的治疗这类疾病最有效的方法，但由于我国角膜材料来源困难，每年只有极少数盲人能有幸成为角膜移植术的受益者，而成千上万的盲人只有在黑暗中苦苦的等待。虽然我国器官捐献工作尚处于起步阶段，但随着社会的进步和各种宣传活动的开展，"我用您的眼睛看世界"的观念也影响了许多人，现在越来越多的人已经加入了角膜捐献志愿者的队伍，希望在身后能帮助黑暗中的盲人重见光明。与其让角膜化为灰烬，不如留下光明，献出一份爱心，让光明永留人间，让众多的角膜盲患者重见光明！

2. 熏洗 外用金银花、蒲公英、黄连、当归尾、防风煎水过滤熏眼，亦可水煎后作湿热敷。

3. 手术 根据病灶情况选择角膜割烙术、角膜移植术等。

（三）其他治法

如为蚕蚀性角膜溃疡，病情顽固者，可全身运用免疫制剂，应注意用药前后的白细胞计数变化。

五、预防与调护

1. 注意眼压和黑睛情况，防止黑睛溃破。

2. 坚持用药，防止继发感染，直至黑睛溃疡面愈合。

3. 患病期间忌食辛辣刺激性食物。

第三节 凝 脂 翳

凝脂翳是指黑睛生翳，状如凝脂，多伴有黄液上冲的急重眼病。该病名见于《证治准绳·杂病·七窍门》。本病起病急、病情重、发展快、变化多，如失治误治，可严重危害视力，甚至失明。

本病类似于西医学的细菌性角膜炎，以匍行性角膜溃疡和铜绿假单胞菌性角膜溃疡为多见。

一、病因病机

1. 风热毒邪外侵;素患漏睛,邪毒内扰;或肝肺风热壅盛,循经上攻黑睛。
2. 嗜食辛辣炙煿、邪毒入里化热,致里热炽盛、肝胆火炽,毒攻黑睛,腐败成脓。
3. 年老体弱、久病气血不足,正虚邪留,致黑睛溃陷,久不愈复。

二、临床表现

1. 自觉症状　发病急,常在黑睛外伤后 24~48 小时发病,表现为患眼涩痛或刺痛、畏光流泪、异物感、视力骤降。偶见同侧头痛、恶寒、发热等全身症状。

2. 眼部检查　胞睑红肿痉挛、抱轮红赤或白睛混赤,黑睛见灰白色混浊,病灶边界模糊不清,周围组织水肿,浸润灶迅速扩大,坏死组织脱落而形成凹陷,黑睛如覆薄脂,色黄白。若失治或误治,可延及整个黑睛。可见黄液上冲。若被铜绿假单胞菌所染,则见凝脂呈黄绿色,可数日内致黑睛全部溃破,黄仁脱出,形成蟹睛症。甚则脓攻全珠,眼珠塌陷而失明(图11-5、图11-6)。

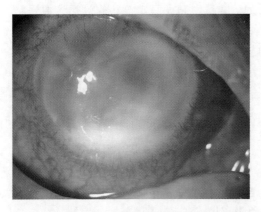 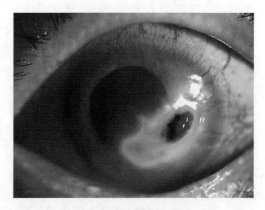

图 11-5　凝脂翳伴黄液上冲　　　　　　　　　　图 11-6　蟹睛症

3. 实验室及特殊检查　角膜刮片、涂片检查和微生物培养。其常见致病菌为金黄色葡萄球菌、肺炎球菌或铜绿假单胞菌。应做药敏试验,明确敏感药物。

三、诊断依据

1. 既往有黑睛外伤史、长期配戴角膜接触镜史、泪道阻塞、漏睛病史者。
2. 起病急、眼痛、流泪、畏光、视力下降明显。
3. 抱轮红赤或白睛混赤,黑睛混浊、溃陷,覆盖黄白色凝脂状物,伴黄液上冲。
4. 角膜刮片、涂片及细菌培养有助于诊断。

四、治疗

本病起病急,来势猛,发展快,变化多。辨证须查病因,分表里,审脏腑,辨虚实。内外并治,中西医结合治疗效果更好。

（一）辨证论治

1. 风热壅盛证

主证:病变初起,头目疼痛,羞明流泪,抱轮红赤,黑睛生翳、表面污浊、如覆薄脂;舌红,苔薄黄,脉浮数。

辨证分析:黑睛表层外伤,黑睛属肝,肝经风热壅盛,邪毒结聚黑睛。故以黑睛外伤生翳、如覆薄脂等为辨证要点。

治法:祛风清热。

方药:新制柴连汤加减。热毒重者可加蒲公英、紫花地丁、金银花、千里光等。

2. 里热炽盛证

主证:头目剧痛,羞明难睁,热泪如汤,白睛混赤,神水混浊,黑睛凹陷深大,凝脂肥厚,黄液上冲;伴口苦溲黄便秘;舌红苔黄,脉弦滑数。

辨证分析:里热炽盛,肝胆火炽,上攻黑睛,故以黑睛凹陷深大、凝脂肥厚、黄液上冲及全身症状为辨证要点。

治法:泻火解毒。

方药:四顺清凉饮子加减。口干便燥重者,加天花粉、石膏、芒硝;眼部红肿疼痛严重者,可加水牛角、牡丹皮、乳香、没药、桃仁等;邪毒炽盛,分泌物呈黄绿色者再加金银花、蒲公英、败酱草、菊花、千里光等。

3. 正虚邪留证

主证:眼红、痛、羞明均较轻,眼干涩,黑睛溃陷久不收敛,凝脂见薄;伴体倦便溏;舌淡,苔薄白,脉虚弱。

辨证分析:久病正虚,无力抗邪外出,余邪未尽,辨证以黑睛溃陷,久不收敛等眼症及全身症状为要点。

治法:益气养血、清泄余毒。

方药:托里消毒散加减。可去皂角刺,酌加退翳之品如石决明、白蒺藜、青葙子、木贼等。

(二)外治

1. 点眼　清热解毒类眼药、抗生素眼药点眼;阿托品滴眼液散瞳,防止虹膜后粘连。

2. 球结膜下注射　如妥布霉素、庆大霉素等,每日或隔日 1 次,如为铜绿假单胞菌感染,则给予多黏菌素 B。

3. 溃疡穿孔或接近穿孔,可用抗生素眼膏和阿托品眼膏涂入结膜囊内,绷带加压包扎,每日换药 1 次,并可结合口服降眼压药物。

4. 手术治疗　用于药物不能控制感染、病情加重者,可选用板层角膜移植术和穿透性角膜移植术。

(三)全身治疗

病情严重、发展较快的溃疡,特别在年老、体弱而有全身感染性疾病同时存在者,除局部用药外,还应口服或注射抗生素。口服大量维生素 B、维生素 C 有助于溃疡的愈合。

五、预防与调护

1. 防止黑睛外伤。剔除黑睛异物时,注意无菌操作。

2. 素有漏睛者,应及时处理。

3. 若为铜绿假单胞菌感染者,应实行床边隔离,器械严格消毒,防止交叉感染。

第四节　湿　翳

湿翳是指黑睛生翳,色白粗糙,表面微微隆起,状如豆腐渣的眼病。该病名见于《一草亭目科全书》。本病多发生在温热潮湿的气候环境,尤以我国南方夏秋收割季节多见,多有黑睛表面植物性外伤史。

本病类似西医学的真菌性角膜炎。

一、病因病机

黑睛表层受伤,加之气候温热潮湿,致湿热之邪乘伤袭入;或湿毒之邪入里化热,湿热之邪熏蒸,使黑睛气血凝滞而腐溃。

二、临床表现

(一)自觉症状

起病缓,早期仅有异物感,逐渐出现碜涩不适、眼痛、羞明流泪、视力下降,病程长。

(二)眼部检查

白睛混赤,黑睛生翳,翳色灰白,表面微隆起且不光泽,状如豆腐渣或牙膏,外观粗糙易刮除,渐向四周发展。黑睛后壁出现斑块状沉着物,且伴有量多、黏稠的黄液上冲。甚则黑睛破损而成蟹睛,或脓攻全珠而失明(图11-7)。

(三)实验室及特殊检查

1. 角膜刮片及真菌培养或角膜活检,可查到真菌。

2. 共聚焦显微镜检查角膜病灶,可直接发现真菌病原体。

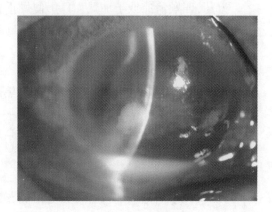

图11-7　湿翳

三、诊断依据与鉴别诊断

(一)诊断依据

1. 多有植物性外伤史。

2. 发病缓慢,病程长。

3. 黑睛生翳,表面隆起,色白粗糙,状如牙膏或豆腐渣样。

4. 病变部位刮片和真菌培养、活检、共焦显微镜查见真菌病原体或菌丝。

(二)鉴别诊断

湿翳与凝脂翳、花翳白陷的鉴别见表11-1。

表11-1　湿翳与凝脂翳、花翳白陷的鉴别表

病名	湿翳	凝脂翳	花翳白陷
病因	多有植物性黑睛外伤,湿热毒邪侵袭	多为黑睛剔除异物术等外伤后邪毒感染,常有漏睛史	多无外伤史
病势	起病缓,发展慢	起病急,发展快	发展缓,病程长
自觉症状	轻	重	随病情发展而加重
眼眵	黏液性	脓性	眵少
翳障形态	状如豆腐渣,色白、粗糙,易刮下	状如凝脂,表面湿润,不易刮下	状如花瓣,形如新月,表面洁净
病原检查	刮片有菌丝,培养有真菌	刮片或培养,常可找到致病菌	多为自身免疫性疾病

四、治疗

湿翳治疗宜清热祛湿,湿重于热者,以祛湿为主,清热为辅;热重于湿者,以清热为主,化湿为辅,同时配合外治抗真菌治疗。

（一）辨证论治

1. 湿重于热证

主证:患眼羞明流泪,疼痛较轻,抱轮红赤或白睛混赤,黑睛表面稍隆起,形圆而色灰白,上有如豆腐渣样堆积物;多伴纳呆,口淡无味;苔白而厚腻,脉缓。

辨证分析:黑睛外伤,湿毒之邪外侵,郁而化热,湿重于热,辨证以黑睛生翳微隆起、色灰白等眼症及全身症状为要点。

治法:祛湿清热

方药:三仁汤加减。如泪液黏稠,可加茵陈、黄芩;抱轮红赤著者可加黄连。口淡纳差可加茯苓、苍术等。

2. 热重于湿证

主证:患眼磣涩不适,疼痛羞明,泪液黏稠,白睛混赤,黑睛生翳,有凹陷,表面如豆腐渣,粗糙干涩,色黄;或见黄液上冲;常伴溲黄便秘口苦;舌红苔黄腻,脉弦数。

辨证分析:因湿热邪毒内蕴,郁久化热,热重于湿,熏灼黑睛,故辨证以黑睛湿翳隆起、状如豆腐渣、外观干而粗糙等眼症及舌脉为要点。

治法:清热化湿。

方药:甘露消毒丹加减。白睛混赤甚者加蒲公英、千里光、金银花等。前房积脓者可加薏苡仁、桔梗、玄参;大便秘结者,可加芒硝、石膏等。

（二）外治

1. 点眼 抗真菌滴眼液点眼,如那他霉素、氟康唑等,溃疡愈合后仍应继续用药 2 周,以防复发。阿托品眼药水或眼膏散瞳,防止瞳神干缺,直至痊愈。

2. 球结膜下注射 结膜下注射抗真菌药,如氟康唑。

3. 熏洗 局部可用内服药渣再煎或用苦参、白鲜皮、车前子、金银花、龙胆草、秦皮等煎汤熏洗患眼。

（三）其他治疗

1. 全身用药 在局部用药的同时,可口服酮康唑,或选用氟康唑静脉注射。

2. 手术治疗 药物治疗效果不佳,角膜即将穿孔或已穿孔者,可行结膜瓣遮盖术和角膜移植术。

五、预防与调护

1. 避免黑睛损伤,尤其在秋收季节,可配戴防护眼镜。

2. 眼部不宜长期使用抗生素及皮质类固醇,以防真菌继发感染。

3. 本病局部禁用糖皮质激素。

第五节 混 睛 障

混睛障是指黑睛深层见圆盘状灰白色翳障,漫掩黑睛,障碍目力的眼病。该病名见于《审视瑶函·混睛障证》。该病病程缓慢,易遗留瘢痕翳障,影响视力。

本病类似于西医学的角膜基质炎。常与先天性梅毒、结核、单纯疱疹病毒感染、带状疱疹、麻风等有关。

一、病因病机

1. 风热之邪外袭,伏于肝经,循经上扰黑睛,致黑睛被灼。

2. 脏腑热盛,或肝胆热毒蕴结,循经上攻于目,致黑睛气血凝滞而受病。

3. 素体脾胃虚弱,运化无力,水湿停滞,郁而化热,湿热上蒸于黑睛。

4. 邪毒久伏,耗损阴液,或素体肝肾阴虚,阴虚内热,虚火上炎侵犯黑睛。

二、临床表现

(一)自觉症状

眼痛、羞明、流泪,视物模糊。

(二)眼部检查

胞睑痉挛、抱轮红赤或白睛混赤,黑睛深层呈圆盘状混浊,逐渐蔓延至整个黑睛,如毛玻璃状,但不形成溃疡;常伴黑睛后壁沉着物,神水混浊;赤脉侵入黑睛深层,呈毛刷状,形成赤白混杂翳障,严重影响视力;多合并瞳神紧小证或瞳神干缺证。先天性梅毒引起者,多双眼同时或先后发病,并有先天性梅毒体征。结核性者多为单眼发病,症状表现轻,黑睛之翳多呈扇形、周边形,且比较表浅,不蔓延整个黑睛,内壁有羊脂状沉着物(图 11-8)。

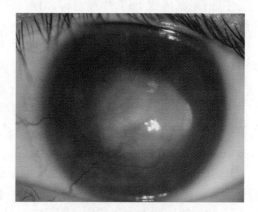

图 11-8　混睛障

(三)实验室及特殊检查

1. 血清学检查　康-华氏反应、荧光素螺旋体抗体吸附试验(FTA-ABS)或微量血清梅毒螺旋体实验(TPHA)阳性。

2. 结核菌素(OT)试验阳性,或胸部 X 光拍片可见肺部结核病灶等。

三、诊断依据

1. 眼痛、羞明、流泪、视力下降。

2. 黑睛深层呈圆盘状如毛玻璃状灰白混浊、肿胀,荧光素染色阴性。

3. 梅毒血清学检查、OT 试验、胸部 X 光检查有助于诊断。

四、治疗

本病治疗以辨证施治为主,初期以肝经风热为主,治宜疏风清热;肝胆热毒重者,治宜泻肝解毒;湿热内蕴者,治宜清热化湿;阴虚火旺者,治宜滋阴降火。退翳明目法应贯穿始终。针对病因治疗,应局部使用糖皮质激素。

(一)辨证论治

1. 肝经风热证

主证:眼部疼痛,羞明流泪,抱轮红赤,黑睛深层呈灰白色混浊,由周边向中央蔓延;兼见头痛,鼻塞;舌红,苔薄黄,脉浮数。

辨证分析:黑睛属肝,风气通于肝,肝热上扰,风热之邪上袭黑睛。辨证以黑睛深层生翳及舌脉为要点。

治法:疏风清热。

方药:羌活胜风汤加减。抱轮红赤者,加蒲公英、菊花、金银花等。若系梅毒引起者,加土茯苓。

2. 肝胆热毒证

主证:眼部刺痛,羞明流泪,抱轮红赤或白睛混赤,黑睛深层呈圆盘状灰白色混浊,肿胀,或赤脉贯布;伴口苦咽干,溲黄便秘;舌红苔黄,脉弦数。

辨证分析:黑睛内应于肝,肝胆热毒炽盛,因热致瘀或火郁脉络。故辨证以黑睛深层混浊肿胀、赤脉贯布等眼症及全身症状为要点。

治法:清肝解毒,凉血化瘀。

方药:银花解毒汤加减。热毒甚者,重用金银花、蒲公英,再加野菊花、土茯苓;黑睛混浊肿胀增厚者,可加车前子、芜蔚子;黑睛赤脉瘀滞者,可加当归尾、赤芍、桃仁、红花;口渴欲饮者,可加生石膏、知母;便秘者,加玄明粉。

3. 湿热内蕴证

主证:患眼胀痛,羞明流泪,白睛混赤,黑睛深层呈圆盘状灰白色混浊,黑睛肿胀;伴头重胸闷,纳少便溏;苔黄腻,脉濡数。

辨证分析:脾失健运,湿邪内停,郁而化热,热为湿遏,郁阻于内,发越不能,致土壅木郁。辨证以黑睛深层呈圆盘状灰白色混浊、肿胀明显等眼症及舌脉为要点。

治法:清热化湿。

方药:甘露消毒丹加减。黑睛肿胀甚者,可加车前子、薏苡仁;若食少纳呆,加陈皮、枳壳。

4. 虚火上炎证

主证:病变迁延不愈或反复发作,干涩隐痛、抱轮红赤较轻,黑睛深层混浊;兼见口干咽燥;舌红少津、脉细数。

辨证分析:余邪未尽,耗伤阴液,阴津不足,虚火上炎,辨证以病变迁延不愈或反复发作、干涩隐痛等眼症及舌脉表现为要点。

治法:滋阴降火。

方药:肺阴不足者,用百合固金汤加减;肝肾阴亏,相火妄动者,可用知柏地黄丸加减,并可于方中加木贼、蝉蜕以退翳明目。

(二)外治

1. 湿热敷　可用野菊花、金银花、蒲公英、黄芩、千里光、荆芥、防风等煎汤或用内服药渣再煎,澄清过滤,做湿热敷,每日3~4次。

2. 点眼　清热解毒类眼药;糖皮质激素滴眼液;阿托品散瞳,预防瞳神干缺;后期点退云散以消翳障。

3. 球结膜下注射　炎症较重者,球结膜下注射糖皮质激素。

(三)其他治疗

1. 针灸治疗　局部取攒竹、太阳、睛明、瞳子髎、光明、远端取肺俞、尺泽、太冲、曲池、合谷、足三里、翳风等穴。

2. 病因治疗　针对病因,全身予以抗梅毒、抗结核和抗病毒治疗。

五、预防与调护

1. 应积极预防梅毒、结核等原发病。

2. 本病病程长,需医患配合,坚持治疗,以免复发。

3. 患者应注意饮食清淡,少食辛辣之品,以免助火生热。

第六节　暴露赤眼生翳

暴露赤眼生翳是指胞睑不能完全闭合,致使黑睛长期暴露而生翳的眼病。该病名见于《银海精微》。本病若不能及时治疗,常因复感邪毒使黑睛溃烂,严重影响视力。

本病类似于西医学的暴露性角膜炎。

一、病因病机

1. 因风牵睑出,睥翻粘睑,胞睑瘢痕等致胞睑不能闭合,或睛高突起,致胞睑不能闭合,使黑睛暴露于外,目失所养,干燥生翳。

2. 因黑睛暴露于外,受风热之邪侵袭,使黑睛受损而生翳溃陷。

二、临床表现

1. 自觉症状　眼内干涩疼痛,羞明流泪,视力减退。

2. 眼部检查　胞睑不能完全闭合,初起白睛、黑睛干燥不润泽,日久白睛混赤,黑睛暴露处生翳,翳色灰白,并有赤脉伸入。若病情发展,翳障可扩大,黑睛溃陷,甚则黄液上冲(图11-9)。

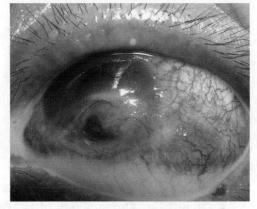

图 11-9　暴露赤眼生翳

三、诊断依据

1. 自觉眼内干涩,羞明流泪,视力下降。

2. 眼睑闭合不全,白睛红赤,黑睛暴露处生翳。

四、治疗

本病治疗,首先应针对病因进行综合治疗,去除暴露因素,局部治疗的同时,结合辨证论治可缩短病程,减轻症状。

(一) 辨证论治

1. 阴津不足证

主证:胞睑不能全闭,眼内干涩,羞明流泪,抱轮微红,黑睛干燥,灰白混浊;舌红少苔,脉细。

辨证分析:黑睛失于胞睑卫护,长期暴露,阴津耗损,泪液不能敷布,目失濡润,辨证以黑睛干燥灰白混浊的眼症为要点。

治法:滋阴润燥。

方药:十珍汤加减。白睛红赤,可加柴胡、黄芩;眼干涩加石斛、天花粉。

2. 肝经风热证

主证:患眼碜涩疼痛,羞明流泪,白睛混赤,水肿明显,黑睛生翳溃陷;兼见口苦咽干,舌红苔黄,脉弦数。

辨证分析:胞睑闭合不全,黑睛暴露,风热之邪侵袭,辨证以黑睛生翳溃陷为要点。

治法:平肝清热。

方药:石决明散加减。黑睛生翳较甚者,酌加防风、桑叶、蝉蜕、密蒙花、谷精草等。

（二）外治

1. 点眼　点清热解毒类眼药;局部频滴人工泪液等角膜保护剂;抗生素滴眼液点眼,晚间涂抗生素眼膏预防细菌感染。

2. 可配戴软性角膜接触镜以保护黑睛。

（三）其他治疗

1. 口服多种维生素,营养黑睛。

2. 手术治疗　必要时可行睑缘缝合术或结膜瓣遮盖术等。

3. 病因治疗　去除造成黑睛暴露的因素。

五、预防与调护

1. 去除胞睑不能遮盖黑睛的原因,防止黑睛暴露。

2. 对胞睑不能完全闭合者,可加眼罩,晚上涂眼膏。

ER-11-2

学习小结

● （吴丹巍　姚　靖）

复习思考题

1. 试述黑睛疾病的发病特点及其演变规律、预后转归。

2. 试述聚星障的辨治要点及预防措施。

3. 如何鉴别聚星障、花翳白陷、湿翳与凝脂翳?

4. 黑睛疾病的中医特色治疗有哪些?

中篇　内障

PPT 课件

◇◇◇ **第十二章** ◇◇◇

黄 仁 疾 病

> ▶ **学习目标**
>
> 通过本章的学习,掌握瞳神紧小与瞳神干缺的概念、临床表现、诊断、辨治要点。

黄仁又称睛帘、虹彩,位于黑睛之后,晶珠之前,中有圆孔,称为瞳神,阳看则小,阴看则大,展缩自如,视瞻光明。

黄仁疾病在内常由肝肾脏腑功能失调所致,外则多因感受邪气而起。其证有实、有虚或虚实夹杂。实证常由风热攻目,火热上攻,湿热蕴蒸以及气滞血瘀等引起;虚证则多因脏腑虚损,气血不足,精气不能上荣所致。虚实夹杂则表现为阴虚火旺,阴虚夹湿及气虚血瘀等证。此外,黄仁疾病常与全身因素密切相关,或由邻近组织病变波及所致。

本章讨论的黄仁疾病仅限于以黄仁自身病变引起的瞳神形态改变并伴有不同程度视瞻异常的眼病,属内障眼病范畴。主要临床表现为瞳神形色异常,如瞳神紧小、散大、变形、变色、边缘参差不齐及视力下降等。病变严重者,常累及晶珠等后部组织,使视功能损害更加严重。

黄仁疾病主要包括西医学的虹膜、睫状体以及部分前部脉络膜的炎症性疾病,病因复杂且常难以明确,并具有反复发作的特点。失治或误治,易发生严重并发症和后遗症而影响视力,甚至导致失明。

黄仁疾病的治疗,实证常用祛风清热、清热泻火、清利湿热等治法;虚证多从补益肝肾、滋阴养血及温补脾肾等方面入手;对虚实夹杂者,则需补虚泻实,标本兼顾,如滋阴降火、养阴除湿及益气祛瘀等。对病情急重的黄仁疾病,则需采用中西医结合治疗。此外,外治与局部用药对黄仁疾病的治疗至关重要,对控制病情,减少并发症和改善预后具有重要意义。

第一节 瞳 神 紧 小

瞳神紧小是指各种原因导致瞳神失去正常展缩功能,持续缩小,甚至小如针孔的眼病。病名首见于《证治准绳》,历代眼科文献中还有瞳神焦小、瞳神缩小、瞳神细小等名称记载。本病多发于青壮年,具有病情变化多端、易反复发作及缠绵难愈的特点,如失治误治,常因并发他症而导致严重视力损害。

本病类似于西医急性前部葡萄膜炎,主要包括虹膜炎、虹膜睫状体炎。

一、病因病机

1. 肝经风热或肝胆火热,循经上攻,煎熬神水,灼伤黄仁,致瞳神紧小,缩而不展。

2. 外感风湿,郁久化热,或素体阳盛,内蕴邪热,复感风湿,致风热湿邪上攻瞳神而发病。

3. 久病伤阴或素体阴亏,虚火上炎,神水受伤,瞳神失养。

二、临床表现

1. 自觉症状　眼珠坠胀疼痛拒按,甚则痛连额颞及眉棱骨,羞明流泪,视物不清;部分患者伴有眼前黑影漂浮,或关节疼痛等症状。

2. 眼部检查　视力减退,抱轮红赤或白睛混赤,黑睛后壁见点状、尘埃状或羊脂状附着物,神水混浊,严重者伴有黄液上冲;黄仁肿胀,纹理不清,色泽晦暗,瞳神缩小,展缩失灵,可见瞳神边缘与晶珠粘连,甚至有膜样物覆盖瞳神与晶珠表面,失治或误治导致瞳神偏缺不圆(图 12-1、图 12-2)。

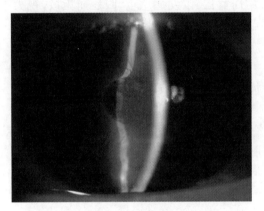

图 12-1　瞳神紧小,瞳神缩小、黄液上冲

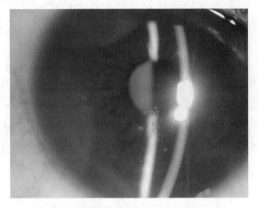

图 12-2　瞳神紧小,黑睛后壁羊脂状附着物

3. 实验室及特殊检查　血沉、类风湿因子、抗核抗体、HLA-B27、胸部 X 线摄片等检查,有助于发现病因及指导治疗。

三、诊断依据与鉴别诊断

（一）诊断依据

1. 眼珠坠痛,眉棱骨痛。

2. 抱轮红赤或白睛混赤。

3. 黑睛后壁尘埃状、点状或羊脂状附着物。

4. 神水混浊或伴黄液上冲。

5. 瞳神缩小,展缩失灵。

（二）鉴别诊断

本病当与绿风内障和天行赤眼相鉴别,见第十四章第一节绿风内障。

四、治疗

本病早期应及时进行散瞳和相关治疗,防止瞳神粘连,减少并发症。在中医辨证治疗的基础上,针对病因,综合治疗,达到控制病情、减少复发的目的。

（一）辨证论治

1. 肝经风热证

主证:发病较急,视物模糊,眼珠坠痛拒按,羞明流泪;抱轮红赤,黑睛后壁点状或尘埃样附着物,神水微混,黄仁肿胀,瞳神轻度缩小;可伴有发热头痛,咽干不适;舌红苔薄黄或薄

笔记栏

白,脉浮数。

辨证分析:病变早期,风热循经上扰,诸症较轻,以发病较急、眼珠坠痛、抱轮红赤、神水微混、瞳神轻度缩小为辨证要点。

治法:祛风清热。

方药:新制柴连汤加减。疼痛明显者,可加生地黄、牡丹皮、乳香、没药、夏枯草凉血活血止痛。神水混浊明显者,可加车前子、猪苓、白茅根清热利水。

2. 肝胆火炽证

主证:眼珠疼痛较甚,痛连眉棱骨、颞颥,视物不清甚至视物不见;白睛混赤,黑睛后密布尘埃状附着物,神水混浊,或有黄液上冲,瞳神紧小,甚至小如针孔,展缩不能;常伴有咽干口苦,烦躁易怒,小便黄赤,大便干结;舌红苔黄或黄腻,脉弦数。

辨证分析:肝胆火炽,循经上扰,煎熬神水,灼伤黄仁,以发病急重、眼疼痛拒按、视力下降显著、神水混浊、瞳神缩小如针孔等为辨证要点。

治法:清泄肝胆。

方药:龙胆泻肝汤加减。大便秘结者,加生大黄、芒硝通腑泄热;黄液上冲者,加生石膏、知母、金银花、蒲公英清热泻火;血灌瞳神者,可加牡丹皮、生蒲黄以凉血止血。

3. 风湿夹热证

主证:发病或急或缓,病程缠绵,眼珠坠胀疼痛,眉棱骨、颞颥闷痛,视物不清,白睛混赤,黑睛后壁点状或羊脂状附着物,神水混浊,黄仁肿胀,晦暗不清,瞳神缩小,展缩失灵;常伴有肢节酸痛肿胀;舌苔黄腻,脉数或濡数。

辨证分析:风湿与热相搏,蒸腾上扰神水,黄仁瞳神受损。以病程缠绵、反复发作、眼珠闷胀疼痛及肢节酸痛肿胀等为辨证要点。

治法:祛风清热除湿

方药:抑阳酒连散加减。热邪重者,酌减羌活、独活等辛温发散之品,加金银花、蒲公英加强清热解毒之功;湿重于热者,可减去知母、黄柏等寒凉之品,酌加薏苡仁、茯苓、滑石渗利水湿。

4. 阴虚火旺证

主证:病势较缓,时轻时重,眼痛较轻,干涩不适,视物不清;抱轮红赤,黑睛后细小附着物,神水微混,瞳神缩小,展缩迟缓;可伴有心烦失眠,五心烦热,口燥咽干;舌红少苔,脉细而数。

辨证分析:素体阴虚或热盛伤阴,阴不制阳,虚火上炎,煎灼神水黄仁瞳神,以病势较缓、时轻时重及全身症状和舌脉为辨证要点。

治法:滋阴降火

方药:知柏地黄丸加减。瘀滞明显者,加茺蔚子、郁金、赤芍活血祛瘀通络。

（二）外治

1. 散瞳　1%阿托品滴眼液或眼用凝胶点眼,每日1~2次,防止或消除瞳孔后粘连。如粘连难以拉开,应结膜下注射散瞳合剂(1%阿托品、1%可卡因和0.1%肾上腺素等量混合液)0.2~0.3ml,必要时重复使用。症状减轻或对阿托品过敏者,应使用2%后马托品眼液;恢复期可滴用托品酰胺、新福林等滴眼液,每日1~2次。

2. 糖皮质激素　如妥布霉素地塞米松滴眼液或眼膏。

3. 非甾体抗炎药　如普拉洛芬滴眼液。

（三）其他治疗

1. 全身用药　病情急重者,可口服糖皮质激素,必要时静脉滴注,病情控制后,按规律

ER-12-1

病案分析:
瞳神紧小

递减。同时还可选择吲哚美辛等非甾体抗炎药口服。

2. 中成药治疗　可根据证型,分别选用龙胆泻肝丸、知柏地黄丸等内服。

3. 针刺治疗　①体针,常用穴位包括睛明、攒竹、瞳子髎、丝竹空、太阳、承泣、肝俞、足三里、合谷、曲池等。②耳针,可取耳尖、神门、眼等穴。

五、预防与调护

1. 合理使用糖皮质激素,避免病情复发,减少毒副作用。

2. 湿热敷　用内服药渣煎水湿热敷,有助于缓解症状。

3. 忌食辛辣及煎炸油腻之品,保持大便通畅。

第二节　瞳 神 干 缺

瞳神干缺是因瞳神紧小失治、误治,导致瞳神失去正圆,边缘参差不齐,黄仁干枯不荣的眼病,又称瞳神缺陷。本病名首见于《秘传眼科龙木论》。瞳神干缺与瞳神紧小关系密切,两者在发病与临床表现等方面具有一定相似性和延续性。

瞳神干缺多见于慢性前部葡萄膜炎,瞳神紧小相当于西医急性前部葡萄膜炎。

一、病因病机

1. 久病伤阴或素体肝肾阴亏,神水生化无源,黄仁失养,导致瞳神干缺不圆。

2. 久病体弱,或过用寒凉,致脾肾阳虚,不能蒸化水液,黄仁失于温养,致瞳神干缺。

3. 湿热内蕴,蒸灼黄仁,而致瞳神干缺。

二、临床表现

1. 自觉症状　病势较缓,多有反复发作史。眼痛较轻或不痛,视物不清。部分患者可伴有眼前黑影漂浮,或关节疼痛。

2. 眼部检查　视力不同程度减退,抱轮红赤或不红,黑睛后壁见点状、羊脂状或色素性附着物,神水微混或仅见闪辉;黄仁不荣,纹理不清,瞳神失去正圆,边缘参差不齐,展缩不能,瞳神边缘与晶珠粘连,甚至瞳神闭锁;如膜样物覆盖瞳神与晶珠表面,则可封闭瞳神。两者皆可导致神水瘀滞眼内,使眼珠变硬,继发五风内障;晶珠失养,日久则混浊不清,可致视物不见。病情严重或迁

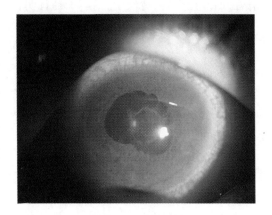

图 12-3　瞳神干缺

延日久者,还可导致神水枯竭,眼珠萎软而失明(图12-3)。

3. 实验室及特殊检查　参照"瞳神紧小"一节相关内容。

三、诊断依据

1. 有瞳神紧小病史。

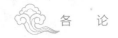

笔记栏

2. 黑睛后壁可见点状、羊脂状或色素性附着物。

3. 黄仁不荣,瞳神与晶珠粘连,边缘参差不齐,或见瞳神闭锁及膜闭。

四、治疗

本病属瞳神紧小的后遗症,应在遵循其治疗原则的基础上,确立合理治疗方案。在控制病情的同时,降低复发率,减轻或消除长期病变引起的各种后遗症或并发症。

（一）辨证论治

1. 肝肾阴虚证

主证:病势较缓,或日久不愈,目赤时轻时重,视物不清;黑睛后壁羊脂状或色素性附着物,神水微混或不混,黄仁不荣,瞳神失去正圆,边缘参差不齐,或呈花瓣状,或晶珠混浊;可伴有头晕耳鸣,腰膝酸软;舌红少苔,脉细或细数。

辨证分析:素体阴虚或久病伤阴,神水化源不足,黄仁失养,以病势较缓,眼症时轻时重及全身症状和舌脉表现为辨证要点。

治法:滋补肝肾。

方药:杞菊地黄丸加减。阴虚火旺者,加知母、黄柏、寒水石以滋阴降火;口干舌燥者,加麦冬、天冬、玄参养阴增液。

2. 脾肾阳虚证

主证:病变日久,目无赤痛,视物昏花,不耐久视;黑睛后壁羊脂状附着物,神水微混或不混,瞳神干缺不圆,或与晶珠粘连;体胖乏力,动辄气短汗出,食少便溏;舌质淡胖,边有齿痕,脉沉细。

辨证分析:脾肾阳衰,温化失职,以目无赤痛、不耐久视、瞳神干缺以及全身症状和舌脉表现为辨证要点。

治法:温补肾阳。

方药:金匮肾气丸加减。心悸气短,倦怠乏力明显者,加黄芪、人参益气扶正;视物昏蒙不清者,加沙苑蒺藜、菟丝子、楮实子补肾明目。

3. 湿热内蕴证

主证:病程日久,反复发作,缠绵难愈,目赤疼痛,黑睛后壁细小或羊脂状附着物,神水混浊,甚至黄液上冲,黄仁不荣,瞳神边缘参差不齐,可伴有口腔及外阴溃烂;舌红,苔黄腻,脉濡数。

辨证分析:湿热内蕴上攻,蒸灼黄仁,以病程日久、反复发作、缠绵难愈、舌红苔黄腻、脉濡数等为辨证要点。

治法:清热除湿。

方药:三仁汤加减。热重者,加金银花、蒲公英清热解毒;湿重者,加秦艽、苍术、苦参祛湿解毒。

（二）外治

点眼　①有活动性炎症者,根据病情分别选用阿托品、后马托品或复方托品酰胺等滴眼液（凝胶）,尽可能扩大瞳孔,减轻或消除后粘连,并有助于控制炎症。②糖皮质激素类滴眼液。③非甾体类滴眼液。

（三）其他治疗

如瞳神闭锁,神水排出受阻,可予虹膜 YAG 激光切除术,或虹膜切除术;如并发晶珠混浊,妨碍视力,择期行白内障摘除术。

170

ER-12-2

学习小结

五、预防与调护

参照第十二章第一节瞳神紧小。

（郭承伟）

复习思考题

1. 试述瞳神紧小的诊断依据。
2. 试述瞳神紧小的辨证分型、治法与方剂。
3. 试述瞳神紧小的外治法与常用药物。

第十三章

晶珠疾病

通过本章的学习,掌握圆翳内障的概念、诊断和辨治要点;了解惊震内障、胎患内障的发病特点和治疗原则。

晶珠疾病为内障眼病,主要包括两类:一是晶珠透明性改变,二是晶珠位置和形态的异常。本章讨论晶珠透明性的改变,主要临床表现为晶珠混浊,视力缓降,渐至失明。先天性或者后天性因素,如年龄增长、代谢异常、遗传、外伤、中毒、辐射、营养障碍等,均可引起晶珠透明性下降或混浊。若晶珠混浊与生俱来,称为胎患内障;若随年龄增长而致晶珠混浊,则称为圆翳内障;外伤致晶珠混浊称为惊震内障。

第一节 圆 翳 内 障

圆翳内障是指随年龄增长晶珠逐渐混浊,视力缓慢下降,渐至视物不见的眼病。病名见于《秘传眼科龙木论》,历代眼科文献所载与本病类同者计十余种之多,如浮翳、沉翳、滑翳、枣花翳、黄心白翳、如银内障等。本病多见于 50 岁以上中老年人,常双眼发病,但有先后发生或轻重程度不同之别。

本病相当于西医学年龄相关性白内障。

一、病因病机

1. 年老体衰,肝肾亏虚,精血不足,气血虚弱,不能上荣于目。
2. 脾胃虚弱,五脏六腑之津液不能上输于目所致。
3. 肝热上扰,热灼晶珠,致晶珠逐渐混浊。

二、临床表现

可双眼同时或先后发病,病变初起时,视力缓降,视物模糊,眼前如有烟雾或纱幕状遮挡,历经数年,渐至视物不见,瞳神圆整,阴阳开合,展缩如常。如枣花翳障,始见于晶珠周边部位,散大瞳神后,晶珠周边轻微发白,状如锯齿参差不齐,形似枣花,因而得名。又如白翳黄心内障,"四边皆白,中心一点微黄色"。根据晶珠混浊的部位、形态、程度及颜色等不同,分别称为浮翳、沉翳、冰翳、横翳、散翳、偃月翳、黑水凝翳等。

根据混浊部位的不同,西医学将年龄相关性白内障分为三种类型,即皮质性、核性和后囊膜下混浊性白内障,其中以皮质性白内障最为常见(图 13-1)。

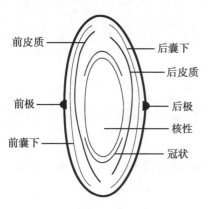

图 13-1　晶珠混浊部位图示

1. 皮质性白内障　皮质性白内障混浊自周边部浅皮质开始,逐渐向中心部扩展占据大部分皮质区。根据其临床发展过程及表现形式可分为4期,即初发期、膨胀期、成熟期和过熟期。

初发期晶状体皮质中可见空泡或水隙形成,逐渐形成轮辐状混浊,周边部前后皮质形成楔形混浊(图 13-2)。膨胀期晶状体混浊加重,皮质吸收水分而肿胀,晶状体膨胀,体积增大,前房变浅,此时容易诱发急性闭角型青光眼发作。成熟期为晶状体完全混浊(图 13-3),皮质呈乳白色,眼底不能窥入,此时晶状体肿胀消退,体积变小,前房恢复正常深度。过熟期囊膜表面有钙化点或胆固醇结晶,前房加深,晶状体皮质分解、乳化成乳白色颗粒,晶状体核下沉。过熟期可产生晶状体过敏性葡萄膜炎、晶状体溶解性青光眼。

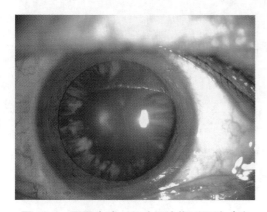

图 13-2　圆翳内障,晶珠周边楔形混浊(皮质性白内障初发期)

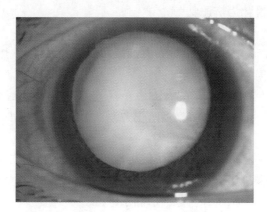

图 13-3　圆翳内障,晶珠完全混浊(皮质性白内障成熟期)

2. 核性白内障　核性白内障混浊最初出现在胚胎核,逐渐向外扩展直到老年核。晶状体核混浊过程中可伴随着颜色的变化(图 13-4),晶状体核颜色由淡黄色,逐渐变为深黄色、棕色,甚至棕黑色。这一过程可持续数月数年或更长的时间。

3. 后囊膜下白内障　晶珠后囊膜下浅层皮质混浊为主要特点,呈颗粒状、片状或囊泡状混浊,有时前囊膜下也可出现类似改变。病变一般从后囊膜下中央区开始呈小片状混浊,因此即使病程早期,或病变范围很小很轻,也会引起严重的视力障碍(图 13-5)。

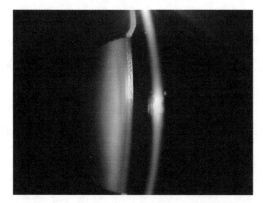

图 13-4　圆翳内障,晶珠核呈棕黄色混浊

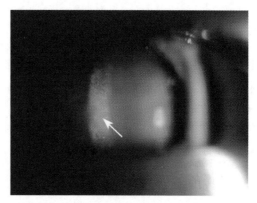

图 13-5　圆翳内障,晶珠后囊膜下混浊

三、诊断依据

1. 多见于中老年人。
2. 视力渐降,渐至视物不见。
3. 晶珠混浊。

四、治疗

本病初起早期,可采用内服或外用药物治疗,以期病情能够进展缓慢。若视力影响严重者,应手术治疗。

（一）辨证论治

1. 肝肾不足证

主证:视物模糊,视力逐渐下降,晶珠混浊,头晕耳鸣,腰膝酸软,舌红少苔,脉细。

辨证分析:肝肾精血不足,目失所养,以晶珠混浊、视力渐渐下降、头晕耳鸣、腰膝酸软及舌脉为辨证要点。

治法:补益肝肾

方药:杞菊地黄丸加减。若阴虚火旺,虚热上炎者,加知母、黄柏。肾阳不足者,加附子、肉桂、菟丝子等。

2. 脾虚气弱证

主证:视物昏花,视力逐渐下降,晶珠混浊,精神倦怠,肢体乏力,面色萎黄,食少便溏,舌淡苔白,脉缓或细弱。

辨证分析:脾失健运,水谷精微不能上输于目,晶珠失养,视物昏花。以晶珠混浊、精神倦怠、乏力等全身症状及舌脉为辨证要点。

治法:健脾益气,利水渗湿。

方药:补中益气汤加减。脾虚泄泻者,加茯苓、薏苡仁、扁豆等。

3. 肝热上扰证

主证:视物模糊,眼前黑花,视力逐渐下降,晶珠混浊,头痛目涩,口苦咽干,大便秘结,舌红苔薄黄,脉弦数。

辨证分析:肝热上扰头目,灼伤晶珠,以晶珠混浊、头痛目涩等全身症状和舌脉为辨证要点。

治法:清热平肝,明目退翳。

方药:石决明散加减。肝热不甚者,去栀子、大黄。

（二）外治

1. 点眼可选用退翳明目类眼药。

2. 手术治疗是治疗白内障的最基本、最有效的方法。中医眼科传统的手术方法是"金针拨内障"术。目前主要采用白内障囊外摘除术、白内障超声乳化术、白内障激光乳化术,同时联合人工晶状体植入术。

（三）其他治法

发病初期,可根据辨证分型,给予相应中成药口服治疗。肝肾阴虚之证,服用杞菊地黄丸或复明片;脾肾两虚者,使用障眼明片。

五、预防与调护

1. 本病可能与长期的紫外线照射有关,注意紫外线防护。

ER-13-1

视频:超声乳化白内障摘除术

ER-13-2

视频:飞秒激光辅助超声乳化白内障摘除术

2. 强身健体,延缓衰老。

第二节　惊震内障

惊震内障是指头部、眼部挫伤,或眼部锐器伤,损及晶珠,以致晶珠混浊的眼病。最早记载于《秘传眼科龙木论》。

本病相当于西医学之外伤性白内障。

一、病因病机

常见的病因有眼球顿挫伤、眼球穿透伤、爆炸伤以及电击伤等,多由拳击、棍棒、球类或其他物体撞击眼球所致。外伤振动晶珠,导致气血失和,气滞膏凝,晶珠混浊;或者打动珠中真气,脉络郁滞,精华不得上输于目,目失涵养,晶珠混浊,渐为内障。

二、临床表现

惊震内障因眼部受伤的性质不同,程度不一,有不同表现。因眼部受伤可见胞睑瘀血肿胀,白睛瘀血,血灌瞳神,晶珠脱位、继发绿风内障等。

1. 自觉症状　视力不同程度下降,或同时可见眼部灼热疼痛,畏光流泪。

2. 眼部检查　晶珠受到振动后,轻者部分混浊,渐渐缓慢发展变为内障。受到严重挫伤可致晶珠破裂,迅速发展而致晶珠全部混浊。如真睛破损,可见晶珠破裂,伴神水、神膏外溢。

三、诊断依据

根据外伤史,以及眼部检查可明确诊断。

四、治疗

若晶珠混浊明显,障碍视力,行手术治疗。若外伤,致真睛破损,要及时缝合处理伤口,防止邪毒内侵;若晶珠破损,继发五风内障,亦应及时手术治疗。

五、预防与调护

1. 加强安全教育,严格安全生产制度,防止意外发生。

2. 预防眼外伤,作业操作时戴好防护眼镜。

第三节　胎患内障

胎患内障系患儿出生后即见晶珠混浊的眼病,本病首见于《秘传眼科龙木论》。多为双眼发病,晶珠混浊部位不一,形状多样,大多静止不变,但也可继续发展。若出生后营养不良,身体虚弱,可加速发展,影响视力。

本病相当于西医学之先天性白内障。

一、病因病机

本病因父母遗传,或先天禀赋不足,或孕妇感受风毒,或服用某些药物,影响胎儿发育。

或因怀孕期间,母体虚弱,肝虚血少,胎儿失养,易得此病。

二、临床表现

1. 自觉症状　患儿视物不清,其轻重与晶珠混浊部位、形态和程度有关,轻者视力可不受影响,或仅仅轻度视物模糊,重者晶珠全混,不辨人物,可同时伴有畏光、眼球震颤、斜视等症状。

2. 眼部检查　裂隙灯检查可见晶珠不同部位、形态和程度混浊,表现为前后囊膜局限性混浊;或围绕晶珠中央板层或带状混浊;或周边部大小不一的短棒状混浊,放射状排列形如花冠;或晶珠完全混浊,瞳神区发白(图 13-6)。本病可合并先天性小眼球、瞳神缺损等病症。

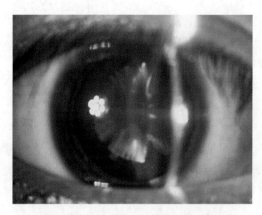

图 13-6　胎患内障,晶珠白色混浊

三、诊断依据

1. 多为双眼发病,无眼部外伤史。
2. 自幼即有不同程度视力障碍。
3. 出生即有晶珠混浊。

四、治疗

胎患内障视功能正常或受损较轻时,可定期检查观察,若视功能损害严重,宜早期手术,术后积极进行弱视训练。

五、预防与调护

1. 本病是儿童低视力的重要原因,优生优育,减少胎患内障的患病率,禁止近亲婚配是减少隐性遗传白内障的重要措施。

2. 围生期保健,避免怀孕后前 3 个月感冒,以减少胎患内障的发生。

（毕宏生）

学习小结

复习思考题

1. 晶珠疾病有哪些? 其治疗原则是什么?
2. 试述圆翳内障的病因病机、临床表现和治疗要点。
3. 根据混浊部位的不同,试述圆翳内障的类型及皮质性白内障的分期。

笔记栏 📖

PPT 课件

第十四章

五 风 内 障

📐 学习目标

通过本章的学习,掌握绿风内障、青风内障的概念、病因病机、临床表现、诊断及治疗原则,为中医药参与青光眼的防治打好基础。熟悉五风内障的概念及特点,了解乌风内障、黑风内障、黄风内障的概念、病因病机。

五风内障为青风内障、绿风内障、乌风内障、黑风内障、黄风内障之总称,是以目珠胀痛、瞳神散大、瞳色改变、视力下降为主要表现的一类内障眼病。早在唐代王焘的《外台秘要》中,即有"绿翳青盲"的叙述,并认为系眼"内肝管缺,眼孔不通所致也"。宋代《太平圣惠方》具体记载了青风、绿风、乌风、黑风内障的治疗方药。约成书于宋元时代的《秘传眼科龙木论》首次提出了五风变内障之名,并分别就病因病机、临床证候、治疗方药(包括针刺)等加以详论,特别是肝风为本之说,对后世产生了重要的影响。明清时期,对本病的认识更趋深入,明代傅仁宇在《审视瑶函》中指明了本病病因:"阴虚血少之人,及竭劳心思、忧郁忿恚、用心太过者,每有此症。"在治疗上,强调早治,"急宜治之,免变绿色,变绿色则病甚而光没矣"(《证治准绳》)。如丧失时机,"若神耗散尽,总为不治之症"(《秘传眼科七十二全书》)。《目经大成》则指出:"此症乃火、风、痰疾烈交攻,头目痛急,金井先散,然后神水随某脏而现某色。"总之,古代医家所积累的丰富经验,至今仍有借鉴作用。

五风内障类似西医学之青光眼及其并发症,为青光眼的不同类型及阶段。

此类疾病多由情志不舒,或暴怒伤肝,致肝胆火炽,风火上扰头目;或阴虚阳亢,风阳上扰,导致气血不和,气机不利,玄府闭塞,神水积滞所致。治疗以保存视功能为主要目的,首先要控制眼压,临床多采用西药滴眼剂以迅速降低眼压,中医治疗急性期当以疏肝行气、活血利水、潜阳息风为先,待病情缓解,再审因论治,常在辨证基础上酌加滋补肝肾、活血通络之品,以保护视神经,促进视功能恢复。外治方面,多采用眼局部用药、手术或激光治疗,也可配合针灸治疗。

知识链接:
青光眼的大
致分类与治
疗简述

第一节 绿 风 内 障

绿风内障是以头目剧痛、视力急降、眼珠变硬、瞳神散大、瞳色淡绿为主要临床表现的急性眼病。该病名见于《秘传眼科龙木论》,又名绿风、绿风障症、绿盲、绿翳青盲、绿水灌珠。多见于40岁以上中老年人,可双眼先后或同时发病,女性常见。本病发病急,病情重,应及早治疗,若误诊误治,易导致失明。

绿风内障类似于西医学之原发性急性闭角型青光眼急性发作期。

知识链接:
原发性急性
闭角型青光
眼的分期

一、病因病机

1. 多因悲郁忧思，或暴悖愤怒，气结于肝，郁久化火，火盛生风，风火上扰头目，致玄府闭塞，神水积滞。

2. 久病或劳倦太过，真阴亏耗，水不涵木，阴不制阳，阳亢化风，上扰头目。

3. 肝胃虚寒，清阳不升，浊阴不降，饮邪上逆，阻遏清窍，致玄府闭塞，神水积滞。

二、临床表现

1. 自觉症状　头目剧烈胀痛，畏光流泪，视物不清或视力骤降，虹视，常伴有恶心、呕吐等全身症状，易被误诊为胃肠疾病。

2. 眼部检查　视力锐降，常为数指或手动，严重时仅存光感；胞睑肿胀，白睛混赤，甚者白睛赤肿；黑睛雾状混浊，黑睛后壁可有棕色色素附着；前房浅，神水混浊；黄仁晦暗，纹理模糊；瞳神中等度散大，展缩失灵，房角关闭甚或粘连；目珠胀硬，眼压升高，多在 50mmHg 以上（图 14-1）。

3. 特殊检查　用房角镜观察前房角是否有粘连及粘连的程度（判断房角属窄Ⅰ、窄Ⅱ、窄Ⅲ、窄Ⅳ），对诊断和治疗均有重要意义。

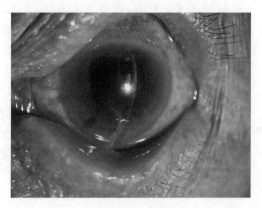

图 14-1　绿风内障

三、诊断依据与鉴别诊断

（一）诊断依据

1. 头眼胀痛剧烈，视力骤降，常伴恶心呕吐。

2. 白睛混赤，黑睛雾状混浊，瞳神散大，展缩失灵，瞳色呈淡绿色。

3. 前房变浅，房角关闭。

4. 眼压明显升高，多在 50mmHg 以上。

（二）鉴别诊断

本病与瞳仁紧小、天行赤眼均有眼部赤痛，需进行鉴别（表 14-1）。

表 14-1　绿风内障、瞳仁紧小、天行赤眼鉴别表

鉴别要点	绿风内障	瞳神紧小	天行赤眼
眼痛	眼珠剧烈胀痛，头痛如劈，痛连目眶	患眼坠痛，痛连眉骨颞颊，畏光流泪	患眼灼热疼痛，或痛痒交作，碜涩不适
视觉	视力骤降，虹视	视力减退	视力正常，眵泪多时偶尔出现虹视
眵	无眵	无眵	眵多胶结
泪	一般较少	流泪	热泪频流或血泪
白睛	白睛混赤	抱轮红赤或白睛混赤	白睛红赤
黑睛	雾状混浊	一般透明，黑睛内壁下方白色点状沉着物	透明，或黑睛表层生星翳

续表

鉴别要点	绿风内障	瞳神紧小	天行赤眼
前房	变浅	正常	正常
黄仁	纹理不清	纹理不清，常与晶珠粘连	正常
瞳神	散大，展缩失灵，瞳色呈淡绿	紧小或干缺不圆，甚至闭锁或为白膜封闭	正常
眼珠硬度	变硬如石	正常或稍低	正常
呕恶	恶心、呕吐	无	无
病史	每因情志刺激或劳累而发	与风湿、痹证、历节风等全身病有关	有流行病史或接触史

本病恶心呕吐、头痛等症状,应与内科急性胃肠炎、各种原因所致头痛相区别,避免误诊。

四、治疗

本病为眼科急重症,极易造成不可逆的视功能损害,应中西医结合急救,尽快降低眼压,务求最大限度地恢复视功能。

（一）辨证论治

1. 肝胆火炽证

主证:发病急骤,眼胀欲脱,头痛如劈、连及目眶,视力急降或仅存光感。检查眼部可见白睛混赤肿胀,黑睛混浊呈雾状,前房极浅或几近消失,瞳神散大,呈淡绿色,眼硬如石。全身兼见恶心呕吐,口苦口干,尿黄便结;舌红苔黄,脉弦数。

辨证分析:肝胆火炽,火盛生风,风火上扰头目,致玄府闭塞。以白睛混赤肿胀、黑睛混浊、瞳神散大、眼硬如石等局部表现及全身症状为辨证要点。

治法:清热泻火,平肝息风。

方药:绿风羚羊饮加减。眼胀痛难忍者,加夏枯草、香附、决明子以加强清肝理气之功;胸闷不舒,胁肋胀满者,加郁金、川楝子以疏肝理气;呕吐泛恶者,加半夏、陈皮、砂仁以和胃化痰降逆。

2. 肝阳上亢证

主证:眼症同上。全身兼见身热面赤,眩晕、动则加剧,恶心呕吐,或吐痰涎,尿黄便结;舌红苔黄,脉弦滑数。

辨证分析:真阴亏耗,水不涵木,阴不制阳,阳亢化风,上扰头目。以白睛混赤肿胀、黑睛混浊、瞳神散大、眼硬如石等局部表现及身热面赤、眩晕等全身症状为辨证要点。

治法:平肝潜阳,化痰息风。

方药:将军定痛丸加减。眩晕、动则加剧者,加石决明、钩藤、羚羊角以加强平肝潜阳之功;恶心呕吐者,加代赭石、竹茹以清热降逆止呕;目珠胀痛明显者,加泽泻、猪苓、通草以利水泄热导滞。

3. 肝胃虚寒证

主证:眼珠胀痛,视物昏蒙,头痛喜包裹,或巅顶头痛。检查眼部可见抱轮红赤,黑睛混浊呈雾状,瞳神散大,呈淡绿色。全身兼见干呕吐涎,或泛吐清水,食少神疲,畏寒怕冷或肢冷;舌淡苔白,脉弦。

ER-14-3

病案分析:
绿风内障

笔记栏

辨证分析:肝胃虚寒,清阳不升,浊阴不降,饮邪上逆,阻遏清窍。以头痛视昏、瞳神散大、头痛喜包裹、畏寒怕冷为辨证要点。

治法:疏肝降逆,温中散寒。

方药:吴茱萸汤加减。头痛喜包裹者,加藁本祛风止痛;畏寒肢冷,食少神疲者,加高良姜、桂枝温中散寒;干呕或泛吐清水者,加砂仁、旋覆花和胃降逆。

（二）西医急救处理

1. 缩瞳剂　1%~2%毛果芸香碱滴眼液,急性大发作时,每5分钟滴眼1次,共点3次,然后每隔半小时1次,共4次,以后改为每小时1次。眼压下降后维持每日3~4次。旨在缩小瞳孔,开放房角,改善房水循环,降低眼压。

2. 碳酸酐酶抑制剂　乙酰唑胺,口服,一般首次服0.25g,以后每次0.125g,每日2次。可抑制房水生成,降低眼压。

3. 高渗剂　可提高血浆渗透压,吸收眼内水分而迅速降低眼压,但作用时间短,多用在术前降压。常用20%甘露醇或50%甘油等。

（三）手术疗法

经药物治疗症状缓解、眼压下降后,可考虑抗青光眼手术,酌情采用周边虹膜切除术或激光虹膜切开术(图14-2),如房角广泛粘连,小梁功能已遭永久损害,应做滤过性手术,如巩膜灼瘘术、小梁切除术等。

（四）其他疗法

1. 针灸疗法　可缓解头眼疼痛及恶心、呕吐等全身症状,并对视功能有一定的保护作用。以取膀胱经、胆经、肝经、胃经、大肠经、三焦经、督脉经穴为主,选穴:睛明、丝竹空、印堂、太阳、悬颅、头维、

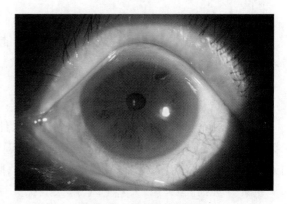

图14-2　虹膜周边切除术

太冲、风池、大椎、合谷。多针少灸,针用泻法,痛甚久留,留针阵动,灸亦泻之。头目剧痛时,可取上星、百会、太阳、耳尖等穴,以三棱针点刺放血,以泻火邪。

2. 耳穴疗法　取耳穴肝、肾、胆、膀胱、大肠、心、肺、三焦、内分泌、皮质下、脑干、眼、目1、目2,采用耳针,针用泻法,留针阵动,30分钟后出针,隔日1次,两耳交替进行。急性期采用耳针,慢性期采用王不留行耳穴压丸,胶布固定,保留3~5日,每日按压3~5次。

五、预防与调护

1. 早期发现,早期治疗,特别是有青光眼家族史者,要注意定期观察或追踪观察。

2. 保持心情舒畅,避免情志过极,以免诱发或加重病情。

3. 患者要少看电影、电视,少用电脑,避免在光线阴暗处久留或长时间工作。

4. 患者要禁用阿托品类药物,眼部禁用散瞳药物。

第二节　青风内障

青风内障是以间歇性眼胀视蒙,视力日渐减退,视界日渐缩窄,瞳色淡青为主要临床表

现的慢性眼病。该病名见于《太平圣惠方》。又名青风、青风障症。本病发病缓、病程长,初起时无明显不适,视力下降缓慢,极易被患者忽视。一般双眼受累,可双眼同时或先后发病。

青风内障类似于西医学之原发性开角型青光眼。

一、病因病机

1. 情志不舒,肝郁气滞,阻滞目络;或郁久化火,风火上扰,致目中玄府郁闭,神水瘀滞。

2. 先天禀赋不足,命门火衰,不能温煦脾阳,化生水谷精微,致痰湿内生,上泛于目,阻滞经脉,闭塞玄府,神水运行不畅而滞留于目。

3. 久病或劳瞻竭视,暗耗阴血,肝肾阴虚,目失所养,神水枯涩。

二、临床表现

(一)自觉症状

早期自觉症状不明显或无症状。常于用眼过度或失眠后出现头痛眼胀,视物模糊。随着病情进展,眼胀头痛逐渐明显并加重,瞳神稍大,气色稍混,如青山笼淡烟状。晚期均有视野缩小,视力衰退甚至失明。

(二)眼部检查

1. 视力 视力早期多无明显改变,日久或有所下降。

2. 白睛正常,或轻度抱轮红赤,黑睛透明,前房深浅多正常,前房角开放,瞳神大小正常或稍大。

3. 眼压 早期眼压波动较大,24 小时眼压差≥8mmHg;眼压描记房水流畅系数降低;激发试验阳性。

4. 视野 早期视野缺损主要有旁中心暗点、弓形暗点、与生理盲点相连的阶梯状暗点。在进展期可出现环状暗点、扇形暗点、旁中心暗点等。晚期则呈管状视野,若中心视力丧失,尚可保存颞侧视岛(图 14-3)。

5. 眼底 主要是视盘的改变。早期视盘生理凹陷加深增大,杯盘比>0.6,或两眼杯盘比之差>0.2。随着病情的发展,生理凹陷不断加深扩大,边缘呈穿凿状,盘沿几乎消失,视盘血管偏向鼻侧,由凹陷边缘呈屈膝状爬出,视盘色苍白(图 14-4)。

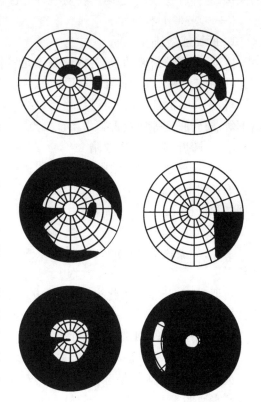

图 14-3 青风内障的视野损害过程

(三)特殊检查

1. 房角检查 房角无粘连,为宽角。

2. 视觉电生理检查 图形 VEP 峰潜时延迟,波幅下降;图形 ERG 振幅下降。

3. 共焦激光扫描检眼镜检查 分析、计算视盘生理凹陷扩大加深的量。

三、诊断依据

1. 眼压升高 早期眼压波动较大,24 小时眼压差≥8mmHg;眼压描记房水流畅系数降

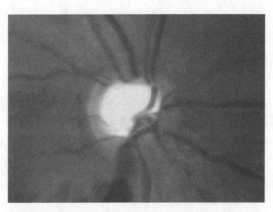

图14-4　青风内障的视盘改变，生理凹陷扩大、血管偏向鼻侧、呈屈膝状爬出

低;激发试验阳性。

2. 视盘损害　早期视盘生理凹陷加深增大,杯盘比>0.6,或两眼杯盘比之差>0.2;随着病情的发展,生理凹陷不断加深扩大,边缘呈穿凿状,盘沿几乎消失,视盘血管偏向鼻侧,由凹陷边缘呈屈膝状爬出,视盘颜色苍白。

3. 视野缺损　早期视野缺损主要有旁中心暗点或鼻侧阶梯。在进展期可出现环状暗点、扇形暗点、旁中心暗点等。晚期则呈管状视野,若中心视力丧失,尚可保存颞侧视岛。

四、治疗

首先要注意观察视野及视盘,通过视野、视盘变化来监测病情进展。其次要注重视神经的保护,滋补肝肾、活血通络药物对视神经保护有一定作用,可促进视功能的恢复。

（一）辨证论治

1. 肝气郁结证

主证:常在情绪波动、过劳或睡眠不足等情况下出现眼胀、头痛、不耐久视;伴有胸闷不舒,胁肋胀满,纳呆食少;舌红苔薄白,脉弦。

辨证分析:肝郁气滞,阻滞目络,致目中玄府郁闭,神水瘀滞。以眼胀头痛、不耐久视、胸闷不舒、胁肋胀满等症及舌脉为辨证要点。

治法:疏肝解郁,活血通络。

方药:逍遥散加减。眼胀头痛,不耐久视者,加女贞子、桑椹子以滋肾明目;胸闷不舒,胁肋胀痛者加郁金、川楝子以疏肝解郁、理气止痛;胃脘胀痛,纳呆食少者,加木香、砂仁、佛手以理气和胃止痛。

2. 肝火上炎证

主证:头痛眩晕,眼赤胀痛,目珠胀硬;伴面红颊赤,口苦咽干,烦燥易怒;舌红苔黄,脉弦数。

辨证分析:肝郁日久化火,风火上扰于目,致玄府郁闭,神水瘀滞;以头痛眩晕、眼赤胀痛、口苦咽干、烦燥易怒等症及舌脉为辨证要点。

治法:清肝泻火,平肝潜阳。

方药:龙胆泻肝汤加减。头痛眩晕,眼赤胀痛者,加石决明、夏枯草、钩藤以平肝潜阳,清热泻火;口苦咽干,烦燥易怒者,加牡丹皮、黄连以清肝泻火;尿黄便结者,加决明子、大黄以清肝利水通便。

3. 痰火上扰证

主证:头眩目痛,视物昏蒙,瞳神稍大,目珠胀硬;伴有恶心泛涎,胸胁痞满,口苦;舌红苔黄腻,脉滑数。

辨证分析:痰火升扰,流窜经络,上蒙清窍。以头眩目痛、眼胀视蒙、恶心泛涎、胸胁痞满等症及舌脉为辨证要点。

治法:清热化痰,息风通络。

方药:温胆汤加减。头眩目痛者,加石决明、珍珠母、钩藤以平肝息风;胸胁痞满者,加瓜蒌皮、薤白、郁金以宽胸理气开郁。

4. 肝肾阴虚证

主证：眼珠胀痛，瞳神稍大，视物模糊，或虹视；伴有失眠健忘，腰膝酸软；舌红少苔，脉细弱或细数。

辨证分析：久病或劳瞻竭视，暗耗阴血，肝肾阴虚，致目失所养，神光衰微。以眼珠胀痛、间有虹视、瞳神稍大、失眠健忘、腰膝酸软等为辨证要点。

治法：滋补肝肾，活血明目。

方药：加减驻景丸加减。双目干涩，视力缓降者，加女贞子、墨旱莲以养肝明目；失眠健忘，腰膝酸软者，加龙骨、珍珠母、远志以镇静安神开窍；畏寒肢冷，夜尿频数，小便清长者，加淫羊藿、巴戟天、金樱子以补肾温阳缩泉。

（二）西医治疗

1. 眼局部用药　参考绿风内障，另可选用以下药物：①噻吗洛尔或倍他洛尔滴眼液点眼，抑制房水生成而达到降眼压的目的，心律过缓者慎用。②1%肾上腺素或2%酒石酸溴莫尼定滴眼液，滴眼，每日1~2次，促进房水的排出而达到降眼压的目的，高血压、冠心病患者慎用。③拉坦前列素或曲伏前列素滴眼液点眼，增加房水排出以降低眼压。④1%布林佐胺滴眼液点眼，减少房水生成降低眼压。

2. 视神经保护剂　钙离子阻滞剂、谷氨酸拮抗剂、神经营养因子、抗氧化剂等可从不同的环节起到一定的视神经保护作用。

（三）手术治疗

全身及局部药物治疗无效时，或不能停用降压药物者，可考虑手术治疗，如小梁切除术、巩膜灼瘘术、巩膜咬切术、虹膜周边切除术或激光虹膜周边切除术等。

（四）其他疗法

1. 针灸疗法　以取胃经、脾经、肝经、胆经、肾经、膀胱经、大肠经、督脉经穴为主。选穴：四白、丰隆、太白、太冲、瞳子髎、睛明、风池、涌泉、神庭。针灸并用，实证多针少灸，虚证针补加灸。

2. 耳穴疗法　取耳穴肝、肾、胆、膀胱、脾、胃、内分泌、目1、眼、脑干，采用黄荆子耳穴压丸，胶布固定，保留5~7天，每天按压5~6次，连用5~10个疗程。

五、预防与调护

1. 开展对本病有关知识的宣传，争取早期发现、早期治疗。

2. 保持心情舒畅，避免情志过激，以免加重病情。

3. 劳逸结合，避免过度使用目力、熬夜及过度疲劳。

第三节　黑风内障

黑风内障是以头痛眼胀，眼起黑花，视力下降，瞳神散大，瞳色昏黑为主要临床表现的慢性眼病。该病名见于《秘传眼科龙木论》。

黑风内障类似于西医学之慢性闭角型青光眼。

一、病因病机

1. 因忧思郁怒，肝气郁结，郁久化火生风，风火上扰，致目中玄府闭塞，气血津液升降出

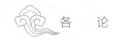

入受阻,神水瘀滞,发为本病。

2. 肝脾不调,肝郁气滞,肝木克伐脾土,致脾失健运,痰湿内生,痰气混结,阻滞经络,闭塞玄府,目中神水瘀滞。

3. 劳神过度,或过用目力,真阴暗耗,水不制火,火炎于目,或肝肾阴亏,水不涵木,肝阳上亢,风阳上扰,清窍不利,玄府不通,致神水瘀积而发本病。

二、临床表现

1. 自觉症状 眼胀,头额疼痛,连及眼眶、眉棱骨、鼻根,其症时轻时重,虹视,视力日渐下降,或眼前有黑花。

2. 眼部检查 平时白睛、黑睛如常,周边前房浅,房角狭窄;发作时白睛抱轮红赤,黑睛雾状混浊,瞳神稍散大,展缩失灵,瞳色略呈昏黑;眼压明显升高。眼底检查:早期眼底基本正常,病情发展到一定阶段则视盘凹陷扩大,杯/盘比在0.6以上,视野出现缺损。

3. 特殊检查 视野多呈向心性缩窄,晚期呈管状;眼压描记:早期房水流畅系数(C值)无明显改变,晚期C值下降;前房角为窄角。

三、诊断依据

1. 眼胀头痛,可连及眼眶、眉棱骨、鼻根,眼前有黑花,或虹视,视力逐渐减退,急性发作时头痛眼胀加剧,视力剧降。

2. 平时白睛、黑睛如常,前房稍浅,发作时白睛抱轮红赤,黑睛雾状混浊,瞳神稍散大,展缩失灵,瞳色略呈昏黑。

3. 周边前房浅,房角狭窄,眼压升高,发作时眼压可达50mmHg左右。

4. 眼底检查:早期眼底基本正常,病情发展到一定阶段则视盘凹陷扩大,杯/盘比在0.6以上,视野出现缺损。晚期出现视神经萎缩,视野向心性缩窄,甚至呈管状。

四、治疗

主要以手术为主,但术前的眼压控制也比较重要,中医治疗重在疏肝理气、活血通络,对缓解临床症状,控制眼压有一定作用。

(一)辨证论治

1. 肝气郁结证

主证:目珠胀痛且硬,患侧头额痛,牵连眼眶、眉骨、鼻颊,视物不清,虹视。检视眼部:抱轮微红赤,黑睛雾状混浊,前房稍浅,瞳神中等散大,气色昏黑;全身兼见烦躁易怒,胸胁胀闷;舌红苔黄,脉弦。

辨证分析:肝气郁结,郁久化火生风,风火上扰,致目中玄府闭塞,神水瘀滞。以目珠胀痛、牵连头额及眶周、虹视、瞳神散大、气色昏黑、兼见全身症状及舌脉为辨证要点。

治法:疏肝解郁,通络开窍。

方药:逍遥散加减。眼胀者,加夏枯草、香附以疏肝理气;头痛者,加白芷、蔓荆子以祛风散邪止痛;胸胁胀闷者,加郁金、木香以理气通络;烦躁易怒,口干口苦者,加牡丹皮、栀子以清肝泻火。

2. 痰湿阻络证

主证:目珠胀痛,头额闷胀而重,视力下降,虹视。检视眼部:抱轮微红,黑睛混浊如哈气状,前房浅,瞳神中等散大,其色昏黑;全身兼见纳呆腹胀,胸闷泛恶,舌红苔白或白腻,脉滑。

辨证分析:脾失健运,痰湿内生,痰气混结,阻滞经络,闭塞玄府,神水瘀滞。以目珠胀痛,虹视,瞳神散大、其色昏黑,兼见全身症状及舌脉为辨证要点。

治法:燥湿化痰,和胃降逆。

方药:温胆汤加减。眼胀头晕者,加天麻、钩藤、石决明以平肝息风;头额闷胀,头重如裹者,加薏苡仁、赤小豆、车前子、佩兰以利水渗湿、芳香开窍;纳呆腹胀者,加莱菔子、大腹皮、厚朴以理气宽胸导滞;胸闷泛恶者,加藿香、草豆蔻以除湿降逆止呕。

3. 阴虚火旺证

主证:头目胀痛,时轻时重,视物昏花,或眼前有黑花飞舞;检视眼部:抱轮微红,黑睛混浊如雾状,前房浅,瞳神中等散大,瞳色偏黑。全身可有心烦失眠,咽干口燥;舌质红、苔少,脉细数。

辨证分析:真阴暗耗,水不制火,火炎于目,清窍不利,玄府不通。以头目胀痛、瞳神中等散大、瞳色偏黑、兼见全身症状及舌脉为辨证要点。

治法:滋阴降火。

方药:知柏地黄丸加减。头目胀痛,视物昏花者,加女贞子、墨旱莲、枸杞子以滋肾明目;心烦失眠者,加龙骨、珍珠母以镇静安神;咽干口燥者,加沙参、麦冬、五味子以养阴生津;头晕耳鸣者,加天麻、钩藤、石决明以平肝潜阳息风。

（二）外治

1. 眼局部用药　参考绿风内障、青风内障。

2. 手术法　早期宜做周边虹膜切除术、激光虹膜切开术,晚期可考虑小梁切除术、激光巩膜造瘘术、房水引流装置植入术等。

（三）其他疗法

1. 针灸疗法　以取膀胱经、肾经、肝经、胆经、脾经、胃经经穴为主,选穴:睛明、天柱、行间、涌泉、公孙、太溪、太阳、丝竹空、四白、章门。每次选近、远端穴 3~4 个,多针少灸,针用泻法,灸亦泻之,1 日 1 次。

2. 耳穴疗法　取耳穴肝、肾、胆、膀胱、脾、胃、心、目 1、眼,采用王不留行耳穴压丸,胶布固定,保留 3~5 日,每日按压 5~6 次。

五、预防与调护

1. 避免情志过激,以免加重病情。

2. 避免过度使用目力、熬夜及过度疲劳。

3. 避免在暗室或暗光下工作,少看电影或电视。

第四节　乌风内障

乌风内障是以头目胀痛,视物模糊,瞳仁气色昏暗,展缩失灵,日久变乌带浑红色为主要临床表现的内障眼病。该病名见于《秘传眼科龙木论》,又名乌风（《世医得效方》）。

乌风内障类似于西医学新生血管性青光眼等继发性青光眼。

一、病因病机

1. 肝胆实热,循经上扰,侵袭目窍。

2. 风痰为患,上壅于目,阻闭目络。

3. 肝肾阴虚,虚火上炎,灼伤目络,致血溢脉外、瘀积目中。

以上诸因皆可导致目络阻滞,玄府闭塞,神水滞积,发为本病。

二、临床表现

1. 自觉症状　头痛目眩,眼珠胀痛,泪热羞明,视物模糊。

2. 眼部检查　白睛不红或抱轮红赤,瞳神或大或不大、或紧小或干缺,但展缩皆失灵,瞳内气色浊晕而带乌昏,目珠胀硬,或可窥见眼内积血。

3. 特殊检查　早期眼压正常,随着病情进展,可见虹膜及房角与小梁均有新生血管,眼底多有原发性眼病的表现,眼压明显增高,房角检查小梁新生血管膜形成,虹膜周边前粘连,甚至房角完全闭塞。

三、诊断依据

1. 多有眼原发病变史。

2. 头时痛,眼胀,鼻根部酸痛,眼前黑花,或有虹视,视力下降,甚至失明。

3. 抱轮红赤,瞳神散大,展缩失灵,瞳神颜色昏暗,日久变乌并带浑红色。

4. 早期眼压正常,随着病情进展,可见虹膜及房角与小梁均有新生血管,眼底多有原发性眼病的表现,眼压明显增高,房角检查小梁新生血管膜形成,虹膜周边前粘连,甚至房角完全闭塞。

四、治疗

本病的治疗,重在治疗原发病,内治与外治结合,控制病情,缓解症状。

（一）辨证论治

1. 肝胆实热证

主证:头目胀痛,羞明泪热,视物昏蒙,抱轮红赤,瞳神散大,黄仁膨隆,目珠胀硬;可兼见口苦咽干,心烦面赤;舌红苔黄脉弦。

辨证分析:肝胆实热,上攻目窍,玄府闭塞。以头眼胀痛、抱轮红赤、瞳神散大、目珠胀硬、口苦咽干、心烦面赤及舌脉为辨证要点。

治法:清泄肝胆实热。

方药:凉胆丸加减。头目胀痛者,加夏枯草、香附以清肝理气止痛;羞明畏光者,加千里光、赤芍以祛风清热凉血;口苦咽干心烦者,加牡丹皮、栀子以清肝泻火;尿黄或少者,加泽泻、车前草以泄热利尿。

2. 风痰壅目证

主证:目珠胀痛,视物模糊,抱轮微红或红赤,瞳神散大,瞳内色昏而浊。可兼见头晕而眩,胸闷气紧;舌苔厚腻,脉濡或滑。

辨证分析:风痰为患,上壅于目,阻闭目络。以目珠胀痛、抱轮微红或红赤、瞳神散大、瞳内色昏而浊、头晕而眩、胸闷气紧及舌脉为辨证要点。

治法:涤痰开窍,清肝除风。

方药:白附子散加减。目珠胀痛甚者,加夏枯草、香附、蔓荆子以疏肝理气,清利头目;头晕而眩者,加石决明、天麻、钩藤以平肝息风;胸闷脘胀者,加薤白、瓜蒌壳、草豆蔻以化痰宽胸理气。

3. 瘀血积滞证

主证:头目胀痛,视力锐减,抱轮红赤,瞳神散大,瞳内隐隐乌红,目珠胀硬。

辨证分析:眼内出血,日久不散,瘀血壅滞目中,阻闭玄府。以头目胀痛、抱轮红赤、瞳神散大、瞳内隐隐乌红、目珠胀硬为辨证要点。

治法:行滞消瘀。

方药:通窍活血汤加减。头目胀痛明显者,加白芷、蔓荆子以清利头目;新鲜出血者,加泽兰、泽泻以利水活血止血;积血日久,形成机化物者加昆布、海藻以化痰散结。

（二）外治

1. 局部用药　0.25%~0.5%噻吗洛尔或0.25%~0.5%倍他洛尔,滴眼,1日1~2次;或睫状肌麻痹剂,可缓解症状。

2. 手术治疗　酌情考虑睫状体冷凝术、滤过性手术、硅管阀门植入术。

（三）其他疗法

1. 光凝和冷凝治疗　对原发病早期使用全视网膜光凝或冷凝,可减少或消退新生血管。

2. 球后注射　当眼痛、头痛难以忍受时,可球后注射4%普鲁卡因及40%乙醇各1ml,可缓解疼痛。

第五节　黄风内障

黄风内障是以眼珠胀痛,不睹三光,瞳神散大,瞳色昏黄为主要临床表现的慢性眼病。该病名见于《证治准绳》。本病为绿风内障、青风内障、黑风内障失治的结果,为五风变内障的后期阶段。病至此,为神光将绝或已绝之候,治疗不能恢复视力。

本病类似于西医学之青光眼绝对期。

多因绿风、青风、黑风内障失治,肝风痰火上扰,耗损瞳神,煎灼神水、神膏,目窍瘀滞,玄府闭塞而成。

自觉眼胀头痛或无不适,视力全无,不睹三光。眼部检查常见白睛赤脉稀疏粗大,黑睛混浊不清,失去光泽,瞳神散大不收,甚至黄仁全周缩窄如线,变薄泛白,瞳内晶珠呈淡黄色萎缩,指测眼珠较硬,眼压持续性增高,眼底多不能窥见,如偶能窥见者,可见视盘凹陷如杯,色苍白。

临床无特殊治疗,症状明显时可酌情对症治疗,如眼胀头痛甚者,可采用针灸治疗,攒竹、睛明、太阳、承泣、球后、三阴交、阳陵泉,每次选2~3穴,强刺激。或用2%普鲁卡因2ml做球后封闭。对目珠胀痛、难以缓解者可考虑眼球摘除手术。

ER-14-4

学习小结

（姚小磊）

复习思考题

1. 试述五风内障的概念及临床特征。

2. 简述绿风内障的临床表现、诊断及急救治疗。

3. 如何对绿风内障与瞳仁紧小、天行赤眼进行鉴别?

4. 简述青风内障的临床表现、诊断及辨治要点。

第十五章

神 膏 疾 病

> **学习目标**
>
> 通过本章学习,掌握云雾移睛、血灌瞳神的概念、诊断及辨治要点,了解血灌瞳神的分类。

神膏即西医学之玻璃体,为目内包涵之膏液,透明黏稠,支撑视衣,涵养瞳神,是神光发越之重要通道。神膏疾病主要表现为神膏混浊与神膏积血,根据其病变特点,分属云雾移睛与血灌瞳神范畴。

由于神膏位居瞳神,瞳神属肾,肝肾同源,故神膏疾病与肝肾关系密切。神膏疾病病因病机较为复杂,病性有虚有实,或虚实夹杂,临床宜审证求因,审因论治。

第一节 云 雾 移 睛

云雾移睛是指外眼端好,自觉眼前似有蚊蝇或云雾样黑影飘荡,甚至视物昏蒙的眼病。该病名最早见于《证治准绳》,可单眼或双眼发病。

本病相当于西医学之玻璃体混浊,常由葡萄膜及视网膜炎症、出血,玻璃体变性、液化及后脱离等引起。

一、病因病机

1. 肝肾亏虚,阴精不足,不能上濡于目,目窍失养。
2. 久病或产后,气血亏虚,不能上荣于目,神膏失养。
3. 湿热蕴蒸,或痰湿内蕴,浊气上泛,扰及清窍。
4. 各种原因致眼内出血,气滞血瘀,血溢神膏。

二、临床表现

(一) 自觉症状

眼前似有云雾样漂浮物,或如蚊蝇飞舞,形状不一,上下左右,飘移不定,视力尚可或有不同程度下降,甚至视物昏蒙。

(二) 眼部检查

外眼正常。检眼镜下可见玻璃体内有点状、尘状、絮状、丝状、网状、或蜘蛛状混浊,或见闪辉样结晶,或见白色雪花样漂浮物。眼底检查或见视网膜有水肿、渗出,或出血,或呈退行性改变。

（三）实验室及特殊检查

1. 眼部 B 型超声检查　可了解玻璃体混浊性质及程度（图 15-1）。

2. 间接检眼镜或三面镜检查　可窥见视网膜周边情况，寻查眼底病灶。

三、诊断依据与鉴别诊断

（一）诊断依据

1. 外眼端好，眼前似有飘浮不定的阴影。

2. 检眼镜检查可见玻璃体混浊。

（二）鉴别诊断

本病应与圆翳内障相鉴别，两者虽眼前均有阴影遮挡，但病位及临床特点不同。圆翳内障病位在晶珠，其黑影固定不随处飘移；而本病病位在神膏，黑影在眼前飘浮不定。

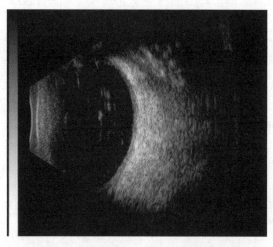

图 15-1　云雾移睛，B 超示玻璃体混浊

四、治疗

本病宜局部辨证与全身辨证相结合，眼体合参，综合辨证。虚者宜补益肝肾，补益气血；实者宜清利湿热，化痰降浊，活血化瘀。

（一）辨证论治

1. 肝肾亏损证

主证：眼前似有蚊蝇飞舞，视物昏蒙，或能近怯远，神膏混浊；全身可见头晕耳鸣，腰膝酸软；舌红苔少，脉弦细。

辨证分析：肝肾亏损，精血不足，见头晕耳鸣，腰膝酸软；神膏失养，见蚊蝇飞舞，视物昏蒙。故辨证以神膏混浊、头晕耳鸣等全身症状及舌脉为要点。

治法：补益肝肾。

方药：明目地黄丸加减。若神膏混浊较重者，酌加丹参、茺蔚子祛瘀明目；阴虚火旺者，酌加知母、黄柏、麦冬滋阴降火。

2. 气血亏虚证

主证：眼前似有阴影飘浮，神膏混浊，视物昏花；全身常见头晕心悸，乏力倦怠，面色无华；舌淡红苔薄白，脉细弱。

辨证分析：气血亏虚，神膏失养，见阴影飘动，视物昏花；头晕心悸，乏力倦怠，为气血不足之候。故辨证以神膏混浊、头晕心悸、面色无华等全身症状及舌脉为要点。

治法：益气补血。

方药：八珍汤加减。气虚较甚者，酌加黄芪益气健脾；阴血不足较甚者，酌加天冬、麦冬滋养阴液，或改用芎归补血汤。

3. 湿热内蕴证

主证：眼前似有黑影飘浮，视物昏蒙，神膏呈尘状、絮状混浊；全身或见头重胸闷，口苦心烦，小便黄赤；舌红苔黄腻，脉濡数。

辨证分析：湿热内蕴，浊邪上泛，见神膏呈尘状、絮状混浊；而头重胸闷，舌苔黄腻为湿热内蕴之候。故辨证以神膏混浊、头重胸闷等全身症状及舌脉为要点。

治法:化湿清热。

方药:三仁汤加减。热重者酌加黄芩、栀子清热泻火;湿重者酌加车前子、猪苓利湿清热;食少纳呆者酌加白扁豆、茯苓健脾和中;若以痰湿内蕴为主者,可用温胆汤以化痰除湿。

4.气滞血瘀证

主证:眼前黑花飞舞飘移,视力骤降,神膏呈絮状、团块状混浊,或透见眼底出血病灶;全身或伴有情志不舒,胸胁胀痛,舌质紫暗或有瘀斑,脉弦涩。

辨证分析:肝郁气滞,脉络瘀阻,血溢神膏,见神膏呈絮状、团块状混浊,眼底有出血病灶;而舌质紫暗或有瘀斑,脉弦涩,为气滞血瘀之征象。故辨证以神膏混浊、情志不舒、胸胁胀痛等全身症状及舌脉为要点。

治法:行气活血。

方药:血府逐瘀汤加减。眼内出血初期,混浊物鲜红者,宜去桃仁、红花,酌加牡丹皮、焦栀子、三七凉血散瘀;瘀久不散,混浊物呈灰白色者酌加三棱、莪术、昆布、海藻化瘀散结。

（二）外治

1.可酌情行 YAG 激光玻璃体悬浮物消融治疗。

2.中药离子导入　血溢神膏者,局部可用丹参注射液、川芎嗪注射液等做直流电离子导入。

3.点眼　局部点用氨碘肽滴眼液。

病案分析:
云雾移睛

五、预防与调护

1.眼前阴影飘浮,又出现闪光者,宜详察眼底,除外视网膜脱离。

2.高度近视出现玻璃体混浊者,应避免过度用眼及剧烈运动。

第二节　血灌瞳神

血灌瞳神是指各种原因导致眼内出血,灌入瞳神的眼病。病名见于(《证治准绳·杂病·七窍门》),又名血灌瞳人、血贯瞳神、血灌瞳仁内障等。血灌瞳神临床分为前部与后部两种,前部为血灌于黑睛和黄仁之间,相当于西医学之前房出血;后部为血灌于瞳神之内,溢于神膏,相当于西医学之玻璃体积血。两者均严重影响视力,属于内障眼病范畴,临床多由眼外伤、葡萄膜炎、视网膜血管疾病或全身性疾病等引起。本节主要介绍血灌瞳神后部。

一、病因病机

1.肝胆火炽,火灼目络,迫血妄行,血灌瞳神。

2.肝肾阴虚,虚火上炎,灼伤目络,血溢瞳神。

3.心脾两亏,气不摄血,血不循经,溢于瞳神。

4.眼部外伤,损及目络,血溢络外,灌入瞳神。

二、临床表现

（一）自觉症状

眼前骤见红花或黑花,或如烟云渐升,视力急剧下降,甚者仅存光感。

（二）眼部检查

出血量少者,玻璃体内见尘状、条索状,或团状混浊,眼底尚可透入,可发现视网膜出血及原发病的各种表现;若出血量多者,大量血液渗积于玻璃体内,检眼镜下瞳孔区红光减弱或消失,眼底窥视不入。

（三）实验室及特殊检查

1. 眼部 B 型超声检查 可见玻璃体有均匀点状回声或斑块状回声,陈旧性积血者回声不均匀(图 15-2)。

2. 间接检眼镜检查 对出血量少者,可较全面观察眼底情况,寻查原发病灶。

三、诊断依据与鉴别诊断

（一）诊断依据

1. 眼前骤见黑影飘动或红光满目,视力急剧下降。

2. 检眼镜下可见玻璃体呈尘状、条索状、团块状混浊,视网膜有出血病灶,甚者眼底红光反射减弱或消失,眼底窥不入。

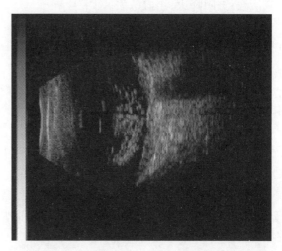

图 15-2 血灌瞳神后部, B 超示玻璃体均匀点状回声

（二）鉴别诊断

血灌瞳神后部(玻璃体积血)应与云雾移睛(炎性玻璃体混浊、退行性玻璃体混浊)相鉴别。虽然两者病位相同,均有眼前阴影,视力下降,但玻璃体积血,常见于眼外伤,或视网膜血管性疾病,眼底或可透见出血病灶,或窥视不入;而炎性玻璃体混浊,常见于葡萄膜炎及视网膜炎,眼底常可透见水肿、渗出病灶;退行性玻璃体混浊,常见于高度近视及老年人,眼底常透见退行性改变。

四、治疗

血灌瞳神虽病因复杂,但早期以止血为先,积极控制出血;待出血稳定后,则以活血祛瘀为主,兼以软坚散结。外治配合中药电离子导入,促进积血吸收。若药物保守治疗 1 个月无效,可考虑行玻璃体切割术。若合并视网膜脱离或牵拉性视网膜脱离时,应及时进行玻璃体切割术。

（一）辨证论治

1. 肝胆火炽证

主证:眼前黑影遮挡,视力骤降,血灌瞳神;全身伴有急躁易怒,口苦咽干,胸胁胀痛;舌红苔黄,脉弦数。

辨证分析:肝胆火炽,灼伤目络,见血灌瞳神,视力骤降;而口苦咽干,舌红苔黄,脉弦数为肝胆火炽之候。故辨证以血灌瞳神、眼前黑影、急躁易怒等全身症状及舌脉为要点。

治法:清肝泻火,凉血止血。

方药:龙胆泻肝汤加减。出血量多者,酌加牡丹皮、赤芍、侧柏叶、白茅根凉血止血;出血停止者,酌加丹参、三七散瘀通络;火热炽盛者,酌加大黄导热下行,祛瘀止血。

2. 虚火灼络证

主证:眼前红光满目或黑影飘荡,血灌瞳神;全身伴有头晕耳鸣,腰膝酸软,五心烦热,口苦咽燥;舌红苔少,脉细数。

辨证分析:肝肾阴虚,虚火上炎,见头晕耳鸣,腰膝酸软;虚火灼络,迫血妄行,见血灌瞳神;而舌红苔少,脉细数,为阴虚火旺之征象。故辨证以血灌瞳神、头晕耳鸣、五心烦热等全身症状及舌脉为要点。

治法:滋阴降火,止血散瘀。

方药:知柏地黄丸加减。阴虚燥热者,酌加墨旱莲、女贞子滋阴止血;阴虚阳亢者,酌加龟板、鳖甲滋阴潜阳;瘀血内停者,酌加丹参、茺蔚子活血明目。

3. 心脾亏虚证

主证:眼前黑影遮挡,视物模糊不清,血溢瞳神;全身伴有神疲乏力,心悸健忘;舌淡苔白,脉细无力。

辨证分析:心脾亏虚,见神疲乏力,心悸健忘,气不摄血,见血溢瞳神;而舌淡苔白,脉细无力为气虚血少之征象。故辨证以血溢瞳神、心悸健忘、神疲乏力等全身症状及舌脉为要点。

治法:健脾养心,益气摄血。

方药:归脾汤加减。出血反复发作者,酌加阿胶、三七止血散瘀;瘀血内停日久者,酌加桃仁、红花、丹参活血祛瘀。

4. 气滞血瘀证

主证:外伤目络,血灌瞳神,或瘀血内停,久不消散;舌质紫暗,或有瘀斑,脉弦涩。

辨证分析:外伤目络,血溢络外,阻滞气机,血灌瞳神,离经之血即为瘀血;而舌质紫暗,脉弦涩为瘀血内停之征象。故辨证以外伤史、血灌瞳神、舌脉为要点。

治法:行气活血,祛瘀通络。

方药:血府逐瘀汤加减。积血较多者,酌加丹参、茺蔚子、三七祛瘀通络;瘀血积久难消者,酌加昆布、海藻软坚散结。

（二）外治

1. 中药离子导入　局部可用丹参注射液、川芎嗪注射液,或红花、三七溶液做电离子导入,可加快玻璃体积血吸收。

2. 手术治疗　若玻璃体积血严重,药物治疗 1 个月无效者,可考虑行玻璃体切割术。若合并视网膜脱离或牵拉性视网膜脱离时,应及时进行玻璃体切割术。

五、预防与调护

1. 寻查病因,积极治疗原发病。

2. 调畅情志,勿急躁动怒,以免加重病情。

3. 行内眼手术时,操作要轻柔准确,避免伤及眼内组织而引起出血。

（马芬俞）

ER-15-2

学习小结

复习思考题

1. 简述云雾移睛的临床表现及辨证论治。

2. 试述血灌瞳神的辨证论治。

第十六章

视衣疾病

📝 学习目标

通过本章学习,掌握络阻暴盲、络损暴盲、消渴内障、视瞻昏渺的概念、诊断及辨治要点。了解高风内障、视衣脱离的概念、诊断、治疗,以及视瞻昏渺与暴盲、消渴内障与消渴之间的关系。

视衣为瞳神内的重要组织结构,相当于西医的视网膜。视衣疾病归于瞳神疾病。根据五轮学说,瞳神为水轮,内应于肾,而肝肾同源,故视衣疾病多责之于肝肾。但视衣疾病的病因病机十分复杂,除与肝肾有关外,和其他脏腑及气血津液密切相关。视衣疾病有虚有实。虚证主要由脏腑内损,气血不足,真元耗伤,不能上荣于目所致;实证多因火邪攻目,痰湿内聚,气郁血瘀,目窍不利而起。至于临床常见之阴虚火旺、肝阳化风、脾虚湿停、气虚血滞等证候,又属虚实夹杂之证。

"内眼组织与脏腑经络相属"学说与眼底局部辨证方法,均依据视衣等眼底组织与五脏六腑相关的理论认识。因此,中医治疗视衣疾病往往根据局部眼底征象,结合发病及全身情况进行辨证。如视网膜出血,根据其颜色、性状、部位及发病时间等不同,而有心肝火盛、灼伤目络,或阴虚阳亢、肝失藏血,或脾虚气弱、气不摄血,或肝气郁结、气滞血瘀等不同病机;视网膜水肿,根据其部位、范围及病因等不同,而有脾虚有湿,或脾肾阳虚、水湿泛滥,或气滞血瘀等不同。

第一节 络阻暴盲

络阻暴盲是指因眼内络脉闭阻导致患眼视力骤然急剧下降,甚至失明的严重内障眼病。本病以"暴盲"之名首见于《证治准绳·杂病·七窍门》,又名"落气眼"。本病发病急骤,多为单眼,中老年多见,性别差异不明显。多数患者兼有眩晕、头痛、胸痹、心悸、中风等内科病证。

本病类似于西医学的视网膜动脉阻塞。

一、病因病机

1. 愤怒暴悖,气机逆乱,气血上壅,脉络瘀阻。
2. 嗜食肥甘,或恣酒好辣,痰热内生,血脉闭塞。
3. 肝肾不足,肝阳上亢,气血并逆,瘀滞脉络。
4. 心气亏虚,推动乏力,血行滞缓,血脉瘀塞。

二、临床表现

（一）自觉症状

视力骤然急剧下降,甚至失明,或部分视野缺损。少数患者起病前可有一过性视物模糊、头痛头昏等。

（二）眼部检查

视网膜动脉阻塞因阻塞部位不同分为视网膜中央动脉阻塞、视网膜分支动脉阻塞。

1. 视网膜中央动脉阻塞　外眼正常,瞳孔中等散大,瞳孔直接对光反射迟钝或消失,间接对光反射存在。眼底检查可见视网膜呈灰白色水肿混浊,以后极部为甚,黄斑区可透见脉络膜红色背景,呈樱桃红色又称樱桃红斑,是本病的特征性体征。视盘色淡、水肿,边界模糊,动脉明显变细,甚至呈白色线条样,部分血管腔内的血柱呈间断状,静脉亦变狭窄(图 16-1)。

2. 视网膜分支动脉阻塞　眼前段表现与中央动脉阻塞相似。眼底见在其供血区视网膜灰白色水肿混浊,血管变细,并有相应的视野缺损。

（三）实验室及特殊检查

1. FFA　在疾病发生当时很难及时进行造影检查,多在病变发生后数小时、数日甚至数周后才能进行此项检查,因此差异较大,其常见的变化有以下几种:中央动脉主干或分支无灌注;视网膜循环时间延长,脉络膜迟缓充盈;检眼镜下所见的血流"中断"部位,仍有荧光素通过,动脉出现层流(图 16-2);大片毛细血管无灌注;部分血管壁的荧光素渗漏;晚期患者可能因阻塞动脉的开放而见不到阻塞的荧光征象。

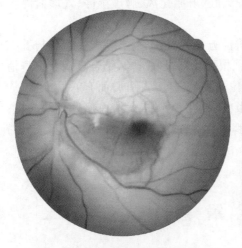

图 16-1　络阻暴盲（视网膜中央动脉阻塞）

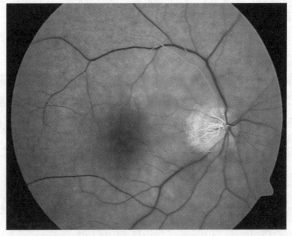

图 16-2　络阻暴盲 FFA 图像（视网膜中央动脉阻塞）

2. 其他　常规血尿化验、胸片、心电图、血脂、血糖、血压等检查有助于查找病因,进行病因治疗。

三、诊断依据

1. 视力突然下降或丧失。

2. 视网膜动脉极细,血柱呈节段状。

3. 视网膜中央动脉阻塞时,后极部视网膜广泛性灰白水肿,黄斑樱桃红;分支动脉阻塞时,其供血区视网膜灰白水肿混浊。

4. FFA 有助于诊断。

四、治疗

本病为眼科的急重症,常造成不可逆的视功能损害,应于 4 小时内争分夺秒挽救患者的视力。治疗以通为要,兼顾脏腑之虚实,辅以益气、行气。应中西医结合急救,务求最大限度地恢复视力。同时做全身详细检查以尽可能去除病因。

（一）辨证论治

1. 气滞血瘀证

主证:外眼端好,视力骤失,眼底可见视网膜中央或分支动脉阻塞;兼见情志抑郁或易怒,胸胁胀满,头昏头痛,眼胀,胸闷等;舌质紫暗或有瘀斑,脉弦或涩。

辨证分析:肝郁气滞而血瘀,致目中脉络闭阻。辨证以情志抑郁及舌脉为要点。

治法:理气活血通窍。

方药:通窍活血汤加减。胸胁胀满者酌加郁金、青皮、香附以理气;头昏者酌加天麻平肝降逆;视网膜水肿者酌加泽兰、车前子利水消肿,活血化瘀。

2. 痰热上壅证

主证:眼症同前;头眩而重,胸闷烦躁,食少恶心,痰稠口苦;舌苔黄腻,脉弦滑。

辨证分析:过嗜肥甘,聚湿生痰,郁而化热,痰热互结,上壅目中脉络。辨证以形体较胖或目眩头重及舌脉为要点。

治法:涤痰通络,活血开窍。

方药:涤痰汤加减。以涤痰汤祛痰开窍,酌加地龙、川芎、泽兰以助活血利水、通络开窍;若热邪较甚,可去人参、生姜、大枣,酌加黄连、黄芩以增清热涤痰之功。

3. 肝阳上亢证

主证:眼症同前;头痛眼胀或眩晕时作,急躁易怒,面赤烘热,心悸健忘,失眠多梦,口苦咽干;脉弦细或数。

辨证分析:暴怒伤肝,气血上壅,目窍不利,脉络瘀阻。辨证以暴怒之后发病或头痛眩晕、面赤烘热等症及舌脉为要点。

治法:滋阴潜阳,活血通络。

方药:镇肝熄风汤加减。可酌加石菖蒲、丝瓜络、红花、地龙活血通窍;五心烦热者,加知母、黄柏、地骨皮降虚火;心悸健忘、失眠多梦加夜交藤、珍珠母镇静安神;视网膜水肿混浊明显者,加车前子、泽兰利水渗湿。

4. 气虚血瘀证

主证:视物昏蒙,动脉细而色淡红或呈白色线条状,视网膜水肿色白,视盘色淡;素体虚弱,或伴短气乏力,面色萎黄,倦怠懒言;舌淡有瘀斑,脉涩或结代。

辨证分析:气虚血行乏力,血不充脉,目窍失养。辨证以视盘色淡及全身症状为要点。

治法:补气养血,化瘀通脉。

方药:补阳还五汤加减。心悸怔忡、失眠多梦者,加酸枣仁、夜交藤以养心宁神;视网膜色淡者,加枸杞子、楮实子、菟丝子等补肾明目;情志抑郁者,加柴胡、白芍、青皮以疏肝解郁。

（二）其他治疗

1. 西医治疗

（1）血管扩张剂:①吸入亚硝酸异戊酯或舌下含服硝酸甘油。②口服烟酸。③妥拉唑林球后注射。

（2）纤溶制剂:①眶上动脉注射纤维溶解剂,或动脉介入灌注治疗。②可口服胰激肽释

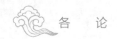

放酶片。

（3）降低眼压：①按摩眼球，至少15分钟；或24小时内做前房穿刺，放液0.1~0.4ml；②口服乙酰唑胺。

（4）吸氧：持续低流量吸入95%氧和5%二氧化碳混合气体。

2. 中成药

（1）葛根素注射液。

（2）丹参注射液。

（3）复方丹参滴丸舌下含服。

3. 针灸治疗

（1）体针：眼周穴位取睛明、球后、瞳子髎、承泣、攒竹、太阳等；远端穴位取风池、合谷、内关、太冲、翳风、足光明。每天选眼周穴位2个，远端穴位2个，轮流使用，留针15分钟，强刺激则不留针，每日1次，10次为1疗程。

（2）耳针：取肝、胆、脾、肾、心、耳尖、目1、目2、眼、脑干、神门等穴，针刺与压丸相结合，2日1次。

（3）头针：取视区，每日或隔日1次，10次为1疗程。

（4）穴位注射：葛根素注射液球后注射。

（5）穴位放血：取耳尖、耳背小静脉，刺放少许血液。

4. 其他　毛冬青煎剂或复方丹参注射液做电离子导入。

五、预防与调护

1. 清淡饮食，注意日常调护，避免情绪激动。

2. 参加力所能及的体育活动，促使血液流畅。

3. 一旦发现视力骤降，应及时去医院诊治，以免延误病情。

第二节　络损暴盲

络损暴盲是指因视衣脉络受损导致以眼底出血、视力突然下降为特征的内障眼病。常为单眼发病，可双眼发病。

络损暴盲类似于西医学之视网膜静脉阻塞、视网膜静脉周围炎等眼病。

一、病因病机

1. 情志郁结，肝失条达，气滞血瘀，血溢络外，蒙蔽神光。

2. 因嗜食烟酒、辛辣厚味，痰热内生，上扰目窍，血脉瘀阻出血而成。

3. 年老体弱，阴气渐衰，阴虚阳亢，气血逆乱，血不循经，溢于目内。

4. 劳视竭思，房劳过度，暗耗精血，心血不足，无以化气，脾气虚弱，血失统摄，血溢脉外。

二、临床表现

（一）自觉症状

视力突然减退，或有眼前黑影飘动，严重者可骤降至眼前手动。

（二）眼部检查

1. 视网膜中央静脉阻塞　可有不同分型，依阻塞程度不同分为完全阻塞型和不完全阻塞型,依血管造影结果可分为缺血型和非缺血型。非缺血型者病情相对较轻,表现为视盘及视网膜轻度水肿,静脉迂曲、扩张,有斑状或点状出血。缺血型者病情较重,表现为视盘明显充血,水肿,边界模糊,视网膜水肿,静脉高度迂曲扩张,色暗红,呈节段状,有时隐藏于水肿的视网膜组织内或混杂于出血斑中,周围伴有白鞘,动脉呈高度收缩。以视盘为中心,视网膜大量浅层的火焰状、放射状出血和深层圆形、片状之出血灶,以及棉绒斑(图16-3)。

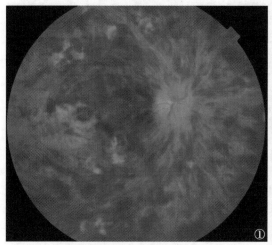

络损暴盲(视网膜中央静脉阻塞)

①眼底照相
②FFA图像
③黄斑囊样水肿OCT图像

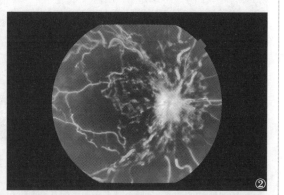

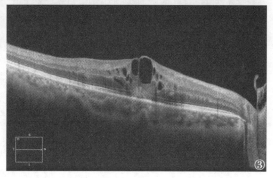

图 16-3　络损暴盲（视网膜中央静脉阻塞）

2. 视网膜分支静脉阻塞　表现为阻塞点远端视网膜水肿,静脉迂曲扩张,沿血管走行有火焰状出血、棉絮斑(图 16-4)。

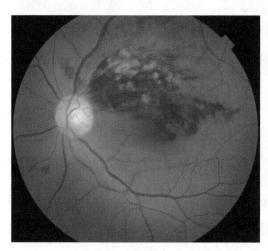

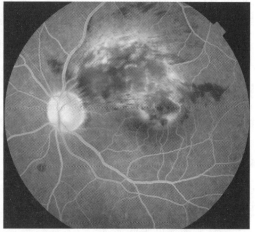

图 16-4　络损暴盲（视网膜分支静脉阻塞）及 FFA 图像

3. 视网膜静脉周围炎　早期病变多发生在视网膜周边部,小静脉迂曲,不规则扩张,可扭曲呈螺旋状,周围有白鞘,两侧视网膜有水肿、浅层出血及渗出(图 16-5)。

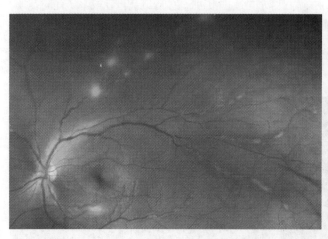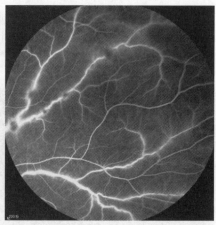

图 16-5　络损暴盲(视网膜静脉周围炎)及 FFA 图像

络损暴盲随着病情进展,可出现下列常见并发症:黄斑囊样水肿(图 16-3)、新生血管性青光眼、玻璃体积血、牵拉性视网膜脱离等。患眼常因这些严重并发症致盲。

(三)实验室及特殊检查

1. FFA

(1)视网膜静脉阻塞,早期可见视网膜静脉充盈时间延长,出血区遮蔽荧光,阻塞区毛细血管扩张,后期可见荧光素渗漏、静脉管壁染色(图 16-4),缺血型较非缺血型重。晚期阻塞区可见大量微动脉瘤,或有无灌注区(图 16-6)、黄斑区水肿、新生血管的荧光征象(图 16-3)。

(2)视网膜静脉周围炎,受累静脉管壁有荧光素渗漏和组织染色,毛细血管扩张,可有微血管瘤形成(图 16-5)。黄斑受累者可出现点状渗漏或花瓣状渗漏。病变晚期视网膜周边部有无灌注区,及新生血管形成,有时可见动静脉短路。

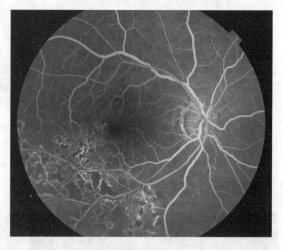

图 16-6　络损暴盲视网膜无灌注区 FFA 图像
(视网膜分支静脉阻塞)

2. 其他　常规血尿化验、胸片、免疫球蛋白、类风湿因子、抗核抗体、循环免疫复合物等检查有助于查找病因,以早期进行病因治疗。

三、诊断依据

1. 中老年发病者常有高血压等病史,青年发病者常有反复发作的眼前黑影及视力障碍史。

2. 有上述典型眼底表现。

3. FFA 对本病诊断有重要参考价值。

四、治疗

本病早期多有出血倾向,应注意止血;中后期多为瘀血停滞,应注意化瘀。由于离经之血瘀滞眼内障碍神光发越,会严重影响视力,因此临证治疗时应强调"止血勿使留瘀,消瘀避免再出血"的原则。

（一）辨证论治

1. 气滞血瘀证

主证:视力急降,或有眼胀头痛,眼底表现同眼部检查;胸胁胀痛,或情志抑郁,食少嗳气,或烦躁易怒;舌红有瘀斑,苔薄白,脉弦或涩。

辨证分析:情志不舒,肝郁气滞,气不行血,血脉瘀滞;或郁久化火,迫血妄行,血溢络外,络损暴盲。

治法:行气解郁,化瘀止血。

方药:血府逐瘀汤加减。出血初期,舌红脉数者,加荆芥炭、血余炭、白茅根、大蓟、小蓟以凉血止血;眼底出血较多,血色暗红,加生蒲黄、茜草、三七以化瘀止血;视盘充血水肿,视网膜水肿明显,为血不利化为水,加泽兰、益母草、车前子以活血利水。

2. 痰瘀互结证

主证:眼症同前,视网膜水肿、渗出明显,或有黄斑囊样水肿;形体肥胖,眩晕头重,胸腹胀闷;舌苔厚腻或舌有瘀点,脉弦滑。

辨证分析:嗜食肥甘,痰湿内生,化热上壅,目中脉络瘀塞破损,络损暴盲。

治法:清热化痰、活血通络。

方药:桃红四物汤合温胆汤加减。若视网膜水肿、渗出甚者,可加车前子、益母草、泽兰以化瘀利水消肿。

3. 阴虚阳亢证

主证:眼症同前;头晕耳鸣,面热潮红,头重脚轻,失眠多梦,烦躁易怒,腰膝酸软;舌红少苔,脉弦细。

辨证分析:肝肾阴亏,阴不制阳,肝阳上亢,络损血溢,视力急降。

治法:补肝益肾,滋阴潜阳。

方药:天麻钩藤饮加减。兼五心烦热,口干咽燥属阴虚火旺者可以知柏地黄丸合二至丸加减。

4. 心脾两虚证

主证:病程较长,视网膜反复出血,其色较淡;面色萎黄或无华,心悸健忘,肢体倦怠,少气懒言,纳差便溏,或月经量少或淋漓不断;舌淡胖,脉弱。

辨证分析:劳瞻竭视,暗耗精血,心血不足,思虑过度,脾气虚弱,血失统摄,血溢脉外。

治法:养心健脾,益气摄血。

方药:归脾汤加减。纳差腹胀者,去大枣、龙眼肉,加神曲、陈皮理气和中;视网膜出血色较淡者,加熟地黄、阿胶以补养阴血;出血反复,不耐久视,加刺五加、菟丝子温补阳气。

（二）其他治疗

1. 中成药

（1）云南白药,口服,用于络损暴盲早期。

（2）丹红化瘀口服液,口服,适于视网膜静脉阻塞气滞血瘀型。

（3）复方血栓通胶囊,适于视网膜静脉阻塞气虚血瘀型。

（4）葛根素注射液,静脉滴注,用于视网膜静脉阻塞。

ER-16-1

病案分析:
络损暴盲

2. 西药　如有血管炎症,可结合糖皮质激素治疗;视网膜静脉阻塞可应用尿激酶等纤溶剂,使用前应检查纤维蛋白及凝血酶原时间,低于正常值者不宜用。

3. 局部治疗　直流电离子导入,选用丹参或葛根素注射液做眼局部电离子导入。

4. 玻璃体腔注药　视网膜静脉阻塞伴黄斑囊样水肿者,可选择抗血管内皮生长因子药物或地塞米松玻璃体内植入剂玻璃体腔注射。

5. 激光治疗　发现视网膜有大片无灌注区或伴黄斑囊样水肿时,应行视网膜激光光凝治疗。

6. 玻璃体切割术　去除积血,改善视力。术后应进一步检查无灌注区的大小和新生血管的部位,以便即时进行激光治疗,预防复发玻璃体积血。

7. 针刺治疗

(1) 体针:眼周穴位取睛明、四白、瞳子髎、承泣、攒竹、太阳等;远端穴位取风池、合谷、内关、三阴交、足三里、太冲、翳风、足光明。每天选眶周穴位 2 个,远端穴位 2 个,轮流使用,留针 15 分钟,每日 1 次。

(2) 耳针:取肝、胆、脾、肾、心、耳尖、目 1、目 2、眼、脑干、神门等穴,针刺与压丸相结合,2 日 1 次。

(3) 头针:取视区,每日或隔日 1 次。

五、预防与调护

1. 出血期应注意休息,少运动。

2. 戒烟酒,忌辛辣,注意日常调护。

3. 本病有可能反复性出血,应坚持长期治疗、随访。

第三节　消渴内障

消渴内障是因消渴日久,视衣受损、神光自内而蔽的内障眼病。由消渴所致眼病,不仅有消渴内障,还有消渴翳障和其他与消渴相关的眼病,总称为消渴目病。

消渴内障相当于西医学糖尿病视网膜病变,多为双眼先后或同时发病,对视力造成严重影响。而消渴翳障相当于糖尿病性白内障,消渴目病相当于糖尿病眼部并发症。

一、病因病机

1. 阴虚燥热,虚火上炎,灼伤目中血络。

2. 消渴日久,耗气伤阴,气阴两虚,目络瘀阻。

3. 脾失健运,水湿上泛,或气不摄血,血溢脉外。

4. 消渴日久,肝肾亏虚,目失濡养。

5. 消渴日久,阴损及阳,阴阳俱虚,痰瘀互结,目络受损。

二、临床表现

(一) 自觉症状

早期眼部多无自觉症状,病久可有不同程度视力减退,眼前黑影飞舞,或视物变形,甚至失明。

（二）眼部检查

1. 非增生性糖尿病视网膜病变　眼底可见微动脉瘤、出血斑、硬性渗出（图 16-7）、视网膜血管病变（棉绒斑、静脉串珠状、视网膜内微血管异常）。

2. 增生性糖尿病视网膜病变　重要标志为视网膜新生血管，伴纤维增生，可发生视网膜前出血、玻璃体积血、牵拉性视网膜脱离（图 16-8）等。

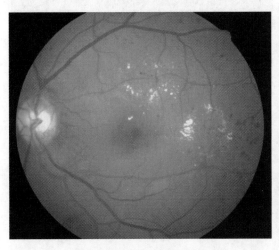

图 16-7　消渴内障（微动脉瘤、出血、硬性渗出，非增生性）

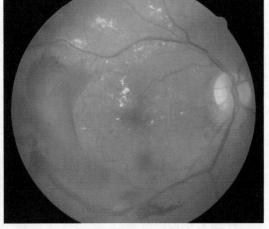

图 16-8　消渴内障（静脉串珠状、视网膜前出血，增生性）

糖尿病性视网膜病变临床分级标准参见表 16-1。

表 16-1　糖尿病性视网膜病变 2002 年国际临床分级标准

分级	病变严重程度	眼底检查所见
1	无明显视网膜病变	无异常
2	轻度非增生期	仅有微动脉瘤
3	中度非增生期	除微动脉瘤外，还存在轻于重度非增生性糖尿病性视网膜病变的改变
4	重度非增生期	出现以下任一改变，但无增生性视网膜病变的体征： （1）在 4 个象限中每一象限中出现多于 20 处视网膜内出血 （2）在 2 个或以上象限出现静脉串珠样改变 （3）至少有 1 个象限出现明显的视网膜内微血管异常
5	增生期	出现下列一种或一种以上改变 （1）新生血管 （2）玻璃体积血或视网膜前出血

（三）实验室及特殊检查

1. FFA　可出现异常荧光，如微血管瘤样高荧光、毛细血管扩张或渗漏、视网膜无灌注区、新生血管及黄斑囊样水肿等（图 16-9）。

2. 暗适应和电生理检查　可出现暗适应功能异常，表现为杆阈、锥阈升高；多焦 ERG 检查表现为黄斑区反应密度降低；标准闪光 ERG 检查 a 波、b 波振幅降低；患病早期可见视网膜振荡电位（OPs）异常，表现为总波幅降低，潜伏期延长，由于 OPs 能客观而敏感地反映视网膜内层血循环状态，故能显示 DR 病程的进展和好转。

3. OCTA　可无创观察微血管瘤、视网膜无灌注区、新生血管等（图 16-10）。

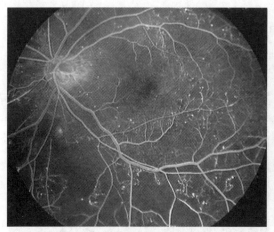

图 16-9　消渴内障（糖尿病视网膜病变）
FFA 图像

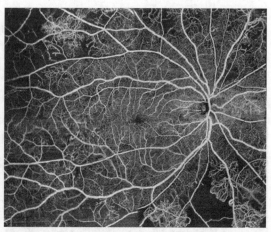

图 16-10　消渴内障（糖尿病视网膜病变）
OCTA 图像

三、诊断依据与鉴别诊断

（一）诊断依据

1. 确诊为糖尿病患者。

2. 眼底检查可见微动脉瘤、出血硬性渗出、棉绒斑、静脉串珠状、视网膜内微血管异常、黄斑水肿、新生血管、视网膜前出血及玻璃体积血等。

3. FFA 可帮助确诊。

（二）鉴别诊断

本病需与络损暴盲进行鉴别（表 16-2）。

表 16-2　消渴内障与络损暴盲鉴别表

病名	消渴内障	络损暴盲
病因	消渴（糖尿病）	血管硬化，高血压、结核等
眼别	双眼	多为单眼
视力	多缓慢下降、部分突然下降	多突然下降
视网膜	斑点状出血水肿、渗出	火焰状出血、渗出
血管	微动脉瘤、静脉扩张	静脉扩张迂曲明显
新生血管	后期新生血管	可出现

四、治疗

本病治疗应在治疗消渴基础上（控制血糖），中西医结合，全身辨证与眼局部辨证结合论治。其病机以气阴两虚、肝肾不足、阴阳两虚为本，脉络瘀阻、痰浊凝滞为标，故宜益气养阴，滋养肝肾，阴阳双补治其本，通络明目，活血化瘀，化痰散结治其标。针对眼底出血，宜分早中晚期，酌加化瘀通络之品，早期以凉血止血为主，出血停止 2 周后活血化瘀为主兼以止血，后期加用化痰软坚散结之剂。增生期或必要时采用眼底激光光凝或手术，提高疗效和减少失明。

（一）辨证论治

1. 阴津不足，燥热内生证

主证：视力正常或减退，病变为临床分级 1~3 级；口渴多饮，口干咽燥，消谷善饥，大便干结,小便黄赤;舌质红,苔微黄,脉细数。

证候分析:久病伤阴,阴津不足,阴愈虚则燥热愈盛,燥热甚则阴愈虚,虚火上炎,灼伤目中血络,形成微动脉瘤、出血及渗出等。

治法:养阴生津,凉血润燥。

方药:玉泉丸合知柏地黄丸加减。若眼底以微血管瘤为主,可加丹参、郁金凉血化瘀;出血明显者,可加生蒲黄、墨旱莲、牛膝止血活血,引血下行;有硬性渗出者,可加浙贝母、海藻、昆布清热消痰,软坚散结。

2. 气阴两虚,脉络瘀阻证

主证:视物模糊,或视物变形,或自觉眼前黑花漂移,视网膜病变多为2~4级;神疲乏力,气短懒言,口干咽燥,自汗便干或稀溏;舌胖嫩、紫暗或有瘀斑,脉细乏力。

辨证分析:阴虚日久,气无所化,目失所养,气虚帅血乏力,阴虚血行滞涩,目中瘀血阻络,形成微动脉瘤、出血、渗出、水肿、静脉串珠状等消渴内障诸候。

治法:益气养阴,活血通络。

方药:六味地黄丸合生脉散加减。视网膜出血量多可酌加三七、墨旱莲、赤芍以增凉血、活血、止血之功;伴有黄斑水肿者酌加白术、薏苡仁、车前子利水消肿;自汗、盗汗加白术、牡蛎、浮小麦以益气固表。

3. 脾失健运,水湿上泛证

主证:视物模糊,或视物变形,或自觉眼前黑花漂移,视网膜病变多为2~4级,以视网膜水肿、棉绒斑、出血为甚;面色萎黄或无华,神疲乏力、头晕耳鸣,小便量多清长;舌质淡,脉弱。

辨证分析:饮食不节,脾胃受损,气不摄血,血不循经,溢于络外,运化无力,水液外渗,痰湿内生,故表现为以视网膜水肿、棉绒斑、出血为主的消渴内障诸候。

治法:健脾益气,利水消滞。

方药:补中益气汤加减。可加巴戟天、郁金、车前子补肾活血利水;棉绒斑多者加法夏、浙贝母、苍术以化痰散结;黄斑水肿重者加茯苓、薏苡仁利水消肿。

4. 肝肾亏虚,目络失养证

主证:视物模糊,甚至视力严重障碍,视网膜病变多为2~4级;头晕耳鸣,腰膝酸软,肢体麻木,大便干结;舌暗红苔少,脉细涩。

辨证分析:消渴日久,累及肝肾,肾水不能涵养视衣目络,消渴内障诸症毕现。

治法:滋补肝肾,润燥通络。

方药:六味地黄丸加减。视网膜出血量多色红有发展趋势者可合用生蒲黄汤,出血静止期则可合用桃红四物汤。

5. 阴阳两虚,血瘀痰凝证

主证:视力模糊或严重障碍,视网膜病变多为3~5级;神疲乏力,五心烦热,失眠健忘,腰酸肢冷,阳痿早泄,下肢浮肿,夜尿频多,小便混浊如混膏脂,大便溏结交替;唇舌紫暗,脉沉细。

证候分析:消渴日久,累及肝肾,气虚渐重,阴损及阳,阴阳俱虚,视衣脉络失去温煦与濡养,致消渴内障日重。

治法:滋阴补阳,化痰祛瘀。

方药:偏阴虚者选左归丸,偏阳虚者选右归丸。酌加瓦楞子、浙贝母、海藻、昆布软坚散结,三七、生蒲黄、花蕊石化瘀止血,菟丝子、淫羊藿补益肝肾而明目。

(二)其他治法

1. 中成药治疗

(1)芪明颗粒,口服。适用于肝肾不足,气阴两虚,目络瘀滞者。根据偏兼证不同还可

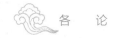
加用中药免煎颗粒饮片。如偏阳虚,加淫羊藿;偏阴虚,加天冬;兼痰浊,加法夏、浙贝母;兼气滞,加柴胡、枳壳;兼水湿,加猪苓、车前子;瘀血著者,加丹参、三七。

（2）双丹明目胶囊,口服。适用于肝肾阴虚,瘀血阻络者。

（3）杞菊地黄丸,口服,适用肝肾阴虚者。

（4）递法明片,口服,对血管有一定保护作用。

2. 激光光凝治疗　全视网膜光凝主要适于临床分级第4~5级者,过早进行激光治疗弊大于利。黄斑水肿可做局部格栅样光凝。

3. 玻璃体切割术　用于大量玻璃体积血和/或有机化条带牵拉致视网膜脱离。

4. 针刺治疗　取睛明、球后、攒竹、血海、足三里、三阴交、肝俞、肾俞、胰俞等穴,可分两组轮流取用,每次取眼区穴1~2个,四肢及背部3~5个,平补平泻,留针30分钟,每天1次,10次为1疗程。

五、预防与调护

1. 严格而合理地控制血糖、血压、血脂。

2. 慎起居,调情志,戒烟限酒,合理饮食,适当运动。

3. 定期做眼底检查,及时采取针对性治疗。

第四节　视瞻昏渺

视瞻昏渺是指眼外观无异常,视物昏蒙的眼病。在《黄帝内经》中属目昏范畴,该病名始见于《证治准绳》,又称瞻视昏渺。

本病可见于西医学的葡萄膜炎、视网膜病、视神经及视路疾病等多种疾病的某些类型或阶段。本节重点介绍中心性浆液性视网膜脉络膜病变、年龄相关性黄斑变性。

中心性浆液性视网膜脉络膜病变

中心性浆液性视网膜脉络膜病变,简称"中浆",是发生在黄斑部及其附近视网膜的局限性浆液性视网膜神经上皮层与色素上皮层分离的病变。好发于25~55岁的健康男性,单眼或双眼发病,有一定自限性,易反复发作,如病情迁延或误治,也可严重影响视力。

一、病因病机

1. 湿热内蕴,湿浊上蒸目窍。

2. 脾失健运,水湿上泛于目。

3. 情志内伤,肝失条达,气机不畅,壅遏目窍。

4. 肝肾两亏,精血不足,目失所养。

二、临床表现

（一）自觉症状

视物模糊,或眼前暗影、或视物变暗、或视大为小、或视瞻有色、或视直为曲。

（二）眼科检查

眼底检查可见黄斑水肿,周围有反光晕,中心凹光反射消失,水肿消失后残留黄白色渗出及色素紊乱、色素沉着(图16-11)。

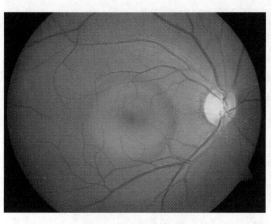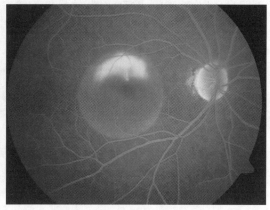

图 16-11　视瞻昏渺（中心性浆液性视网膜脉络膜病变）眼底像及 FFA 像

（三）实验室及特殊检查

1. FFA　可见典型的黄斑区炊烟状、墨渍样渗漏。

2. 视野　可见中心暗点。

3. Amsler 方格表　可见方格变形、线条不均匀或部分消失。

4. OCT　可见黄斑区浆液性神经上皮或色素上皮层脱离（图 16-12）。

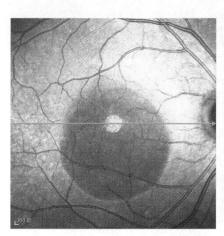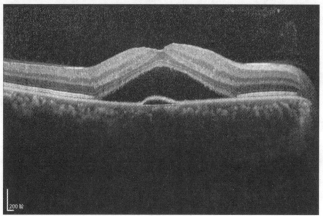

图 16-12　视瞻昏渺（中心性浆液性视网膜脉络膜病变）OCT 图像

三、诊断依据

1. 青壮年男性，常为单眼。

2. 视力下降，眼前暗影，视物变形或变色。

3. 黄斑区水肿，周围有反光轮，中心凹光反射消失，可有点状渗出或色素紊乱。

4. FFA、OCT 可明确诊断。

四、治疗

本病以辨证论治为主，以缩短病程、减少复发为主要目的。

（一）辨证论治

1. 湿热内蕴证

主证：视力下降，或眼前暗影，或视大为小，或视物变形；黄斑区水肿、渗出等；全身症状不明显,或兼见胸闷,脘腹痞满、纳呆口苦或口干,舌苔黄腻,脉濡或数。

辨证分析:湿热内蕴,上蒸目窍,以黄斑区水肿、渗出,兼湿热全身征象为辨证要点。

治法:清热利湿,软坚散结。

方药:三仁汤加减。水肿明显者酌加车前子、泽兰、茯苓或猪苓利水消肿;渗出明显者酌加海藻、昆布、瓦楞子软坚散结;脘腹痞满者加鸡内金、莱菔子以消食散结;口苦甚者,酌加黄连、栀子清热泻火。

2. 脾虚湿泛证

主证:眼症同前。全身见食少便溏、面黄无华、少气乏力,舌淡苔白,脉缓或濡细。

辨证分析:脾失健运,水湿上泛于目,以黄斑区水肿、脾虚湿滞全身征象为辨证要点。

治法:益气健脾,利水渗湿。

方药:参苓白术散加减。水肿明显者酌加泽兰、牛膝、车前子消肿行滞;脾阳虚衰较甚,舌苔白滑,脉象沉细者,酌加干姜、桂枝温阳散寒、行气化水。

3. 肝经郁热证

主证:眼症同前。全身见情志不畅或精神紧张,胸胁胀满,失眠烦躁,口苦咽干,舌红苔薄,脉弦细。

辨证分析:情志内伤,肝失条达,气机不畅,壅遏目窍,以黄斑区水肿、渗出或色素沉着,肝气郁结全身征象为辨证要点。

治法:疏肝泄热,行气活血。

方药:丹栀逍遥散加减。可酌加毛冬青、郁金、丹参增疏肝行气活血之功;水肿明显者酌加泽兰、牛膝、车前子消肿行滞;无口苦咽干者去牡丹皮、栀子;眠差者,酌加酸枣仁、合欢皮、夜交藤安神助眠。

4. 肝肾亏虚证

主证:病久,黄斑区色素沉着、渗出日久难消。全身症不明显,或兼见头晕耳鸣,失眠多梦,腰膝酸软,舌红少苔,脉细或沉细。

辨证分析:肝肾两亏,精血不足,目失所养,以病久,眼底色素沉着、渗出难消,以及肝肾不足全身征象为辨证要点。

治法:补益肝肾,软坚散结。

方药:加减驻景丸加减。黄斑渗出或色素多者,酌加山楂、鸡内金、瓦楞子助消积滞,加昆布、海藻以软坚散结;阳气偏衰者,酌加肉苁蓉、紫河车,温肾益精;失眠多梦者,酌加酸枣仁、合欢皮、夜交藤安神助眠。如为阴虚火旺者,可选用知柏地黄丸。

(二)其他治疗

1. 中成药 ①杞菊地黄丸、明目地黄丸,适用于肝肾不足证;②逍遥丸,适用于肝气郁结证。

2. 针刺 选穴瞳子髎、攒竹、球后、晴明、合谷、足三里、肝俞、脾俞、肾俞等。据辨证分型每次眼局部选 2 穴,远端选 1 穴,背俞 1~2 穴。

3. 激光光凝 适用于 3 个月以上持续浆液性脱离,渗漏点位于视盘-黄斑纤维束外,离中心凹 250μm 以外者。

五、预防与调护

1. 注意保持心情舒畅,避免情绪激动和精神过度紧张,避免熬夜及过度劳累。

2. 忌食辛辣炙煿、戒烟慎酒。

3. 禁忌糖皮质激素。

4. 自限性疾病,但反复发作会导致视功能损害。

年龄相关性黄斑变性

年龄相关性黄斑变性,又称老年性黄斑变性,是一种以中心视力受损,随着年龄增加而发病率上升为特征的黄斑病变。好发于 50 岁以上人群,单眼或双眼受累,无明显性别差异,是发达国家老年人最主要的致盲眼病。近年随着我国人均寿命和眼科诊断水平的提高,本病的发病率呈逐年增高之势。临床上根据有无视网膜下新生血管的生成而分为干性(萎缩型)和湿性(渗出型)两类,前者发病相对较多。

一、病因病机

1. 脾失健运,水湿不化,聚而生痰,痰湿上泛目窍。
2. 肾阴亏虚,虚火上炎,灼伤目络;或肝肾亏虚,目失濡养。
3. 脾气虚弱,气不摄血,而血溢脉外;或脾肾亏虚,目失濡养。
以上诸因皆可致神光黯淡、目昏不明,发为本病。

二、临床表现

（一）自觉症状

无明显视觉症状;或视物模糊;或视物昏蒙;或眼前出现固定暗影,视物变形;或视力骤降,甚至仅辨明暗。

（二）眼部检查

1. 干性(或称萎缩性、非新生血管性):后极部玻璃膜疣为本型特征表现,兼有色素上皮层异常,早期表现为黄斑区色素脱失的浅色斑点和椒盐状色素沉着,后期可呈现局灶性色素团块或色素沉着,非地图状或地图状色素上皮萎缩(图 16-13)。

2. 湿性(或称渗出性、新生血管性) 脉络膜新生血管为本型特征表现。盘变前期可见黄斑区色素紊乱,大量玻璃膜疣;盘变发展期可见黄斑区脉络膜新生血管,其周围深层或浅层出血,色素上皮浆液性或出血性脱离,进而神经上皮浆液性或出血性脱离,甚至玻璃体积血;盘变修复期可见大片灰白色瘢痕机化组织(图 16-14)。

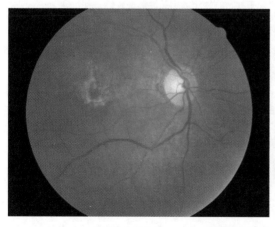

图 16-13 视瞻昏渺（年龄相关性黄斑变性，干性）

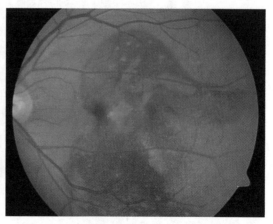

图 16-14 视瞻昏渺（年龄相关性黄斑变性，湿性）

（三）实验室及特殊检查

1. FFA　干性者典型表现为片状高荧光和片状低荧光，但无染料渗漏；地图状萎缩表现为地图状强透见荧光。湿性典型脉络膜新生血管在造影早期即可见荧光渗漏，并持续存在；湿性隐匿型脉络膜新生血管荧光渗漏出现晚且强度低；出血区则显遮蔽荧光；盘状瘢痕表现为局部盘状荧光着染。FFA 为湿性诊断金标准（图16-15）。

2. 吲哚菁绿脉络膜血管造影检查　可显示 FFA 发现不了的隐匿型脉络膜新生血管。

3. OCT、OCTA　显示脉络膜新生血管，可区分不同类型神经上皮或色素上皮层脱离，鉴别视网膜内或视网膜下积液和渗出，并量化，在随访监测及疗效评价中作用优于 FFA。

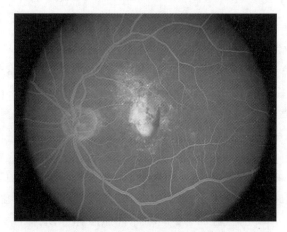

图 16-15　视瞻昏渺（年龄相关性黄斑变性，湿性）FFA 像

三、诊断依据与鉴别诊断

（一）诊断依据

1. 干性　①50 岁以上；②黄斑区玻璃膜疣或萎缩灶；③眼底血管荧光造影见玻璃膜疣及透见荧光，晚期呈一片弱荧光区。

2. 湿性　①50 岁以上；②突发一眼或双眼视力急降；③黄斑区大范围视网膜深层或浅层出血，色素上皮或神经上皮层脱离，大量玻璃膜疣；④眼底血管荧光造影或 OCT 见脉络膜新生血管。

（二）鉴别诊断

视瞻昏渺一病，与西医学中年龄相关性黄斑变性、中心性浆液性脉络膜视网膜病变等诸多疾病相类似，应予鉴别（表 16-3）。

表 16-3　中心性浆液性脉络膜视网膜病变，干性、湿性年龄相关性黄斑变性鉴别

| | 中心性浆液性视网膜脉络膜病变 | 年龄相关性黄斑变性 | |
		干性	湿性
发病人群	25 ~55 岁的健康男性	50 岁以上人群，无明显性别差异	
视觉改变	视物模糊，或眼前暗影、视物变暗、视大为小、视瞻有色、视直为曲，视力不低于 0.2	视力正常或轻中度下降，或轻度视物变形	中心视力渐降、视物变形，或眼前固定黑影，或视力骤降，甚至仅辨明暗
脉络膜新生血管	无	无	有
玻璃膜疣	无	有	可有（合并干性）
神经上皮或色素上皮脱离	浆液性	无	浆液性、渗出性、出血性、纤维血管性
黄斑区渗出	可有	可有	有
黄斑区出血	无	无	有
预后	有自限性	一般不致盲	永久性中心视力损害

四、治疗

本病治疗宜急则治标,缓则治本,以延缓视力下降,减少反复出血为主要目的。

（一）辨证论治

1. 脾虚痰湿证

主证:无明显视觉异常,或视力轻度下降,或轻度视物变形,后极部视网膜多个玻璃膜疣,黄斑区色素脱失或椒盐状色素沉着;全身可伴胸膈胀满,眩晕心悸,肢体乏力,舌苔白腻或黄腻,脉沉滑或弦滑。

辨证分析:脾失健运,水湿不化,聚而生痰,痰湿上泛目窍,以后极部视网膜多个玻璃膜疣、全身痰湿征象及舌脉为辨证要点。

治法:健脾除湿,化痰散结。

方药:温胆汤加减,酌加鸡内金、山楂健脾消滞;加浙贝母、昆布、生牡蛎以软坚散结,加当归、丹参、川芎以行气活血消滞。

2. 络伤出血证

主证:视力骤降,或眼前有黑影遮挡,或视物变形,后极部视网膜有色稍秽浊的灰白色视网膜下新生血管膜,其周围深层或浅层新鲜出血,或网膜前大量出血,甚至进入玻璃体,后极部水肿、渗出;可伴口干咽燥、失眠多梦,舌红少苔,脉细数;或伴神疲乏力,头晕眼花,舌淡苔薄白有齿印,脉细弱或沉细。

辨证分析:肾阴亏虚,虚火上炎,灼伤目络,或脾气虚弱,气不摄血,而血溢脉外,以后极部新生血管及大片新鲜出血为辨证要点,伴口干咽燥、失眠多梦,舌红少苔,脉细数者为肝肾阴虚;伴神疲乏力,头晕眼花,舌淡苔薄白有齿印,脉细弱或沉细者为气血亏虚。

治法:滋阴止血,或益气止血。

方药:生蒲黄汤加减。肝肾不足者,合知柏地黄丸加减;气血亏虚者,合人参养荣汤加减;水肿明显者,酌加车前子、猪苓利水消肿;渗出明显者,酌加浙贝母、鸡内金、昆布软坚散结。

3. 肝肾亏虚证

主证:病久,视力持续下降,或眼前有黑影遮挡,或视物变形持续加重,甚至视物不见。后极部大量玻璃膜疣,或渗出、色素紊乱或色素沉着,或出血新旧杂陈,或呈现萎缩瘢痕。伴有口干、头晕耳鸣、腰膝酸软、失眠多梦,舌红少苔,脉细数或弦数。

辨证分析:肝肾亏虚,目失濡养,以病久,后极部出血新旧杂陈,大量渗出、色素紊乱或色素沉着,或呈现萎缩瘢痕,及全身肝肾亏虚征象为辨证要点。

治法:滋养肝肾,行瘀消滞。

方药:加减驻景丸加减。玻璃膜疣较多者,酌加陈皮、竹茹、半夏祛痰化湿;出血新旧杂陈者,加生蒲黄、生三七粉、藕节、山楂、桃仁活血止血、消滞散结;渗出明显者,酌加浙贝母、昆布、海藻软坚散结;水肿明显者,酌加泽兰、茯苓利水消肿;色素紊乱或色素沉着,或有萎缩瘢痕者,酌加瓦楞子、海藻、昆布、浙贝母软坚散结;失眠多梦者,酌加酸枣仁、夜交藤、合欢皮养心安神。

4. 脾肾亏虚

主证:视力中轻度下降,或视物变形,后极部视网膜多个玻璃膜疣,黄斑区色素脱失或色素沉着;伴食少便溏、少气乏力、畏寒肢冷、小便清长,舌淡苔白,脉细弱。

辨证分析:脾肾亏虚,目失濡养,以全身脾肾亏虚征象为辨证要点。

主治:健脾益气,补肾助阳。

方药:右归丸合补中益气汤加减。可酌加浙贝母、鸡内金、昆布软坚散结。

（二）其他治疗

1. 中成药　①知柏地黄丸,适用于肝肾阴虚,虚火上炎证。②六味地黄丸、杞菊地黄丸、障眼明片、石斛夜光丸,适用于肝肾亏虚证。

2. 针灸　常用穴位有睛明、承泣、球后、瞳子髎、丝竹空、攒竹、四白、阳白、翳明、风池、百会、合谷、肝俞、肾俞、脾俞、足三里、足光明、三阴交等。每次取眼周穴位 1~2 个,肢体穴位 1~2 个。

3. 支持疗法　适用于干性者,补充微量元素及维生素,可口服葡萄糖酸锌、维生素 C、维生素 E 等,以保护视细胞。

4. 激光治疗　①适用于湿性者,视网膜下新生血管膜位于黄斑中心凹 200μm 以外,封闭新生血管膜。②光动力疗法及经瞳孔温热疗法,均适用于脉络膜新生血管膜的治疗。以上方法可一定程度延缓视力下降,但均可复发,目前多倾向于联合治疗。

五、预防与调护

1. 加强老年人群教育和专科体检,以利于早期诊断,早期治疗,最大程度地保护患者视力。

2. 饮食合理,戒辛辣烟酒。

3. 日光下、雪地、水面应戴滤光镜,避免日光及可见光损伤黄斑。

4. 有本病湿性早期体征,或单眼发病者,应严格监测双眼,可予 Amsler 表定期自检,一旦出现黑线弯曲、变形或消失,立即就诊。

第五节　高风内障

高风内障是以夜盲和视野逐渐缩窄为主症的眼病。该病名见于《证治准绳》,又名高风雀目、高风障症、阴风障等。本病多从青少年时期开始发病,具有遗传倾向,双眼罹患,病程较长,日久可演化为青盲,或瞳内变生翳障。

本病与西医学原发性视网膜色素变性类似。

一、病因病机

1. 禀赋不足,肾阳虚亏,命门火衰,阳衰不能抗阴,阳气陷于阴中,以致入暮之时不能视。

2. 肝肾两亏,精血不足,阴虚不能济阳,阳气不能为用而夜不能视。

3. 脾胃虚弱,气血生化乏源,目窍失养,入暮不能视物。清阳不升,浊阴上盛,阳不彰明而夜不能视物。

二、临床表现

（一）自觉症状

本病初发入暮或在黑暗处视物不清,行动困难;白昼或光亮处视物如常,或有视不辨色;但病久因视野缩窄则常有撞人及碰物之现象;最终可致视物不见。

（二）眼部检查

1. 眼底表现　本病早期眼底检查可正常,或可见赤道部视网膜色素稍紊乱,随病程进展在赤道部视网膜血管旁出现骨细胞样色素沉着,病情发展则色素沉着逐渐自赤道部向后极和周边逐渐扩展,最后布满整个眼底;晚期视盘呈蜡黄色萎缩,视网膜呈青灰色或呈豹纹状眼底(图 16-16);某些病例视网膜看不到骨细胞样色素沉着,或在视网膜深层出现白点样改变。

2. 视网膜血管改变　视网膜血管变细,尤以动脉为显著;在晚期,动脉成细线状,距视盘较远难以辨认而似消失,但无白鞘包绕。

3. 此外,中晚期可查见晶状体混浊,多为晶状体后囊下混浊,玻璃体偶见少数点状或线状混浊。

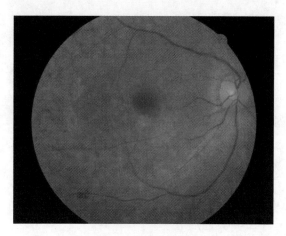

图 16-16　高风内障

（三）实验室及特殊检查

1. 视觉电生理检查　眼电图显示峰谷比明显降低或熄灭,这是早期最灵敏的指标。闪光视网膜电图显示 a 波、b 波波峰降低,峰时延长,晚期 a 波、b 波消失呈熄灭型,b 波消失是本病的典型改变。

2. 视野检查　早期见环形暗点,晚期视野进行性缩小,最终成管状。

3. FFA　FFA 早期显示斑驳状强荧光,典型可见大片透见荧光,与遮蔽荧光,或视网膜血管闭塞,有时也可见拱环区荧光渗漏。ICGA 显示脉络膜毛细血管充盈迟缓或不充盈,提示脉络膜的萎缩性改变。

三、诊断依据

1. 入暮目昏,日久视物不见。

2. 视野缩小呈进行性缩窄,晚期呈管状视野。

3. 眼底视网膜有或无骨细胞样色素沉着,或视网膜白点状,血管一致性狭细,视盘蜡黄色。

4. 眼电图、闪光视网膜电图检查有助于本病的诊断。

四、治疗

本病至今为止尚无有效治疗,中医辨证施治可延缓视功能迅速恶化。

（一）辨证论治

1. 肝肾亏虚证

主证:夜不能视,视野缩窄,眼底有或无骨细胞样色素沉着;伴目珠干涩、头晕耳鸣,腰膝酸软,舌质淡红少苔,脉细。

辨证要点:肝肾亏虚,精亏血少,失于濡养,故以目珠干涩、头晕耳鸣、腰膝酸软等症及舌脉为辨证要点。

治法:滋补肝肾。

方药:明目地黄丸加减。方中可酌加石菖蒲、鸡血藤开窍通络;川芎、丹参以活血通络;口干舌燥者,加知母、黄柏滋阴清热;眼干涩不舒者,加沙参、麦冬滋阴明目。

2. 脾气虚弱证

主证:眼症同前;伴神疲乏力,面色无华,食少纳呆,舌质淡,苔白,脉弱。

辨证要点:脾胃虚弱,气血生化乏源,故以面色无华、神疲乏力等症及舌脉为辨证要点。

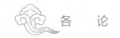

治法：健脾益气。

方药：补中益气汤加减。骨细胞样色素沉着较多者可酌加竹茹、半夏化痰散结；舌质瘀紫者，加川芎、丹参、芫蔚子以通络活血；脾虚湿甚者加薏苡仁、茯苓健脾利湿。

3. 肾阳不足证

主证：眼症同前；伴畏寒肢冷，腰膝酸软，小便清长，夜尿频多或黎明泄泻，舌质淡，脉沉弱。

辨证要点：肾阳不足，命门火衰，失于温煦，故以畏寒肢冷等症及舌脉为辨证要点。

治法：温补肾阳。

方药：金匮肾气丸加减。乏力倦怠者，加党参、黄芪以温阳益气；舌质瘀暗者，酌加郁金、三七活血通络，加石菖蒲、丹参开窍通络。

（二）其他治法

1. 针灸疗法　常用穴位有攒竹、睛明、球后、瞳子髎、丝竹空、承泣、风池、百会、肝俞、肾俞、脾俞、足三里、光明、三阴交等。每次眼部取 1~2 穴，肢体取 2 穴，隔日针 1 次，10 次为 1 疗程。

2. 食疗　猪肝枸杞汤：用猪肝 200g，枸杞子 50g，先将猪肝洗净煮开后加入枸杞子，炖半小时后，饮汤食肝，每日 3 次。用于治疗夜盲，有改善视力的作用。

五、预防与调护

1. 禁止近亲结婚。
2. 注意避免强光，因强光可加速视细胞外节变性，所以必须戴用遮光眼镜。
3. 低视力者可试配戴助视器，提高阅读能力。

第六节　视衣脱离

视衣脱离是视网膜神经上皮层与色素上皮层之间分离而引起视功能障碍，以自觉黑影遮盖、视力骤降为主要表现的内障眼病。在古代中医文献中并无"视衣脱离"病名的记载，根据其临床表现，可归属于"暴盲""视瞻昏渺""云雾移睛""神光自现"等范畴。

西医学视网膜脱离与本病相当，有原发性与继发性两大类。原发性视网膜脱离主要为孔源性视网膜脱离，继发性视网膜脱离主要分为渗出性视网膜脱离、牵拉性视网膜脱离。

一、病因病机

1. 素体脾胃虚弱，劳瞻竭视，脾胃运化失司，固摄无权，水湿上泛目窍以致视衣脱离。
2. 素有痰湿，外感风热，风热与湿邪搏结，上犯清窍。
3. 情志抑郁，肝郁化火，或热邪内犯，肝经气火上逆，火邪攻目。
4. 头眼部外伤，视衣受损而脱离。

二、临床表现

（一）自觉症状

初期可有闪光感或眼前黑影飘动，或有视物变形、遮挡，继而有不同程度视力减退，严重者视力骤降，甚至失明。

（二）眼部检查

1. 脱离的视网膜呈灰白色隆起，血管爬行其上（图 16-17）；随体位变化而波动，严重者可见数个半球状隆起,或呈宽窄不等的漏斗形;原发性孔源性视网膜脱离可见裂孔呈红色,与脱离的灰色视网膜对比明显,数目及大小各异;渗出性视网膜脱离视盘充血水肿,或黄斑部明显水肿,视网膜下液体如逐渐吸收,视网膜可复位。

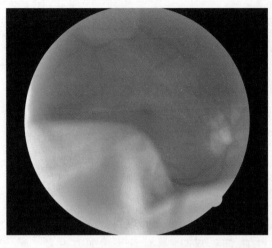
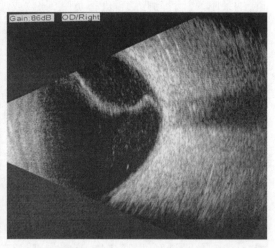

图 16-17　视衣脱离(眼底图及 B 超)

2. 玻璃体混浊,呈尘状或絮状混浊。

3. 渗出性视网膜脱离前节表现有时可见角膜后尘状沉着物。

(三)实验室及特殊检查

1. B 超　典型的视衣脱离表现为玻璃体内条状回声,但后运动多为阴性,玻璃体内点状或团状强回声区。

2. FFA 检查　渗出性视网膜脱离可见多发性细小荧光素渗漏点扩大融合。

3. 视野　可见于脱离范围相对应的视野缺损。

三、诊断依据

1. 眼前有闪光感或黑影飘动,视力下降或视物遮挡。

2. 视网膜灰白色隆起,表面血管爬行其上,随体位变化而波动,或有玻璃体混浊。

3. B 超、FFA 及视野检查有助诊断。

四、治疗

本病治疗原则,孔源性视网膜脱离手术封闭裂孔,尽早使视网膜复位,围手术期中医辨证论治,促进视功能的恢复。渗出性视网膜脱离针对病因治疗,减少复发。

(一)辨证论治

1. 脾肾亏虚证

主证:视物昏蒙,视衣脱离;伴有神疲气短,自汗,头目眩晕,腰膝酸软,纳少腹胀。舌淡苔白,脉细弱。

辨证要点:脾虚运化不足,水湿停滞,肾虚固摄无权,湿浊停聚,上犯目窍,视衣脱离。故辨证以视物昏蒙、视衣脱离,或神疲气短、自汗、头目眩晕、腰膝酸软及舌脉等全身症状为要点。

治法:补脾益肾,利水渗湿。

方药:补中益气汤加味,积液多者可加猪苓、车前子以温阳利水;腰膝酸软较甚者,加补骨脂、菟丝子温补肾阳。

2. 风热夹湿证

主证：视物昏蒙，黑花飘动，视衣脱离，神水混浊，或黄仁肿胀；伴头目昏痛，耳鸣，肢体困重，纳呆呕恶，病程缠绵，舌红苔黄腻，脉数或濡数。

辨证要点：素有痰湿，外感风热，风热与湿邪相结，上犯清窍，故以病程缠绵、视物昏蒙、黑花飘动、视衣脱离、肢体困重、纳呆呕恶及舌脉等全身症状为辨证要点。

治法：祛风清热除湿。

方药：抑阳酒连散加减。神水混浊甚者，可加利水渗湿之车前子、薏苡仁、泽泻；热邪重者，加金银花、蒲公英加强清热解毒之功；头目昏痛较重者，加川芎、生地黄、赤芍、牡丹皮以凉血活血止痛。

3. 肝火上炎证

主证：视物昏蒙或视力骤降，神膏混浊，视衣脱离，伴急躁易怒，失眠多梦，耳鸣如潮，口苦口干，便秘，舌红苔黄，脉弦数。

辨证要点：情志抑郁，肝郁化火，或热邪内犯，肝经气火上逆，火邪攻目。故以神膏混浊、视衣脱离、急躁易怒、失眠多梦、耳鸣如潮、口苦口干、便秘及舌脉等症状为辨证要点。

治法：清肝泻火。

方药：龙胆泻肝汤加减。视网膜水肿明显加泽兰、益母草、茯苓等利水化瘀消肿；头目疼痛者加牡丹皮、菊花、川芎等明目止痛；邪热炽盛者加金银花、蒲公英、菊花等清热解毒。

4. 脉络瘀滞证

主证：头眼部外伤，视衣脱离，或术后视网膜下积液不消；伴眼痛头痛。舌质暗红或有瘀斑，脉弦涩。

辨证要点：外伤脉络受损，气血失和，故辨证以上述症状为要点。

治法：活血通络。

方药：桃红四物汤加减。视网膜水肿明显加车前子、泽兰、益母草、茯苓等利水化瘀消肿；头目疼痛者加牡丹皮、菊花、川芎等明目止痛。

（二）外治

1. **手术治疗**　孔源性视网膜脱离应尽早施行手术使视网膜复位，可行巩膜扣带术或玻璃体切割术，手术中行冷凝或光凝封闭全部裂孔；牵拉性视网膜脱离者行玻璃体切割术联合视网膜复位术。

2. **散瞳**　活动瞳孔，防止瞳神干缺。

3. **湿热敷**　清热解毒明目中药如金银花、菊花等煎水做湿热敷。

（三）其他治疗

针刺治疗　常用穴位包括攒竹、瞳子髎、丝竹空、太阳、承泣、风池、太阳、合谷、曲池等，每次局部与远端选 3~4 个穴位。

五、预防与调护

1. 饮食宜清淡，忌食辛辣厚味之品，保持大便通畅。

2. 避免时邪，虚邪贼风易引动复发。

3. 高度近视的患者应避免剧烈运动及负重劳动。

ER-16-2

学习小结

（王利民　路雪婧　黄冰林）

复习思考题

1. 络阻暴盲的眼底特征是什么？其治疗原则是什么？
2. 络损暴盲临床常见哪些并发症？
3. 试述消渴内障眼底表现、治疗原则及辨证论治。
4. 试述视瞻昏渺涵盖的西医学相关疾病的主要临床表现。

PPT 课件

第十七章

目 系 疾 病

学习目标

通过本章的学习,掌握目系暴盲的概念、病因病机、临床表现、诊断及其辨证论治;熟悉青盲的概念、病因病机、临床表现、诊断及其辨治要点。

目系疾病原因繁杂,可由外感六淫、内伤情志、外伤、中毒、先天禀赋不足、肿瘤等多种因素造成,其主要临床特征是视力下降,视野、色觉的不同程度损害及眼底镜下视盘色泽和形态的改变。目系疾病多从肝论治,针对不同病机,可采用清肝明目、疏肝理气、养肝息风等不同方法治疗。

第一节 目 系 暴 盲

目系暴盲是指目系因六淫之邪外侵或情志内伤导致视力猝然下降,甚则盲而不见的眼病。《证治准绳》称暴盲是"平日素无他病,外不伤轮廓,内不损瞳神,倏然盲而不见也"。"目系暴盲"类似于西医学急性视神经炎和缺血性视神经病变。

急性视神经炎

急性视神经炎是指视神经急性炎症病变,包括中枢神经系统的脱髓鞘疾病相关的特发性视神经炎,以及感染性和免疫介导性视神经炎。本病以发病急、视力急剧下降和眼球转动疼痛为临床特点。儿童、青中年均可发病,单眼或双眼累及,女性发病高于男性。本病若不及时有效治疗,反复发作,最终视神经萎缩,常可致盲。

一、病因病机

1. 外感风热邪毒,上攻目系;或肝经实热,肝火循经上炎,热灼目系。
2. 肝郁气滞,五志化火,目系郁闭,玄府闭塞,气滞血瘀,壅阻目络。
3. 久病体虚,产后气血两虚,目系失养。
4. 肝肾亏损,阴虚火旺,虚火上炎灼伤目系。

二、临床表现

（一）自觉症状

单眼或双眼视力急剧下降,可在 2~5 天内降至无光感,前额部或眼球深部疼痛,常在眼球转动时加重。

（二）眼部检查

单眼发病者双侧瞳孔不等大，患眼直接对光反射迟钝或消失，间接对光反射存在，患眼有相对性瞳孔传入障碍（RAPD）；双眼黑矇者瞳孔散大，直接和间接对光反应均消失；患眼有获得性色觉异常，以红、绿色障碍为主。

按病变不同部位分为视盘炎、视神经视网膜炎及球后视神经炎。

1. 视盘炎 早期视盘充血、水肿，视盘隆起度通常不超过 3 个屈光度，边缘不清（图 17-1），视盘浅表或其周围有出血斑及少量渗出物，视网膜静脉扩张，动脉常无改变，晚期继发视神经萎缩。

2. 视神经视网膜炎 除视盘炎表现外，视盘周围及后极部视网膜有水肿皱褶，并见片状出血和黄白色类脂质渗出，黄斑区有时可见扇形星芒状渗出，后部玻璃体可有尘埃状混浊。

3. 球后视神经炎 早期大多眼底正常，少数患者视盘轻度充血，晚期视盘苍白。临床可分急性和慢性，以前者多见。

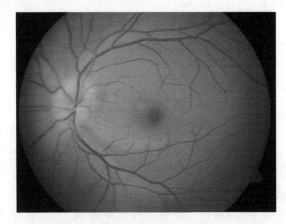

图 17-1 视盘炎，视盘充血、水肿，边缘不清

根据球后视神经受累部位不同，可分为三种类型：①轴性视神经炎：病变主要侵犯球后视神经轴心部分的乳头黄斑束纤维；②视神经周围炎：病变主要侵犯视神经鞘膜及其周围神经纤维束；③横断性视神经炎：病变累及整个视神经横断面，视力可完全丧失。三者之中以横断性视神经炎病情最为严重。

（三）实验室及特殊检查

1. 眼电生理检查 可行图形视觉诱发电位（P-VEP）检查，通常以 P_{100} 波潜伏期延长为主，振幅可下降；视力低于 0.1 时可选择闪光 VEP（F-VEP）检查。视神经炎亚临床期或治疗后视力已恢复，P-VEP 的潜伏期仍有可能异常。

2. FFA 视盘炎及视神经视网膜炎早期显示视盘表面毛细血管扩张，荧光渗漏，边缘模糊，晚期呈强荧光渗漏（图 17-2、图 17-3）。

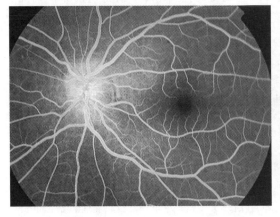

图 17-2 左眼视盘炎，FFA 25.2 秒，视盘表面毛细血管扩张

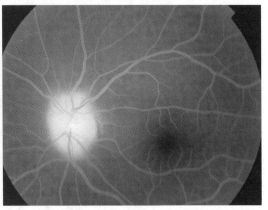

图 17-3 为图 17-2 同一患者，FFA 14 分55 秒，视盘边缘模糊，荧光渗漏

3. 影像学检查　应做 CT 或/和 MRI 检查,以排除颅内或眶内占位病变,明确有无中枢神经系统脱髓鞘疾病及其病变特征。

三、诊断依据与鉴别诊断

(一)诊断依据

1. 视力急剧下降。

2. 视盘充血、水肿。

3. 球后视神经炎者有眼球转动时牵引痛。

4. 视野缺损。

5. 色觉障碍。

6. VEP 检查 P_{100} 波潜时延迟,振幅下降。

(二)鉴别诊断

1. 缺血性视神经病变　多见于中老年人,常伴糖尿病、高血压、高脂血症等疾病。视力损害程度不一,视野呈与生理盲点相连的扇形或象限性缺损,眼底表现为视盘水肿,FFA 检查见视盘缺血区充盈明显迟缓。

2. 视盘水肿　多因颅内压增高、眼压降低等导致,可见于各年龄段。早期并无视力严重受损,眼底可见视盘边界模糊甚则隆起,视网膜静脉迂曲扩张,动脉搏动消失,视野损害多表现为生理盲点扩大。

四、治疗

急性视神经炎必须早期及时治疗,治疗原则是针对病因,最大程度挽救视功能。中医辨证论治方面,实证以清热解毒、疏肝解郁为主;虚证以补益气血、滋养肝肾为主,辅以通络开窍法,可配合针刺疗法;西医治疗早期可使用糖皮质激素冲击疗法,配合中药治疗可减少激素的副作用和病情复发,两者结合,相得益彰。复发患者,应用中药及针刺更为重要。

(一)辨证论治

1. 肝经实热证

主证:视力急降甚至失明,头目胀痛或目珠转动痛,眼底视盘正常或有充血水肿;易怒烦躁,口苦胁痛,失眠少寐;舌红苔黄,脉弦数。

辨证分析:肝经热盛,热盛血壅,肝火上攻目窍。以视力急降、头目胀痛或目珠转动痛、视盘充血水肿、易怒烦躁、口苦胁痛及舌红脉弦数为辨证要点。

治法:清肝泄热,凉血散瘀。

方药:龙胆泻肝汤加减。若头胀目痛明显者,可加夏枯草、菊花清利头目止痛;口干舌燥,大便秘结者加天花粉、玄参、决明子滋阴生津,润肠通便;烦躁失眠者加黄连、夜交藤清心宁神;眼底视盘充血肿胀,视网膜有渗出水肿者,加牡丹皮、赤芍、茯苓以凉血散瘀,利水渗湿。

2. 肝郁气滞证

主证:视力明显下降,目珠隐痛或压痛,眼底视盘正常或充血水肿;情志抑郁,胸胁满胀,或妇女月经不调,喜太息;舌质偏红,苔薄白,脉弦或弦细。

辨证分析:肝气郁结,目系郁闭,玄府闭塞,壅阻目络。以视力下降、目珠隐痛或压痛、视盘充血水肿、胸胁满胀及舌红苔薄白脉弦为辨证要点。

治法:疏肝解郁,活血通络。

方药:逍遥散加减。郁热阻络,头目隐痛者加牡丹皮、山栀子、决明子、黄芩、丹参清热活血止痛;情志抑郁,少言太息者加郁金、青皮理气破郁;胁痛胸闷者加川楝子、瓜蒌宽胸行气止痛。

3. 气血两虚证

主证:病程日久或产后哺乳期发病,视物昏蒙,目珠隐痛,眼底视盘正常或充血水肿;神疲倦怠,少气懒言,面白唇淡;舌淡嫩,脉细无力。

辨证分析:病程日久,身体虚弱,气血不足,目系失养。以视物昏蒙、目珠隐痛、视盘充血肿胀、神疲倦怠、少气懒言、面白唇淡及舌淡脉细为辨证要点。

治法:补益气血,开窍明目。

方药:人参养荣汤加减。血虚有瘀者加用丹参、鸡血藤以养血活血;若心悸失眠者加酸枣仁、夜交藤以养心安神。

4. 肝肾阴虚证

主证:病情反复,迁延日久,双目干涩,视物昏蒙;咽干舌燥,健忘失眠,烦热盗汗,男子遗精,女子月经量少,舌红少苔,脉细数。

辨证分析:病情反复迁延,肝肾亏损,阴虚火旺,虚火上炎灼伤目系。以双目干涩、视物昏蒙、视盘边界模糊、咽干舌燥、烦热盗汗及舌红少苔脉细数为辨证要点。

治法:滋补肝肾,活络明目。

方药:明目地黄丸加减。若眼干口燥明显,加石斛、麦冬养阴清热;阴虚火旺者,加知母、黄柏、牡丹皮等滋阴降火;阴阳两虚者,加附子、肉桂、鹿角霜、枸杞子、菟丝子等温补肾阳、补肾明目。

(二)其他治法

1. 糖皮质激素　多采用激素冲击疗法。
2. 抗生素　有明确感染指征时,应根据病情选择使用抗生素。
3. 神经营养剂　选择使用维生素类药物及神经营养剂。
4. 免疫抑制剂　可根据病情选择应用,预防复发。
5. 针灸治疗　选用承泣、阳白、四白、攒竹、丝竹空、足三里、太冲、行间及肝俞、胆俞等穴。

五、预防与调护

1. 调节情志,保持心情舒畅,避免急躁易怒。
2. 起居有节,锻炼身体,增强身体抗病能力。
3. 饮食避免辛辣刺激性食品,多食新鲜蔬菜水果。
4. 积极配合医生,遵医嘱用药、减药和定期复诊。

缺血性视神经病变

缺血性视神经病变是指供养视神经的血管发生急性循环障碍,引起筛板前后的视神经缺血缺氧,而致视力急剧下降的内障眼病。临床分为前部缺血性视神经病变和后部缺血性视神经病变两类。本节以讨论前部缺血性视神经病变为主。

本病以发病急、象限性视野缺损为临床特点,单眼或双眼先后发病,可相隔数周或数月、数年不等。以中老年多见,男女无明显差异。

一、病因病机

1. 素体肝旺,或暴怒伤肝,情志过激化火,气火上攻,目系血瘀脉阻。
2. 嗜食肥甘辛辣,饮酒无度,痰热内生,上壅目窍,目系脉络瘀阻。
3. 年老或劳伤久病,肝肾阴亏,虚火上灼目络,目系血脉不畅。

4. 产后、外伤或手术失血,气血双亏,目系失养。

二、临床表现

（一）自觉症状

单眼或双眼先后发病,间隔时间不一,可数周、数月或数年不等,也有少数双眼同时发病。视力突然减退,或眼前某一方位有阴影遮挡或视野缩小,常发生在晨起或睡眠后,多不伴有眼痛或头痛。

（二）眼部检查

患眼相对性瞳孔传入障碍,即 RAPD(+);眼底检查可见视盘水肿,可全视盘或区域水肿,视盘旁可有小片状或线状出血(图 17-4)。水肿消退后可有节段性或弥漫性视神经萎缩。双眼先后发病者,可见一眼视盘水肿,另一眼视神经萎缩。后部缺血性视神经病变者无视盘水肿,晚期出现视神经萎缩。

（三）实验室及特殊检查

1. 视野检查　前部缺血性视神经病变典型视野改变是与生理盲点相连的水平性半盲,可为扇形或象限性缺损,但不以水平正中线或垂直正中线为界(图 17-5)。

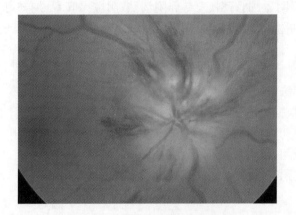

图 17-4　前部缺血性视神经病变

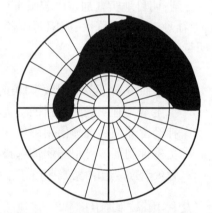

图 17-5　与生理盲点相连扇形视野缺损

2. 眼电生理检查　P-VEP(或 F-VEP)可见 P_{100} 波峰潜时延迟,振幅降低。

3. FFA　前部缺血性视神经病变早期视盘弱荧光或充盈迟缓不均,后期有荧光素渗漏(图 17-6)。充盈迟缓或缺损区与视野缺损区有对应关系。

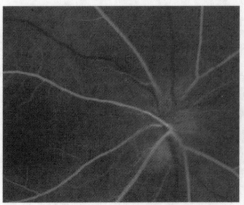

FFA14.3秒,视盘荧光充盈迟缓不均

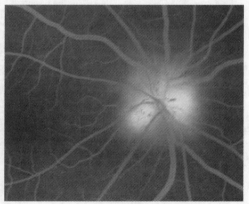

5分17秒,视盘荧光渗漏

图 17-6　急性前部缺血性视神经病变 FFA 像

4. **彩色多普勒超声检查**　颈动脉、眼动脉或睫状后动脉系统血流速度下降或阻力增高。

三、诊断依据与鉴别诊断

（一）诊断依据

1. 视力突然减退,或眼前某一方位有阴影遮挡或视野缩小,多不伴有眼痛或头痛。

2. 患眼 RAPD(+)。

3. 眼底视盘水肿。

4. 典型视野缺损,与生理盲点相连的水平性半盲,可为扇形、象限性缺损或垂直半盲。

（二）鉴别诊断

视神经炎　发病年龄较轻,视力急剧减退,可在几天内完全失明,伴有眼球转动痛。视盘充血水肿较明显,视盘周围有线状出血和渗出,视网膜水肿常累及黄斑部。视野有中心暗点及周边向心性缩小。

四、治疗

缺血性视神经病变是目系脉络阻塞,以全身辨证与局部辨证相结合,根据中医"以通为用"治疗原则,早期以活血通络为主,后期则以益气养血通络为主,目系得养以维持神光发越。

（一）辨证论治

1. 风痰阻络证

主证:视力突然下降或眼前突然出现阴影,眼底见视盘水肿,视网膜有水肿及小出血、渗出;全身见有眩晕耳鸣,胸闷恶心,或有头痛;舌胖苔腻,脉弦或滑。

辨证分析:风痰阻闭清窍,清阳不升,气机不畅,目系脉络瘀阻。以视力突然下降、视盘及视网膜水肿、眩晕耳鸣、胸闷恶心、舌胖苔腻脉弦滑为辨证要点。

治法:息风豁痰,活血通脉。

方药:导痰汤加减。加红花、当归、丹参活血通络;热象明显者去胆南星加龙胆草、竹茹、黄芩、菊花以清肺肝之热;大便不畅者加全瓜蒌泄热通便。

2. 气滞血瘀证

主证:视力骤降,头目隐痛,眼底视盘水肿,动脉变细,反光增强,充血,视网膜出血明显;心烦郁闷,胸胁胀满,或伴头痛,情志不舒,胸胁满闷;舌紫暗苔白,脉弦或涩。

辨证分析:气机不畅,目系血脉瘀阻。以视力骤降、视盘充血水肿、盘周出血、头目隐痛、胸胁胀满、舌紫暗脉弦为辨证要点。

治法:疏肝解郁,理气活血。

方药:血府逐瘀汤加减。可加青皮、香附以行气;肝郁有热者,加牡丹皮、栀子;气滞重者,加郁金;脉络不通,血瘀明显者,加丹参、鸡血藤行气活血通络;视网膜出血较多者加三七、茜草化瘀止血;视力下降严重者加细辛、麝香开窍明目;便秘者,加大黄逐瘀通便。

3. 阴虚阳亢证

主证:视物昏蒙日久,眩晕耳鸣,健忘失眠,眼干口燥,五心烦热,腰膝酸软,舌红少苔,脉细数。

辨证分析:患病日久,耗伤阴液,阴虚阳亢。以眩晕耳鸣、健忘失眠、眼干口燥、五心烦热、腰膝酸软及舌红少苔、脉细数为辨证要点。

治法:滋阴潜阳,通络明目。

方药:天麻钩藤饮合桃红四物汤加减。酌加女贞子、天冬以滋阴;五心烦热、失眠多梦者加柏子仁、酸枣仁、远志、夜交藤养心安神。

（二）其他治疗

1. 中成药　可选用活血化瘀中药注射剂,如丹参注射液、川芎嗪注射液等。口服中成药包括银杏叶片、活血通脉片、丹参片等。

2. 神经营养药　使用维生素 B_1 或维生素 B_{12},以及其他药物如维生素 E、ATP、肌苷、辅酶 A、烟酸等均可选择使用。

3. 复方樟柳碱注射液　患侧或两侧颞浅动脉旁(太阳穴周围)皮下注射。

4. 针刺治疗　体针可选承泣、球后、上明、合谷、风池、太阳、足三里、三阴交、太冲;头针选视区,在枕骨粗隆水平线上,旁开 1cm,向上引平行于前后正中线的 4cm 直线,可直接针刺或加电针仪刺激。

五、预防与调护

1. 积极治疗心、脑血管疾病,避免血压及血糖波动。
2. 起居有节,坚持锻炼身体。
3. 调节情志,保持心情舒畅,避免急躁易怒。
4. 饮食避免辛辣刺激性食品,多食新鲜蔬菜水果。

第二节　青　　盲

青盲指眼外观端好,瞳神无翳障,视力渐渐下降,甚至盲无所见的眼病。病名首见于《神农本草经》,多由视瞻昏渺、高风内障、青风内障、绿风内障、暴盲、头眼外伤、眶内颅内肿物等病引起。

青盲相当于西医学中的视神经萎缩。

一、病因病机

1. 因先天禀赋不足,或久病体虚,气血不足,目系失养失用。
2. 劳伤肝肾,脏腑气血渐亏,或热病之后,余热未清,热留经络,经络受阻,精血不能荣养目窍,而目系失养萎缩。
3. 内伤七情,肝郁气滞,气机不达,气滞血瘀,玄府郁闭,阻碍神光发越。
4. 头眼部外伤,经络受损,或肿物压迫导致目系脉络瘀阻而失养。

二、临床表现

（一）自觉症状

视力逐渐下降,视野窄小或眼前有阴影遮挡,并逐渐加重,终致失明。

（二）眼部检查

眼外观正常,单侧发病或双眼罹患,瞳孔对光反射迟钝,黑矇眼瞳孔直接对光反射消失;单眼发病者,可见 RAPD(+),双眼患病者,其病情严重眼也可见 RAPD(+)。眼底检查表现为:①原发性视神经萎缩,可见视盘色苍白,边界清楚,筛板清晰可见,血管正常或变细(图17-7)。②继发性视神经萎缩,可见视盘色灰白,边界不清,筛板不显,视盘附近血管可伴有白鞘,视网膜静脉充盈或粗细不均,动脉变细。如视网膜色素变性、视网膜中央动脉阻塞等,有原发病的相应眼底改变。

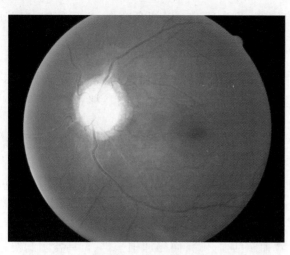

图 17-7 视神经萎缩，视盘边界清晰，颜色苍白

（三）实验室及特殊检查

1. 色觉检查 可有后天性色觉障碍，红绿色觉障碍多见。

2. 视野检查 多见视野向心性缩小；特征性的视野改变，有时可对病因有所提示，如视交叉占位病变视野改变为双颞侧偏盲，前部缺血性视神经病变视野改变为与生理盲点相连的弧形缺损，Leber 遗传性视神经病变视野损伤为巨大中心或旁中心暗点。

3. 视觉诱发电位 P_{100} 波峰潜时延迟，振幅明显下降。

4. 头颅 CT 或 MRI 检查 排除或确诊有无颅内或眶内占位性病变，明确有无中枢神经系统脱髓鞘病变。

三、诊断依据与鉴别诊断

（一）诊断依据

1. 视力逐渐下降。

2. 视盘色泽变淡或苍白。

3. 视野逐渐向心性缩小，也可见其他类型视野缺损。

（二）鉴别诊断

1. 弱视 弱视患者自幼视力不佳，眼外观、前段和眼底均无异常，需详细追寻病史及行散瞳验光、视野、电生理等检查进行鉴别诊断。

2. 青光眼 患者通常有眼压增高，青光眼视神经损害的特异性改变为盘沿变窄，盘沿区保留正常颜色，但青光眼日久也可能出现视神经萎缩的最终结局。

四、治疗

首先应尽可能寻找病因，针对病因积极治疗，同时营养目系，保护视功能。中医辨证因肝肾亏损，气血不足，久病入络，治以补肝肾、益气血为主，适当配合活血通络开窍药物，以启闭郁之玄府；外伤或肿瘤引起者，应针对病因治疗。

（一）辨证论治

1. 肝肾亏损证

主证：视力渐降，甚者失明，眼外观无异；眼底见视盘色淡，边缘清或不清；口眼干涩，头晕耳鸣，腰酸肢软，烦热盗汗，男子遗精，大便干结；舌红苔薄白，脉细。

辨证分析：肝肾阴虚，精血不足，目失濡养。以视盘变白、口眼干涩、头晕耳鸣、腰酸肢软、烦热盗汗、舌红脉细为辨证要点。

治法：滋补肝肾。

方药：明目地黄丸加减。加丹参、川芎、石菖蒲以活血通络、明目开窍；兼阳虚者加杜仲、肉桂以助肾阳；久病不愈加麝香通络开窍。

2. 肝郁气滞证

主证：视物模糊，渐至失明，眼胀，视盘色淡或苍白，或有病理性凹陷如杯，视野中央区或某象限可有大片暗影遮挡；兼心烦郁闷，头晕胁肋胀痛，食少太息，口苦，舌红苔薄白，脉弦。

辨证分析:肝郁气滞,气机不利,玄府闭塞,目失所养。以视盘变白、心烦郁闷、口苦胁痛、舌红苔薄白、脉弦为辨证要点。

治法:疏肝理气,开窍明目。

方药:逍遥散加减。加郁金、枳壳、川芎、丹参以增强行气活血之功,余热未清或肝郁化热者,加牡丹皮、山栀子清肝泄热;兼阴虚者加桑椹子、女贞子、生地黄以滋阴。

3. 气血两虚证

主证:视力渐降,日久失明,视盘色淡或苍白,面色无华,唇甲色淡,神疲乏力,懒言少语,心悸气短;舌淡苔薄白,脉细无力。

辨证分析:久病过劳或失血过多,营血亏虚,目窍失养致目系淡白。以视盘苍白、面色无华、神疲乏力、舌淡脉细为辨证要点。

治法:补益气血,宁神开窍。

方药:八珍汤加减。加石菖蒲、丹参、鸡血藤活血开窍;便秘加柏子仁、首乌益阴润便;失眠加夜交藤、柏子仁安神。

4. 气滞血瘀证

主证:视力下降日久,或因头目外伤,视力下降不复;眼底见视盘苍白,或兼血管变细;兼头眼疼痛,健忘失眠,或无明显不适;舌暗有瘀斑,脉涩或细。

辨证分析:头目外伤或颅内手术后致气滞血瘀,脉络阻塞,目窍失养。以视盘色淡或苍白、舌暗红有瘀点、脉细涩为辨证要点。

治法:行气活血,化瘀通络。

方药:桃红四物汤加减。加细辛、石菖蒲、地龙增强通络化瘀开窍之力;久病体虚加太子参、枸杞子、杜仲等以补益脏腑精气。

（二）其他治疗

1. 直流电药物离子导入　利用电学上同性相斥原理和直流电场作用,将药物离子不经血液循环而直接导入眼内,多选川芎、丹参或维生素 B_{12} 等药。

2. 针灸治疗　①体针:以取头颈部奇穴及足三阳经、足厥阴肝经、足少阴肾经穴位为主。主穴:睛明、上明、承泣、球后、丝竹空、风池。配穴:太阳、翳明、四白、攒竹、光明、足三里、三阴交、太冲、太溪、合谷、肝俞、肾俞。②头针:取视区(位于枕骨粗隆上 4cm,左右旁开各 1cm),两针对称向下方刺入。

3. 电针　是将毫针的针刺作用与电刺激的生理效应综合作用于人体的针刺疗法。

4. 穴位注射　取太阳穴、肾俞、肝俞,用复方樟柳碱、维生素 B_1、B_{12} 做穴位注射。

5. 常用中成药　病程日久需长期治疗的,可辨证后选用杞菊地黄丸、明目地黄丸、石斛夜光丸及归脾丸、附桂八味丸等。

五、预防与调护

1. 加强体质锻炼,避免时邪外毒,减少六淫侵袭。

2. 调和七情养性,注意饮食起居,节制酒烟房劳。

3. 防止物伤撞目,预防虫蚊叮咬。

4. 慎用对视神经有毒害作用的药物,如乙胺丁醇、奎宁等。

（周　剑）

复习思考题

1. 什么是目系暴盲?简述其临床表现、诊断和辨证论治。

2. 试述青盲的临床表现和辨证论治。

下篇　其他

PPT 课件

◇◇◇ **第十八章** ◇◇◇

屈 光 异 常

> **学习目标**
>
> 　　通过本章学习,掌握近视、远视、散光等屈光不正和视疲劳的基本概念,熟悉各类屈光不正的诊断和中西医矫治方法。

　　调节松弛状态下,外界的平行光线,经过眼屈光系统折射后,不能聚焦于视网膜黄斑中心凹,不能产生清晰的像,称为非正视眼或屈光不正,包括近视、远视和散光三类。这类屈光异常,类似于古代医籍“能近怯远症”“能远怯近症”等范畴。

第一节　近　　视

　　眼在调节松弛状态下,平行光线经眼的屈光系统的折射后焦点落在视网膜之前的屈光状态(图 18-1),称为近视。古代医籍对本病称为“目不能远视”“能近怯远症”等,至《目经大成》始称“近视”。近视的发生与遗传、发育、环境等诸多因素有关,其发生和发展多在青少年时期。近视不仅导致视力下降,高度近视,尤其是病理性近视可能并发较多可致盲的并发症,危害较大。

　　我国是世界范围内近视患病率最高的国家之一,近年来,更呈现出发病年龄提前、患病率急剧上升、近视程度高和近视发展速度快的特点。据国家卫生健康委员会公布的《2018年中国儿童青少年近视调查结果》显示,儿童青少年近视率达到 53.6%,其中 6 岁儿童近视率 14.5%,小学生为 36%,初中生为 71.6%,高中生为 81%。近视已成为影响我国国民,尤其是青少年眼健康的重大公共卫生问题。我国政府高度重视近视防控工作,教育部会同国家卫生健康委员会等八部门制定了《综合防控儿童青少年近视实施方案》(2018 年),要求政府、学校、医疗卫生机构、家庭、学生等各方面共同努力,全社会行动起来,力争早日实现全国儿童青少年新发近视率明显下降,儿童青少年视力健康整体水平显著提升。

一、病因病机

1. 过用目力,久视伤血,血伤气损,神光不能发越于远处。
2. 肝肾两虚,禀赋不足,神光衰弱,光华不能远及而仅能视近。
3. 久视久思,劳伤心气,气损及阳,不能温煦目窍,阳气难于发于远而仅能视近。

二、临床表现

1. **自觉症状**　视远模糊,视近尚清,常移近所视目标,或眯眼视物。近视度数较高者,除远视力差外,常伴有夜间视力差、飞蚊症、闪光感等症状。部分患者可有视疲劳症状。

2. 眼部检查 验光为近视屈光状态,远视力可用负球镜矫正。可伴有外隐斜或外斜视,或眼球突出;高度近视可发生程度不等的眼底退行性改变,如玻璃体变性、视盘近视弧形斑、豹纹状视网膜、黄斑病变等。

3. 并发症 近视,尤其是病理性近视,可并发多种可致盲性并发症,如病理近视性黄斑变性、视网膜脱离、原发性开角型青光眼等。

三、诊断依据

1. 视远模糊,视近尚清。
2. 医学验光检查为近视。

四、治疗

预防近视发生、控制近视发展、积极防治并发症是近视防治工作的重心。近视矫治以光学矫正为主,可配合中药、针灸、耳穴贴压等综合防控措施。

(一)辨证论治

1. 气血不足证

主证:能近怯远,眼底或可见视网膜呈豹纹状;或兼见面色不华,神疲乏力;舌质淡,苔薄白,脉细弱。

辨证分析:久视耗血,血为气之母,血虚气亦虚,神光不能发越于远处,以过用目力、视远模糊为辨证要点。

治法:补血益气。

方药:当归补血汤加减。若眼胀者加木瓜、夏枯草以舒筋活络;眼干涩者加麦冬、玉竹以生津润燥。

2. 肝肾两虚证

主证:能近怯远,可有眼前黑花飘动,眼底可见玻璃体液化混浊,视网膜呈豹纹状;或有头晕耳鸣,腰膝酸软;舌质淡,脉细弱或弦细。

辨证分析:禀赋不足,阳衰及阴以致光华不能远及,故视近而不能视远。以自幼视远模糊为辨证要点。

治法:滋补肝肾。

方药:驻景丸加减方加减。去寒水石。若视网膜呈豹纹状改变明显、伴眼前不时闪光者,可加太子参、麦冬;视网膜出血者加白茅根、熟大黄、仙鹤草。

3. 心气不足证

主证:能近怯远,视物眯目;或兼见面白畏寒,神疲心悸,活动尤甚,健忘;舌质淡,苔白,脉细缓。

辨证分析:久视少动,耗伤心气心阳,阳弱气怯不能发越于远处,以久视少动,近视兼有虚寒证为辨证要点。

治法:益气养心。

方药:定志丸加减。可加白术、黄芪;若畏寒明显加肉桂、干姜。

(二)外治

1. 点眼 选用短效的睫状肌麻痹剂,如托品酰胺等滴眼液点眼,对调节性近视有效。0.01%阿托品滴眼液对近视防控可能有一定作用。

2. 针刺 以眼部穴位为主,全身取穴为辅,根据患者体质与病情的需要,选出2~3个穴位组,定期轮换使用穴位。

（1）体针,常用下列数组穴位:承泣、翳明、四白、肩中俞;头维、攒竹、球后、风池;睛明、光明、太阳、太冲;百会、鱼腰、丝竹空、完骨等,每日针刺1组,轮换取穴。

（2）耳针,常取耳穴之神门、肝、脾、肾、眼、目1、目2或在耳区寻找病理性压痛点,以皮内针或用王不留行籽等贴压于穴位,每日自行按摩3~4次。

（3）梅花针,用梅花针轻轻打刺太阳穴、眶周;或打刺背部脊椎两侧(华佗夹脊穴),每日1次。

3. 推拿法　穴取攒竹、鱼腰、丝竹空、四白、睛明等穴,可自我推拿或相互推拿,即以食指指端按住穴位,先主穴,后配穴,对准穴位做小圆圈按摩,共10分钟。

（三）其他治法

1. 配镜　凹透镜矫正(图18-1)。必须在医学验光基础上配镜,配镜的原则是选用使患者获得最佳矫正视力的最低度数镜片。

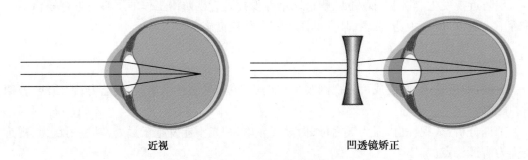

近视　　　　　　　　　　　凹透镜矫正

图18-1　近视与近视的矫正

2. 角膜塑形镜　规范的角膜塑形镜(OK镜)验配与配戴,对控制近视进展有较肯定作用。

3. 手术矫治　成年人近视可采用角膜激光屈光手术,或有晶状体眼人工晶状体植入。

五、预防与调护

1. 养成良好的用眼习惯,阅读和书写时保持端正的姿势,连续阅读不宜超过30分钟。

2. 照明要适度,应明亮柔和无眩光或闪烁,黑板无反光,不在阳光直照或暗光下阅读或写字。

3. 定期检查视力,测量眼轴长度,建立屈光档案。对近期远视力下降者应查明原因,积极处理。

4. 加强户外活动,积极体育锻炼,勤做眼保健操。

5. 不挑食,饮食应均衡,勿过食甜食。

6. 加强近视防控科普宣传,经医学验光确为近视,近视本身不能逆转,需树立科学的近视防控观,近视防控重在预防近视发生,控制近视发展。

7. 近视防控需全社会参与,意义重大。

第二节　远　视

远视是眼在调节松弛状态下,平行光线经眼的屈光系统折射后焦点落在视网膜之后的屈光状态(图18-2)。古称"能远怯近症",至《目经大成·远视》始称"远视"。

一、病因病机

禀赋不足,阴阳失和,阴精不能收敛,目失濡养则目中光华不能收敛视近。或先天眼球发育而致。

二、临床表现

1. 自觉症状　轻度远视者,远近视力均可正常;高度远视者,视远视近均不清楚,而且近视力比远视力更差,不耐久视。重者伴眼球眼眶隐痛,视近略久即有视物模糊、字迹串行、眩晕、恶心泛呕等视疲劳症状。

2. 眼部检查　中度以上远视者,视盘较小、色红、边缘不清,稍隆起,易被误诊为视盘炎,故又称"假性视盘炎";远视程度大的儿童易发生内斜视。视力可用凸透镜矫正,验光为远视。

三、诊断依据与鉴别诊断

（一）诊断依据

1. 近视力差,远视力正常或减退。

2. 易出现视疲劳症状。

3. 验光检查为远视。

（二）鉴别诊断

应与老视相鉴别。老视是因晶状体硬化、调节功能减弱而出现的视近困难,年轻时视近无异常,中老年后随年龄增长而视近困难逐渐加重,是一种生理现象。远视一般自幼即存在,程度重者视远视近均困难,程度轻者年轻时可无异常,但发生"老视"较正常人早。经散瞳验光可明确诊断。

四、治疗

以光学矫正为主,中医多从肝肾不足论治,可配合针灸等综合处理。

（一）辨证论治

本病辨证多为肝肾不足证。

主证:视远尚清,视近模糊,用眼后眼球酸痛;或兼见头晕耳鸣,腰膝酸软,口咽干燥;舌红少苔,脉细数。

辨证分析:先天不足或肝肾俱亏,致光华散漫不收,以自幼视近模糊为辨证要点。

治法:补益肝肾。

方药:地芝丸或杞菊地黄丸加减。前方宜用于阴虚有热者,后方适于肝肾不足者。眼胀明显者,加石决明、磁石;不耐久视者,加党参、黄芪。

（二）外治

1. 针刺治疗　主穴百会、风池、颈三段,配肝俞、肾俞、心俞、脾俞、睛明、阳白、承泣、合谷、光明等,针刺取主穴及配穴各3~4个。每日1次。

2. 推拿疗法　方法同近视,可有效缓解视疲劳。

（三）其他治法

1. 配镜　凸透镜矫正(图18-2),其矫正原则为最佳矫正视力的最高度数。轻度远视如无症状则不需矫正,如有视疲劳和内斜视,即使远视度数低也应戴镜。中高度远视或中年以上远视者应戴镜矫正视力,以消除视疲劳症状及防止内斜视的发生。儿童中高度远视应积极验光配镜,以免发生弱视。

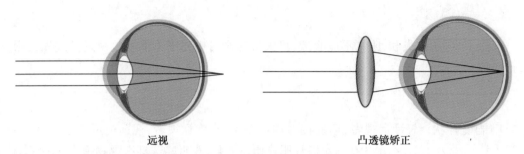

图 18-2　远视与远视的矫正

2. 手术治疗　角膜激光屈光手术。

五、预防与调护

1. 用眼应每 30~40 分钟休息至少 10 分钟。热敷有助于缓解视疲劳。
2. 及时验光配镜,经常戴用。

第三节　散　　光

平行光线因眼球各径线屈光力不同,经眼屈光系统折射后不能形成焦点的屈光状态,称为散光。古时中医眼科对其未有明确的记述。

可分为不规则散光和规则散光。不规则散光是指各子午线的弯曲度不一致,用一般柱镜无法矫正;规则散光是指弯曲度最大的子午线与弯曲度最小的子午线正好垂直,用柱镜矫正能获得较好的视力。

散光患者,看远看近都不清楚,似有重影。可有较明显视疲劳症状,甚至恶心呕吐。眼底检查,有时可见视盘呈垂直椭圆形,边缘模糊,用检眼镜不能很清晰地看清眼底。

轻度而无症状者可不处理。中高度散光应配镜矫正,尤其儿童阶段,以免弱视。散光可以行角膜屈光手术或有晶状体眼人工晶状体植入手术。

第四节　肝　　劳

肝劳是指久视后出现眼胀、头痛、头晕、眼眶胀痛等不适的眼病。《医学入门·杂病分类·眼》谓:"读书针刺过度而(目)痛者,名曰肝劳,但须闭目调护。"

本病相当于西医学的视疲劳,为眼或全身器质性因素与精神(心理)因素相互交织的综合征。引起视疲劳的原因包括环境因素、眼部因素、体质因素和精神因素等。

一、病因病机

1. 久视伤血,劳心伤神,耗损气血津液,目中经络失养,或兼虚火上炎,目络涩滞。
2. 肝肾精血亏损,筋失所养,调节无力,目窍失充,不耐劳瞻。
3. 肝气郁滞,目中气机失调,目络不畅,甚则气滞血瘀。

二、临床表现

1. 症状　较长时间、近距离用眼后视物模糊、复视、字行重叠,看远后看近或看近后看远,需注视片刻后才逐渐看清。甚者眼睑困倦沉重难以睁开;眼球或眶周围酸胀感、疼痛、流泪、异物感、眼干涩等;常伴有头痛、偏头痛、眩晕、肩颈酸痛、思睡、乏力、注意力难以集中、多汗、易怒、食欲不佳等。

2. 眼部检查　可有屈光不正、干眼、集合力不足等;或无明显异常。

三、诊断依据与鉴别诊断

（一）诊断依据

1. 久视后有视物模糊、眼胀、头痛、眼眶胀痛、睑沉重、眼干涩等症状,休息后可缓解或消失。

2. 有屈光不正、老视、干眼等。

（二）鉴别诊断

1. 青风内障　青风内障早期可有用眼后头眼部不适、休息后缓解等症状与本病类似。仔细、反复进行眼压、视野等检查可发现有眼压增高、视野损害、眼底视盘病理性凹陷等异常,而肝劳除不适症状外无异常。

2. 远视　远视患者视近较久即可出现肝劳症状,但经验光配戴合适眼镜后症状消失。

四、治疗

在查找病因,对因处理的基础上,采用中药、针刺、按摩等综合治疗。

（一）辨证论治

1. 气血亏虚证

主证:视久即出现视物模糊、眼胀、头晕;检查可有近视、远视等屈光不正或老视;全身可兼见心悸、健忘、神疲、便干;舌淡苔白,脉沉细。

辨证分析:气血亏虚,经络涩滞失养,以不能近距离久视,心悸、健忘、神疲等为辨证要点。

治法:补养气血,养心安神。

方药:天王补心丹合柴葛解肌汤加减。口苦,舌尖红者加黄连、莲子心;大便干结者加火麻仁、制首乌;头眼胀痛甚者加蔓荆子、菊花。

2. 肝肾不足证

主证:久视近物后出现视物模糊、眼胀痛、干涩,眼部检查可有近视、远视等屈光不正或老视;可兼见头晕目眩、耳鸣、腰膝酸软;舌质淡,苔少,脉细。

辨证分析:肝肾精血亏损,目失充养,筋失所养,调节失司,以不能近距离久视、腰膝酸软及舌脉等症状为辨证要点。

治法:滋养肝肾,益精明目。

方药:杞菊地黄丸合柴葛解肌汤加减。眼干涩甚者加北沙参、麦冬;头眼胀痛明显者加夏枯草、青皮。

3. 肝郁气滞证

主证:久视后出现眼胀痛、流泪、头胀或痛,眼部检查可有近视、远视等;可兼见沉闷不语、善太息或烦躁易怒,眩晕、口苦、胁肋胀满、不思饮食;舌红,苔白或黄,脉弦或弦数。

辨证分析:肝失调达则目窍气机不畅,经络气血瘀滞,以久视则头眼胀痛,兼见情志异常、口苦、脉弦为辨证要点。

治法:疏肝理气,通络散郁。

方药:柴胡疏肝散加减。原方加细辛以增强通络止痛之力;若舌黄、脉数等热象明显者合用丹栀逍遥散;头疼甚,眼时有刺痛,舌有瘀斑者,加丹参、红花、苏木。

（二）外治

1. 点眼　珍视明滴眼液每日 3~5 次,每次 1~2 滴。有干眼者,滴人工泪液。

2. 熏洗法　红花、艾叶、苏木、桑叶、秦皮、川椒,冰片(后下)等,水煎后熏洗、热敷眼部,每日 2 次。

（三）其他治法

1. 配镜　存在屈光不正或老视者应医学验光后配戴镜,并定期复查。

2. 针刺疗法

（1）体针,攒竹、肝俞、肾俞、心俞、膏肓俞、照海、神门、风池、阳白、行间、太阳、丝竹空、瞳子髎,每次用 4~6 穴,10 次为 1 个疗程。

（2）梅花针,叩刺头项部太阳经、胆经循行部位,眶周及胀痛部位,每日 1 次,10 次为 1 个疗程。

3. 推拿按摩　按摩眼周穴位如攒竹、承泣、睛明、丝竹空、阳白、鱼腰等。症状出现随时治疗,或每日 1 次。

五、预防与调护

1. 正规验光配镜,若配镜后症状不减,可先检查配镜度数是否恰当、柱镜片轴向是否准确、屈光参差是否合适等。

2. 常闭目养护,或揉按眼区穴位;久视后望远以缓解调节。

3. 积极参加体育锻炼,乒乓球、羽毛球等活动有助于缓解视疲劳。

4. 保持情绪乐观稳定。有心理问题者应及时专科诊治。

（周春阳）

复习思考题

1. 屈光不正有哪些? 其各自定义是什么?

2. 近视的并发症主要有哪些?

3. 简述远视与老视的鉴别。

4. 针刺防控近视常选什么穴位?

◇◇◇ 第十九章 ◇◇◇

眼外肌疾病与弱视

19章PPT

PPT 课件

📎 **学习目标**

通过本章学习,熟悉风牵偏视与弱视的病名概念、病因病机、临床表现、诊断及治疗原则。了解通睛的检查、病因、症状及治疗要点。

眼外肌,中医称眼带。因脾主肌肉,故眼外肌与脾密切相关,脾胃互为表里,故眼外肌疾病与脾胃均有一定的关系。脾气虚弱、中气不足或气血不足可使眼带转动无力;脾胃失调,聚湿生痰,风痰阻络或风邪侵袭经络使筋脉拘急均可致目珠转动失灵;头面部外伤、气血瘀阻或肝肾不足、目失濡养亦可导致目珠偏斜。因此,治疗眼外肌疾病多用健脾益气、除湿化痰、祛风散邪、活血化瘀、滋补肝肾等法。针刺对眼外肌疾病有较好疗效。

第一节 通 睛

通睛是指双眼注视时目珠偏于内眦的眼病。病名见于《幼幼近编》,又名小儿通睛外障、双目通睛、睊目等。

本病相当于西医学的共同性内斜视。多因屈光不正,眼过度调节而引起过强的集合力所致;也与眼外肌发育异常、集合力过强、分散力过弱、融合功能不良等有关。

一、病因病机

先天禀赋不足,眼带发育不良,目偏斜与生俱来;或眼珠发育异常,致能远怯近,日久目珠偏斜。

二、临床表现

(一)自觉症状

无复视等自觉不适,多由家长等人发现而就诊。可有视力下降。

(二)眼部检查

角膜映光法检查,斜视眼偏向鼻侧(图 19-1)。眼球运动:双眼向各方向运动均无明显受限;用任何一眼注视时其偏斜程度基本相等,第一斜视角等于第二斜视角。

(三)特殊检查

1. 同视机检查 可确定斜视度、视

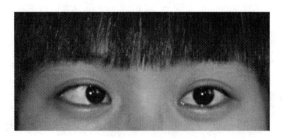

图 19-1 通睛

功能级别、融合力等。

2. 三棱镜遮盖法　可确定斜视度。

三、诊断依据与鉴别诊断

（一）诊断依据

1. 眼珠偏斜于内侧,第一斜视角等于第二斜视角。

2. 眼珠运动不受限。

3. 无复视。

（二）鉴别诊断

有内眦赘皮的小儿,因内眦部白睛暴露较少,貌似内斜视,容易误诊为本病,经角膜映光法检查双眼均为正位,即可排除内斜视。

知识链接：
不能轻视的
"对眼儿"

四、治疗

本病治疗原则:有屈光不正者应及时配戴适度眼镜;经保守治疗眼位不能完全矫正者需手术治疗;有弱视者应配合弱视治疗。

（一）辨证论治

禀赋不足证

主证:目珠偏斜向内侧,与生俱来或幼年逐渐形成,或伴目珠发育不良;能远怯近,视物模糊;舌淡红,苔薄白,脉弱或缓。

辨证分析:先天精血不足则筋脉失养,以斜视与生俱来为辨证要点。

治法:补益肝肾。

方药:杞菊地黄丸加减。若体弱气虚者加党参、黄精以益气养阴;伴能远怯近者加何首乌、龙眼肉、肉苁蓉以增滋补肝肾之功。

（二）其他疗法

1. 配戴眼镜　通过戴镜矫正屈光不正以帮助消除调节性内斜视,纠正眼位。

2. 三棱镜矫治　可消除抑制异常视网膜对应,增强融像功能。

3. 手术治疗　小儿通睛目珠偏斜日久,经服药及配戴眼镜等均无效者可考虑手术矫正眼位。根据斜视的眼位及程度,可行内直肌后退或外直肌缩短术等。

4. 弱视矫治　存在弱视的患儿,应积极进行弱视矫治和视功能训练。

五、预防与调护

1. 有屈光不正的患儿宜及时散瞳验光配镜。

2. 注意增加饮食营养和锻炼,增强体质。

第二节　风牵偏视

风牵偏视是以眼珠突然偏斜,转动受限,视一为二为临床特征的眼病。又名目偏视、坠睛、坠睛眼等。

本病相当于西医学的麻痹性斜视。分为先天性、后天性两类,前者由先天发育异常、产伤等引起;后者可由外伤、炎症、血管性疾病、肿瘤和代谢性疾病等引起。

一、病因病机

1. 气血不足，腠理不固，风邪乘虚侵入经络，使其眼目筋脉弛缓而致。

2. 脾胃失调，津液不布，聚湿生痰，复感风邪，风痰阻络，致眼带转动不灵；或热病伤阴，阴虚生风，风动夹痰上扰而致。

3. 因头面部外伤或肿瘤压迫，致使脉络受损而致。

二、临床表现

（一）自觉症状

常猝然发病，视一为二；常伴有视物模糊，眩晕，恶心，步态不稳等。

（二）眼部检查

眼珠偏斜，斜向麻痹肌作用方向的对侧，运动受限。外展肌群麻痹时眼位向鼻侧偏斜，产生同侧性复视；内转肌群麻痹时，眼位向颞侧偏斜（图 19-2），产生水平交叉性复视；上下转肌群麻痹时产生垂直复视。一般头向麻痹肌作用方向偏斜，可伴有上睑下垂、瞳孔散大。

（三）特殊检查

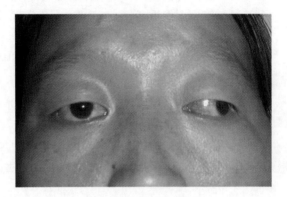

图 19-2　风牵偏视

1. 三棱镜遮盖或角膜映光法检查可确定斜视度。第二斜视角大于第一斜视角，即麻痹眼注视时，眼珠偏斜角度更大。

2. 同视机检查　可确定麻痹肌、斜视度数等。

3. 影像学检查　眼眶、颅脑 CT 或 MRI 检查，以排除眶骨折、颅脑出血及占位性病变等。

三、诊断依据与鉴别诊断

（一）诊断依据

1. 复视突然发生。

2. 眼球斜向麻痹肌作用方向的对侧，出现不同程度的转动受限。

3. 第二斜视角大于第一斜视角。

（二）鉴别诊断

本病应与通睛相鉴别：两者均有目偏斜。但通睛起病缓慢、隐蔽，一般无复视，无眼球运动障碍，第一斜视角等于第二斜视角；本病则起病突然，有复视，并有不同程度的眼球转动受限，第二斜视角大于第一斜视角。

四、治疗

本病在明确诊断及具体麻痹肌后，辨证论治配合针刺疗法有较好疗效。部分较重患者经半年治疗仍不恢复时可考虑手术治疗。对因颅内、眶内占位病变引起者应及时针对病因治疗。

（一）辨证论治

1. 风邪中络证

主证：发病急骤，目珠偏斜，转动失灵，倾头瞻视，视物昏花，视一为二；兼见头晕目眩，步态不稳；舌淡，脉浮数。

辨证分析：气血不足，腠理不固，风邪乘虚侵入，致筋脉弛缓，以骤然眼珠偏斜、视一为二及头晕目眩等全身症状为辨证要点。

治法：祛风散邪，活血通络。

方药：羌活胜风汤合牵正散加减。兼肝虚血少者，可加当归、白芍、熟地黄以补血养血；头晕目眩者，酌加当归、白芍、天麻、菊花以养血祛风通络。

2. 风痰阻络证

主证：眼症同前；兼见胸闷呕恶，食欲不振，泛吐痰涎；舌苔白腻，脉弦滑。

辨证分析：脾虚痰聚，复感风邪，风痰阻络，以胸闷呕恶及舌脉等全身症状为辨证要点。

治法：祛风除湿，化痰通络。

方药：正容汤合桃红四物汤加减。恶心呕吐明显者，加竹茹、生姜以涤痰止呕；胸闷、纳少、舌苔厚腻等痰湿偏重者，酌加薏苡仁、石菖蒲、佩兰以芳香化浊，除湿祛痰。

3. 脉络瘀阻证

主证：多系头部或眼部外伤后、脑部手术后、中风后发病，出现目珠偏位，视一为二；舌脉无特殊或舌暗有瘀斑。

辨证分析：以外伤或中风后、手术后发病为辨证要点。

治法：活血行气，化瘀通络。

方药：桃红四物汤加减。病变早期可于方中加防风、荆芥、白附子、僵蚕、全蝎以增祛风散邪之功；后期可于方中加党参、黄芪等以益气扶正。

（二）外治

1. 穴位敷贴治疗　复方牵正膏敷贴患侧太阳、下关、颊车穴，先太阳后下关再颊车，每次 1 穴，每穴间隔 7~10 日。适用于风痰阻络证。

2. 针刺疗法　局部选穴常有睛明、承泣、四白、攒竹、鱼腰、阳白、丝竹空、瞳子髎、太阳等。眼局部取穴常选麻痹肌相对应的穴位，如内直肌麻痹选睛明、攒竹；外直肌麻痹选瞳子髎、丝竹空；下直肌麻痹选承泣、四白；上直肌麻痹选鱼腰等。远端取穴宜辨证选穴，若风邪中络证加风池、外关、合谷；痰湿瘀阻者加丰隆、阳陵泉、光明；肝肾亏虚加三阴交、肝俞、肾俞；气血不足者加足三里、脾俞、胃俞，平补平泻手法，每日或隔日 1 次，留针 30 分钟，10 次为 1 疗程。

3. 推拿法　患者仰卧位，医者坐于患者头侧，用双手拇指分别按揉百会、睛明、攒竹、鱼腰、太阳、瞳子髎、丝竹空、风池等穴。再用双手拇指指腹分抹眼眶周围，上述手法反复交替使用，每次治疗约 20 分钟。然后患者取坐位，医者在患者背部点揉肝俞、胆俞及对侧合谷、下肢光明穴 5~10 分钟。

（三）其他治法

1. 手术治疗　保守治疗 6 个月无效时，或病情好转停止、稳定 4~6 个月，可用手术治疗。

2. 病因治疗　根据全身情况应用抗炎、降血压、降血糖等药物或治疗外伤。

3. 支持疗法　可配合用能量合剂、维生素 B 族及促进神经功能恢复的药物。

五、预防与调护

1. 头晕、步态不稳等症状严重时，可遮盖麻痹眼，以消除复视，防止跌仆。

2. 宜清淡饮食，忌食肥甘厚腻，以免聚湿生痰加重病情。

3. 慎起居，避风寒，以避免或减少本病的发生。

4. 眼球转动锻炼　嘱患者眼球向各方向转动或做环转运动，以促进眼肌运动功能恢复及增强眼肌协调力。

笔记栏

第三节　弱　视

眼球无器质性病变而矫正视力低于相应的年龄视力或双眼视力相差两行及以上,这种视力低下称为弱视。临床分为斜视性弱视、屈光参差性弱视、屈光不正性弱视、形觉剥夺性弱视及其他类型弱视五大类。中医无弱视病名,但有类似描述,如《眼科金镜》记载"症之起不痛不痒,不红不肿,如无症状,只是不能睹物,盲瞀日久,父母不知为盲"。

一、病因病机

1. 先天禀赋不足,目中真精亏少,神光发越无力;或目珠发育异常,近视远视严重,未及时矫治而致。

2. 小儿喂养不当,日久则脾胃虚弱,气血生化乏源,可致目失濡养,视物不明。

二、临床表现

（一）自觉症状

视物昏蒙,因患儿年幼而不能自述,多因目偏视而为家长所发现,或在体检时查出。

（二）眼部检查

经严格散瞳验光后,矫正视力低于同龄正常儿童。或伴有目偏视;或先天性白内障术后及不恰当地遮盖眼睛等。视力检查中对单个字体的辨认能力比对同样大小排列成行字体的辨认能力高（拥挤现象）;对比敏感功能降低;立体视功能障碍。眼底检查常有旁中心注视。

（三）实验室及特殊检查

1. 视觉电生理检查　图形视觉诱发电位 P_{100} 波潜伏期延长及振幅降低。

2. 同视机检查　用于双眼视觉功能检查。

三、诊断依据与鉴别诊断

（一）诊断依据

1. 矫正视力低于同龄正常儿童。

2. 眼部常规检查无器质性病变。

（二）鉴别诊断

应与严重的散光等屈光不正相鉴别,散瞳后严格客观、主观验光试镜即可鉴别。

四、治疗

重视斜视及屈光不正的矫治、黄斑固视和融合功能训练等多方面综合治疗。

（一）辨证论治

1. 禀赋不足证

主证:胎患内障术后或先天远视、近视等致视物不清;或兼见小儿夜惊,遗尿;舌质淡,脉弱。

辨证分析:多以与生俱来的眼症为其要点。

治法:补益肝肾,滋阴养血。

方药:四物五子丸加减。偏肾阳虚者,可加山茱萸、补骨脂以温补肾阳;偏肝肾阴虚者,宜加楮实子、桑椹子以滋补肝肾。

ER-19-3

知识链接:小儿弱视,早发现、早治疗

2. 脾胃虚弱证

主证:视物不清,或胞睑下垂;或兼见小儿偏食,面色萎黄无华,消瘦,神疲乏力,食欲不振,食后脘腹胀满,便溏;舌淡嫩,苔薄白,脉缓弱。

辨证分析:脾胃虚弱,气血生化乏源,主要以全身虚弱症状及脾胃虚弱症状等为辨证要点。

治法:补气健脾,渗湿和胃。

方药:参苓白术散加减。兼食滞者可选加山楂、麦芽、神曲、谷芽、鸡内金。

（二）外治

1. 针刺治疗　眼部取睛明、承泣、攒竹、球后穴;头部及远端取风池、光明、翳明穴。若肝肾不足配肝俞、肾俞、三阴交;脾胃虚弱配足三里、关元、脾俞、胃俞。方法:每次于 3 组穴中各取 1~2 穴,年龄小的患儿不留针,年龄大的患儿留针 10~20 分钟。每日或隔日 1 次。

2. 伴有斜视者,在适当时机应考虑手术治疗。

（三）其他治法

1. 矫正屈光不正　大部分弱视存在屈光问题,准确、正规验光后配镜是治疗此类弱视的关键。

2. 中心注视弱视治疗　宜选用常规遮盖疗法、光学和药物压抑疗法,视觉功能训练等进行治疗。

3. 旁中心注视弱视治疗　应选用后像疗法、红色滤光片疗法等方法进行治疗。

五、预防与调护

儿童弱视早期发现、及时治疗可有较好疗效,年龄越小治疗效果越好,因此应注意做到以下事项:

1. 加强科普宣传,普及弱视知识,使家长和托幼工作者了解和掌握有关弱视防治基本知识。

2. 3 岁以上儿童视力检查发现双眼视力差异≥2 行、双眼视力低于同龄正常儿童、斜视者等应及时到眼科就医。

3. 弱视治疗需要较长时间,因此需医患建立良好合作关系。告知家长,让患儿坚持治疗。

4. 鼓励家长帮助患儿练习与精细视觉有关的游戏与作业,如描图、绘画、视知觉学习等。

5. 采取配镜、各种治疗等各种措施后应定期进行复查和治疗措施调整,若发现屈光度变化应重新配镜。

（高卫萍）

FR-19-4

学习小结

复习思考题

1. 通睛和风牵偏视在病因病机与临床表现方面的异同点有哪些?

2. 风牵偏视的针灸治疗如何选穴?

3. 为何年龄越小弱视的治疗效果越好?

第二十章

目 眶 疾 病

学习目标

　　通过本章的学习,掌握眉棱骨痛、鹘眼凝睛的概念、病因病机、诊断及辨治要点;熟悉突起睛高的临床表现及治疗原则。

　　中医学对目眶疾病的认识多限于与眼球突出相关的眼病,常以局部体征或自觉症状,尤其是眼珠外突的征象为命名依据。其病因复杂,主要因为热毒、气滞、痰湿、血瘀,以及脏腑经络失调、阴阳气血亏虚等所致。治疗以疏风清热、泻火解毒、理气解郁、祛痰散结、活血化瘀、滋阴养血等为主,同时还应结合全身情况和相关疾病进行治疗。

第一节 眉 棱 骨 痛

　　眉棱骨痛是指眉棱骨或眼眶骨疼痛的病症。《审视瑶函》称其为眉骨痛,又称攒竹痛、眼眶骨痛。多见于成年人,女性多于男性。

　　眉棱骨痛类似西医学之眶上神经痛。

一、病因病机

1. 风热之邪,循足太阳经乘袭,上扰清窍。
2. 风痰上逆,阻滞脉道,目窍不利,清阳不升。
3. 肝郁气滞,郁久化火,肝火上炎,攻冲目窍。
4. 肝血不足,目窍脉络空虚,头目失养。

二、临床表现

1. 自觉症状　单侧或双侧眉骨疼痛,或痛连眶内,或痛连两颞,时发时止,时轻时重;常伴眼珠胀痛、畏光、不耐久视、目不欲睁、阅读后和夜间疼痛加重。
2. 眼部检查　患眼攒竹穴(眶上切迹)处有明显压痛。

三、诊断依据

1. 眉棱骨疼痛,时作时止,常伴眼珠胀痛。
2. 患眼攒竹穴(眶上切迹)处有压痛。

四、治疗

　　本病之证有虚有实,或虚实夹杂。临证时宜局部辨证与全身辨证相结合,必要时针药

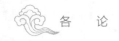 笔记栏

并施。

（一）辨证论治

1. 风热上扰证

主证:眉棱骨痛,伴前额痛,突然发生,压之痛甚,疼痛走窜;可兼发热恶风,鼻塞流涕;舌质红苔薄黄,脉浮数。

辨证分析:太阳主一身之表,其经脉经眉头之攒竹,风热外袭,循经上乘,故以眉骨走窜疼痛及风热在表之征为辨证要点。

治法:疏风清热,散邪止痛。

方药:驱风上清散加减。疼痛较甚,可加蔓荆子、细辛清利头目而止痛;鼻塞流涕明显者,加辛夷、薄荷散邪开窍;热象明显者,可去羌活以防温燥太过。

2. 风痰上犯证

主证:眉骨疼痛,眼珠发胀,目不欲睁,昼轻暮重;伴见头目晕眩,胸闷泛恶,纳食欠佳;舌苔白,脉弦滑。

辨证分析:目为清阳之窍,风痰上犯,浊阴所乘,脉道阻塞,清阳不升,故以眉骨疼痛、眼珠发胀、头晕目眩、胸闷泛恶及苔白脉弦滑等为辨证要点。

治法:燥湿化痰,祛风止痛。

方药:防风羌活汤加减。眩晕较甚者,可加天麻、钩藤、僵蚕息风化痰;呕逆明显者,加竹茹降逆止呕。

3. 肝火上炎证

主证:眉棱骨痛,痛连眼眶及前额部,目珠胀痛;伴口苦咽干,头晕而眩,烦躁不宁,胁肋胀痛,小便短赤,大便干结;舌质红苔黄,脉弦数。

辨证分析:肝郁化火,循经上炎,攻冲头目,故以眉棱骨痛牵连眼眶、前额等部位、目珠胀痛、目赤眩晕及肝火内盛的全身症状为辨证要点。

治法:清肝泻火,解郁通窍。

方药:洗肝散加减。疼痛较甚者,加石决明、夏枯草清泄肝经郁火;热盛伤阴者,加天冬、麦冬养阴清热。

4. 肝血不足证

主证:眼眶微痛,目珠酸痛,羞明隐涩,目不欲睁,不耐久视;可兼体倦神疲,心烦少寐;舌质淡苔白,脉细。

辨证分析:肝血虚而目窍脉络之血亦亏乏,头目失于濡养,故以眼眶、目珠微痛酸楚、不耐久视及肝血亏虚的全身症状为辨证要点。

治法:滋养肝血,温通目络。

方药:当归补血汤加减。目珠眼眶酸痛较甚、体倦神疲者,可加党参、桂枝益气温经通络;心烦少寐者,加夜交藤、酸枣仁、柏子仁养心安神。

（二）其他治法

1. 理疗　于眶上切迹压痛处做射频温控热凝,或取艾叶、生姜适量炒热布包温熨患处。

2. 穴位注射　可用2%利多卡因注射液0.5ml加维生素B_{12}注射液0.5ml注射于攒竹穴。

3. 针刺治疗　可选用攒竹、阳白、丝竹空、瞳子髎、太阳、百会、风池、合谷、外关等穴。

五、预防与调护

1. 屈光不正者应及时矫正,避免过用目力及熬夜等。

2. 预防感冒,如有感冒症状应及时治疗。

3. 保持心情舒畅,避免情志刺激。

第二节 突 起 睛 高

突起睛高是指眼珠胀痛突起,甚至高突出眶,转动失灵,白睛赤肿的眼病。病名见于《秘传眼科龙木论》,又名睛高突起、目珠子突起。本病发病急,变化快,病势猛,治不及时,邪毒蔓延,可致毒入营血,邪陷心包而危及生命。

突起睛高类似于西医学之急性炎症性突眼,如眼眶蜂窝织炎、眶骨膜炎、眼球筋膜炎、全眼球炎等引起的突眼。

一、病因病机

1. 风热毒邪循经上乘,正邪相搏,邪毒流注,上攻于目,眶内脉络气血郁阻而骤然发病。

2. 邪毒侵袭,脏腑积热,内外交攻,火盛生风成毒,壅闭清窍,气血凝滞,肉腐血败。

3. 头面疖肿、丹毒、鼻渊、漏睛疮等病灶毒邪蔓延眶内,火毒腐损血肉。

二、临床表现

(一)自觉症状

眼部疼痛,甚则焮痛难忍,热泪如汤,视力急降。全身可有发热头痛,恶心呕吐,甚则高热烦躁,神昏谵语。

(二)眼部检查

眼珠外突,转动受限,甚至完全不能转动;胞睑红肿,皮肤紧张发亮;白睛红赤臃肿,严重者可突出于睑裂之外;若病变侵及视神经,眼底可见视盘充血水肿,视网膜静脉迂曲扩张及出血等;若眼珠或眶内灌脓,可溃穿组织,脓液外流,甚则目珠塌陷(图20-1)。

(三)实验室及特殊检查

1. 血常规　白细胞总数升高,以中性粒细胞最为显著。

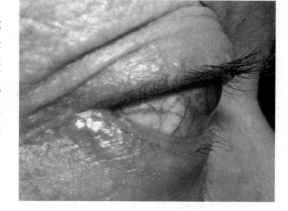

图20-1　突起睛高

2. 超声检查　眼外肌轻度肿大,球后脂肪垫扩大,光点分散,球筋膜囊积液;如脓肿形成则可见不规则暗区,间杂回声光斑。

3. CT检查　可显示眶内脂肪区密度较高,脓肿形成后则为不规则高密度块影,均质而不增强。

三、诊断依据

1. 有眼珠、眼眶周围或全身感染病史。

2. 发病急骤,眼部剧痛,视力急降。

3. 眼珠突出,转动失灵;白睛红肿,甚则突出睑外。

4. 超声、CT检查可协助诊断。

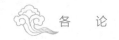

四、治疗

本病为眼科急重之症,临证须循证求因,标本兼治;若病情危急,宜中西医结合紧急救治。

（一）辨证论治

1. 风火热毒证

主证:眼珠轻微突出,转动受限,胞睑肿胀,白睛红肿;头目疼痛,发热恶寒;舌质红苔薄黄,脉浮数。

辨证分析:风热邪毒侵袭,病程尚在初期,正邪相搏,交攻于目,故以眼珠突出较轻、胞睑白睛红赤肿胀,以及风热在表的全身症状为辨证要点。

治法:疏风清热,解毒散邪。

方药:散热消毒饮子加减。热毒较甚者,可加金银花、蒲公英清热泻火解毒;红肿疼痛明显者,加赤芍、牡丹皮、紫花地丁凉血散瘀解毒;兼有热痰者,酌加胆南星、浙贝母、竹茹等清热化痰。

2. 火毒壅滞证

主证:眼珠高突,甚至珠突出眶,转动失灵,胞睑红肿,白睛红赤壅盛;眼珠剧痛,头痛烦渴,壮热神昏,便秘溲赤;舌质红苔黄,脉数有力。

辨证分析:热毒入里炽盛,火气燔灼,蓄腐血肉,煎熬营血,壅闭清窍,以眼珠赤肿高突而剧痛、烦渴壮热、便秘溲赤等为辨证要点。

治法:泻火解毒,消肿止痛。

方药:清瘟败毒饮加减。大便秘结严重者,可加大黄、芒硝通腑泄热;若出现神昏谵语,可用清营汤送服安宫牛黄丸清营开窍。

（二）外治法

1. 点眼药　清热解毒类滴眼液或抗生素滴眼液点眼;眼珠突出,黑睛暴露者,可涂抗生素眼膏,以保护黑睛。

2. 外敷　用野菊花、金银花、蒲公英、桑叶、赤芍、薄荷等水煎,取汁做眼部湿热敷,以清热解毒、散结消肿。

3. 切开排脓　眼睑皮肤或穹隆部结膜若出现脓头者,应切开排脓,并放置引流条,至脓尽为止。

（三）其他治疗

1. 酌情选用清开灵等清热解毒注射液,或全身使用抗生素。

2. 高热昏迷,病情危重者,宜结合内科急救治疗。

五、预防与调护

1. 积极处理面部疖肿、鼻窦炎等感染病灶,切忌挤压和过早切开,防止邪毒扩散。

2. 发病后应卧床休息,避风寒;多饮水,饮食清淡,忌食辛辣厚腻,保持大便通畅。

第三节　鹘眼凝睛

鹘眼凝睛是指眼珠逐渐突起,红赤凝定如鹘鸟之眼的病症。该病名见于《秘传眼科龙木论》,又称鱼睛不夜。

鹘眼凝睛可见于西医学甲状腺相关眼病、眼眶假瘤、眶内某些占位性病变等病。本节主要介绍甲状腺相关眼病,又称为 Graves 眼病。

一、病因病机

1. 情志失调,肝气郁结,郁久化火,上犯于目,目眶脉络滞涩。

2. 素体阴虚,或邪热亢盛,日久伤阴,或劳伤过度,耗伤阴血,阴虚阳亢,上犯目窍,珠突眶外。

3. 七情内伤,肝气郁结,疏泄失常,气机阻滞,水湿停滞为痰,血行不畅为瘀,痰瘀互结,凝聚眶内。

二、临床表现

（一）自觉症状

眼有异物感,羞明流泪,轻微疼痛,或视一为二,视力下降;全身或伴有心跳加快,烦躁失眠,食欲亢进,消瘦多汗等。

（二）眼部检查

双眼眼珠渐进外突,转动受限,严重者不能转动而呈凝视状,白睛红赤,上睑活动滞缓,胞睑不能闭合（图 20-2）;或眶缘、眶深部可触及肿块,呈结节状,亦可见视盘水肿、视网膜静脉扩张。全身检查可伴甲状腺肿大、两手伸出而震颤现象。

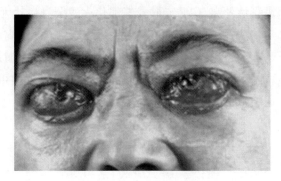

图 20-2　鹘眼凝睛

（三）实验室及特殊检查

1. 超声检查　早期眼外肌水肿明显,内回声弱,光点少;继而肌肉出现纤维化,内回声增强,光点增多。眶内脂肪组织弥漫性肿胀,表现为回声光团增大。

2. CT 扫描　多条眼外肌增粗,外形呈梭形肿胀;眶尖部眼外肌增厚可压迫视神经,导致其水肿增粗;多条肿胀的眼外肌汇聚于眶尖部而使眶尖密度增高。同时由于眼外肌和眶脂肪肿胀而使眶隔前移,眼球突出。

3. MRI 检查　可显示眼外肌增厚的中、高强度信号。

4. 全身检查　多数患者可有血清 T_3、T_4 升高,甲状腺吸碘率增高。

三、诊断依据与鉴别诊断

（一）诊断依据

1. 眼部有异物感,羞明流泪,轻微疼痛。

2. 眼珠突出,呈凝视状,或眶内可扪及肿块。

3. 超声探查、CT 扫描及 MRI 检查有助于诊断。

4. 基础代谢率检查有助于诊断。

（二）鉴别诊断

本病须与突起睛高相鉴别,其内容详见表 20-1。

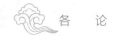

表20-1　鹘眼凝睛与突起睛高的鉴别表

鉴别点	鹘眼凝睛	突起睛高
病性	甲状腺相关性免疫眼眶病	急性炎症性
病势	发病缓慢，多双眼渐进突出	发病猝然，多单眼急速外突
全身症状	常伴有心跳加快、消瘦多汗等	常伴有发热头痛、烦躁神昏等

四、治疗

本病多为全身疾病的局部表现之一,故应结合全身情况进行治疗。

（一）辨证论治

1. 气郁化火证

主证:眼珠进行性突出,不能转动,白睛赤肿,畏光流泪;全身或伴有急躁易怒,口苦咽干,怕热多汗,心悸失眠;舌质红苔黄,脉弦数。

辨证分析:情志不舒,肝失调达,气机郁结,久而化火,肝火上炎目窠,火性暴烈,以眼珠呈进行性外突、白睛赤肿及气郁化火的全身症状为辨证要点。

治法:清肝泻火,解郁散结。

方药:丹栀逍遥散加减。肝经郁火较重者,加石决明、夏枯草、香附清泄郁火;胸闷胁痛者,加青皮、郁金疏肝解郁;眼珠突出明显或眶内可扪及肿块,可加丹参、红花、海藻、昆布化瘀通络散结。

2. 阴虚阳亢证

主证:眼珠微突,凝视不能转动,白睛微红;全身可伴头晕耳鸣,心烦失眠,消瘦多汗,腰膝酸软;舌质红苔少,脉细数。

辨证分析:此乃本虚标实之证。阴损血亏,目窍失于濡养,且虚阳上扰,清窍不利,以眼珠微突而白睛淡红,以及头晕耳鸣、心烦不寐、腰膝酸软等全身症状为辨证要点。

治法:滋阴潜阳,平肝降火。

方药:平肝清火汤加减。阴虚火旺者,加知母、黄柏滋阴降火;心悸失眠者,加莲子心、麦冬、夜交藤养心安神;双手震颤者,加石决明、龟板、鳖甲滋阴平肝息风。

3. 痰瘀阻滞证

主证:眼珠外突,运转受限,白睛暗红,视一为二,羞明流泪;胁肋胀满,胸闷不舒;舌暗红苔黄,脉弦。

辨证分析:肝气郁结,气滞血瘀,瘀血阻滞;木郁土壅,脾失健运,水湿不化,聚湿成痰,痰瘀互结,阻于目窠,故以眼珠突出、不能运转,胁胀胸闷,舌暗,脉弦等为辨证要点。

治法:疏肝理气,化瘀祛痰。

方药:逍遥散合清气化痰丸加减。可加川芎、桃仁、莪术、三棱活血化瘀;郁热之征明显者,加郁金、夏枯草、茺蔚子解郁清肝;眼突明显者,加生牡蛎、浙贝母、夏枯草、昆布软坚化痰散结。

（二）外治法

1. 涂眼药膏　可用抗生素眼膏涂眼,以防暴露赤眼生翳。

2. 湿热敷　用桑叶、荆芥、防风、菊花、大青叶、当归、赤芍水煎,过滤取汁作眼部湿热敷。

3. 手术治疗　对于突眼严重或有视神经受压者,可行眼眶减压术。

（三）其他治法

1. 针刺治疗

（1）选风池、天柱、百会、阳白、外关、内关、合谷、行间、太冲等穴，每次 2~4 穴，交替轮取，泻法为主，每日 1 次。

（2）选用内迎香、太阳、上星、合谷等穴点刺放血，以开郁导滞。

2. Graves 眼病患者，如检查指标有异常者，可在专科医师指导下用抗甲状腺药物治疗。

3. 眼眶假瘤者，可应用广谱抗生素合并糖皮质激素以及抗凝剂、碘剂等治疗。

五、预防与调护

1. 注意情志调节，保持心情舒畅。

2. 忌食肥甘厚腻及辛辣炙煿之品，以免加重病情。

3. 在眼珠尚未突出的阶段应积极治疗，防止病变发展。

（霍　勤）

学习小结

复习思考题

1. 简述眉棱骨痛的病因病机、临床特点、辨证分型及治疗。

2. 突起睛高的发病特点及治疗要点是什么？

3. 试述鹘眼凝睛之气郁化火证的证候、辨证分析、治法及方药。

PPT 课件

◇◇◇ 第二十一章 ◇◇◇

眼 外 伤

学习目标

通过本章的学习,掌握异物入目、撞击伤目、真睛破损的概念、病因病机、诊断及辨治要点。了解化学性眼损伤、辐射性眼损伤的发病特点和治疗原则。

眼外伤是指眼珠及其周围组织受外物意外伤害而导致损伤的一类眼病。古代医籍统称为"为物所伤之病"。

眼外伤按致伤原因分为机械性眼外伤和非机械性眼外伤两大类。机械性眼外伤包括钝挫伤、穿通伤、异物伤等;非机械性眼外伤包括化学伤、热烧伤、辐射性眼外伤等。国际眼外伤学会将其分为开放性和闭合性两类。锐器伤致眼球壁全层裂开者,称眼球穿通伤;锐器伤致眼球壁有入口及出口的损伤,称贯通伤;异物入眼引起的损伤,称眼内异物;钝器伤致眼球壁裂开者,称眼球破裂伤;钝挫伤引起的闭合性损伤,没有眼球壁的全层裂开。眼外伤的临床表现及预后,与致伤的因素、部位、程度等因素密切相关。眼外伤常具有以下特点:

1. 障碍视力 目为至宝,构造精细,组织娇嫩,经络密布,如有损伤,必伤血耗气;瘀滞不畅,导致眼珠形态损害及功能障碍。如黑睛瘢痕、晶珠混浊、视衣脱离等,均可阻碍神光发越,视瞻障碍。

2. 易于出血 胞睑、黄仁、视衣等眼部组织脉络丰富,伤后易致出血,如胞睑瘀血、白睛溢血、血灌瞳神、眼底出血等。

3. 易感邪毒 伤处易被致伤物污染,特别是无血络分布的黑睛、神膏,抗邪力较低,易被风热邪毒侵袭,出现严重证候。

4. 影响健眼 真睛破损,如处理不及时或不当,伤眼红赤难消或眼内存留异物者,可影响健眼。若治不及时,可致双眼失明。

5. 易于误诊 眼球伤口细小或隐蔽而症状轻者,易被漏诊;非金属球内异物,易于漏诊;全身多发性损伤,抢救时易忽略眼部,而致眼病漏诊误诊。

因此,临证时要全面询问病史,详细了解受伤时间、致伤物性质与自觉症状;系统而有重点地检查伤眼,必要时结合影像学、超声等检查以明确诊断。

眼外伤的治疗常需中西医结合、内外兼治。若红肿疼痛、畏光流泪、黑睛生翳,多属外感风热,治以祛风清热活血;若胞睑青紫、白睛溢血、血灌瞳神及眼内出血,多属络伤血溢,治以凉血止血活血;若目赤肿痛、抱轮红赤或白睛混赤,黑睛溃烂,黄液上冲等,多为热毒侵眼,治以清热解毒凉血等。

第一节 异 物 入 目

异物入目是指异物进入眼内,黏附或嵌顿于白睛、黑睛或睑内,引起眼部碜涩不适的眼病。本病名首见于《中医临证备要》，又名眯目、飞丝尘垢入目、飞尘入眼、物偶入睛等。

本病相当于西医学的结膜、角膜异物。

一、病因病机

日常工作生活中，因防护不当，以致金属碎屑、玻璃细渣、谷壳麦芒等溅入眼内；或沙土尘埃、煤灰碳渣、竹木碎屑、碎叶毛刺等随风吹入眼内；或细小昆虫飞扑入目。

二、临床表现

1. 自觉症状　若异物位于睑内、白睛，患眼轻度磣涩不适，流泪疼痛；若异物位于黑睛浅层，则刺痛流泪、羞明难睁。

2. 眼部检查　睑内、白睛或黑睛表层可见异物存留，多伴白睛红赤。若异物嵌于黑睛，可伴抱轮红赤或白睛混赤；若异物稽留日久，其周围可见灰白翳障；异物若为铁屑、铜屑，除上述症状外，并见异物周围棕黄色锈环或铜绿色锈环；若复感邪毒，可变生凝脂翳、瞳神紧小等变症（图21-1）。

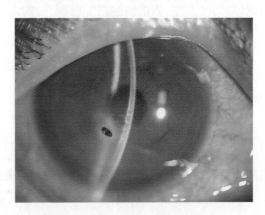

图 21-1　异物入目（黑睛表面异物）

三、诊断依据与鉴别诊断

（一）诊断依据

1. 有明确异物入目史。

2. 患眼磣涩疼痛、羞明流泪。

3. 睑内、白睛、黑睛浅层查见异物。

（二）鉴别诊断

本病当与真睛破损相鉴别。前者异物存留于睑内、白睛或黑睛浅层，尚未进入球内；而后者常因异物飞溅入目、刺穿眼球，留于球内，可见穿通伤口。

四、治疗

本病治疗以清除异物、防止感染为原则。

治疗当分辨异物的部位、性质、形状；眼内存留时间的长短；是否伴有邪毒入侵等情况。一般不需内治，若出现睛伤邪侵证，则需配合内治。

（一）辨证论治

本病一般辨证为睛伤邪侵证。

主证：异物嵌于黑睛日久，或黑睛异物取出术后，患眼羞明流泪，目痛难睁；抱轮红赤，黑睛星翳；舌淡红，苔薄，脉浮数。

辨证分析：异物损伤黑睛，风热毒邪乘伤侵袭，致黑睛生翳，以黑睛星翳、抱轮红赤为辨证要点。

治法：疏风清热，平肝退翳。

方药：石决明散加减。若无便秘，可去大黄；若热毒炽盛，患眼红肿疼痛明显者，酌加金银花、野菊花、蒲公英、连翘、紫花地丁以助清热解毒，消肿止痛。

（二）外治

1. 游离、黏附于睑内、白睛、黑睛表层的异物，可用氯化钠注射液冲洗清除；或用无菌盐水棉签拭除;如为麦芒、毛刺等尖细异物,可用镊子夹住异物顺方向拔除,并涂抗生素眼膏或滴眼药水。

2. 嵌于黑睛浅层的异物,不能冲洗或拭除者,采用角膜异物剔除术。

手术方法:一般在裂隙灯下进行。氯化钠注射液清洁冲洗结膜囊后,滴用 0.4% 盐酸奥布卡因滴眼液 2 次进行表面麻醉,嘱患者固视前方,术者以无菌异物针或无菌注射针头,从异物一侧呈 15° 角剔除异物,针尖朝向角膜缘方向,切忌垂直刺入,以免穿穿角膜。如有铁锈铜锈,应同时剔除;如铁锈铜锈多而深,一时难以取净者,可分次取出。术中严格无菌操作,术毕滴用抗生素眼药水或涂眼膏。

3. 较深的异物,可用电磁铁吸出。

4. 角膜多发异物时,应根据异物深浅,由浅至深分批剔除,避免一次过多剔除异物,造成黑睛广泛损伤,遗留瘢痕而危害视力。

五、预防与调护

1. 加强卫生宣教,提高防护意识。施工过程中,严格执行操作规程。如使用射钉枪、车床砂轮磨制器具、铁锤捶打坚脆物体时,均应配戴护目镜。

2. 如有麦芒、谷壳、泥沙、毛刺等不慎入目时,严禁揉拭,应及时就医取出。

第二节　撞击伤目

撞击伤目是指眼部受钝力撞击,损及眼组织,眼球无穿破伤口的眼病。古籍中虽无撞击伤目病名记载,但根据损伤部位的不同,《证治准绳》分别称之为"振胞瘀痛""惊震外障""触伤真气"等病。

本病与西医学机械性非穿通性眼外伤相类似,又称眼部钝挫伤。包括眼睑挫伤、角膜挫伤、虹膜睫状体挫伤、前房积血、晶状体脱位、玻璃体积血、视网膜脉络膜损伤、视神经挫伤等。其症状与预后取决于钝力的轻重、受伤部位等因素。

一、病因病机

1. 球类、棍棒、拳头、砖头、石块、金属块、皮带等钝器击伤眼部。

2. 高压液体、气体冲击眼部,除接触处直接受伤外,还可通过作用力的传导,伤及眼内深部组织。

3. 因碰撞、跌倒等导致头面部撞击硬性物体。

4. 眼球邻近组织损伤或头部受强烈震击,亦可伤及眼球。

因上述原因,发生钝力撞击、伤及目珠,组织受损、气血受伤,以致气滞血瘀而障碍目力,为本病的主要病因病机。

二、临床表现

(一)自觉症状

因撞击部位、程度不同,表现各异。伤及胞睑、白睛者,眼胀眼痛、甚则睁眼困难;伤及黑睛者,眼痛碜涩、畏光流泪、视物模糊;伤及晶珠、神膏、视衣者,视物模糊或视物变形;伤及眼眶者,眼眶及头部疼痛;伤及眼外肌者,可见复视头晕等症。

(二)眼部检查

1. 胞睑受伤　胞睑青紫、瘀血肿胀、睑闭难睁,或有皮下气肿。出血量多时,可致对侧胞睑青紫肿胀,或伴见上胞下垂,眼睑裂伤(图21-2)。

2. 白睛受伤 白睛溢血,初期色泽鲜红,久则变暗,量少者呈片状分布,多者布满整个白睛,或可伴见白睛撕裂(图21-2)。

3. 黑睛受伤 轻者黑睛表层擦伤脱落,荧光素钠染色着染;重者黑睛见条状、片状灰白色混浊,伴抱轮红赤;若邪毒乘伤侵袭,可变生凝脂翳。

4. 黄仁受伤 初期短暂性瞳神缩小,继之散大不收或变形;若黄仁断裂,则瞳神不圆,呈"D"形或新月形;若黄仁脉络破损,可见血灌瞳神,量少则沉积于瞳神以下,多则漫过瞳神,积血日久不散,可致黑睛血染,障碍视力;或致目珠胀痛,继发绿风内障等变证(图21-3)。

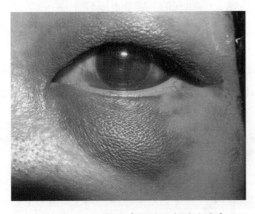

图21-2 撞击伤目(胞睑、白睛出血)

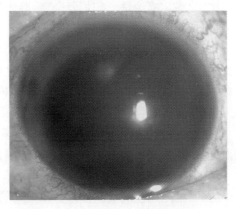

图21-3 撞击伤目(血灌瞳神前部)

5. 晶珠受伤 晶珠半脱位或全脱位,若脱于黄仁后、或脱于神膏中,黄仁可发生震颤;若脱于黄仁前,可变生绿风内障;或晶珠逐渐混浊,变生惊震内障。

6. 眼底受伤 可见视网膜出血、水肿,甚则玻璃体积血,眼底不能窥见;或见视网膜脱离;或见视神经挫伤、脉络膜裂伤等重症(图21-4)。

7. 眼眶受伤 可致眶骨骨折或眶内瘀血;瘀血较多者,可致眼珠突出而为物伤睛突。合并颅骨骨折者,常伴口、鼻、耳出血,眶内出血12小时后,围绕眶缘之胞睑皮下、白睛下出现瘀血。若视神经管处发生骨折,可致视神经受压、撕脱,致视力剧降,甚至失明。

8. 眼外肌受伤 目珠偏斜、转动失灵,视一为二。

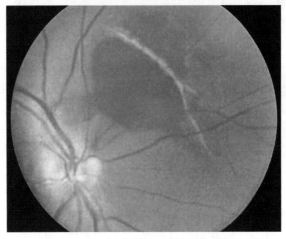

图21-4 撞击伤目(脉络膜裂伤)

(三)实验室及特殊检查

1. 眼眶受伤时,需行X线或CT检查排除眶骨及颅骨骨折。

2. 玻璃体大量积血时,需行B超检查判断是否有视网膜或脉络膜脱离。

三、诊断依据与鉴别诊断

(一)诊断依据

1. 有钝器撞击伤目史。

2. 有相应的眼部受伤临床表现。

3. 眼眶受伤时,X 光或 CT 示眼眶骨折。

（二）鉴别诊断

本病当与真睛破损相鉴别。前者系因眼部受钝力撞击,损及眼组织导致的病变,但眼球无穿通伤口;后者眼珠为物所伤,且有穿通伤口。

四、治疗

首当分辨受伤部位、轻重、新久、有无并发症等情况,再采取相应措施治疗。治疗常以止血活血、化瘀止痛为法。伤情复杂者,除内服外治外,必要时需配合手术治疗。

（一）辨证论治

1. 络伤出血证

主证:伤眼胀痛,或视力下降。检查见胞睑青紫肿胀,重坠难开;或白睛溢血,血色鲜红;或黄仁受损,血灌瞳神,视力下降;或眶内瘀血,目珠突出;或眼底出血,玻璃体积血,视力剧降,甚则暴盲等;舌质紫暗,脉涩。

辨证分析:钝物撞击伤目,脉络受损,血溢络外,致胞睑、白睛、目眶、眼底等部位出血,尤以血灌瞳神、眼底出血为重,以眼各部位出血为辨证要点。

治法:早期凉血止血,后期活血化瘀。

方药:早期用生蒲黄汤加减。出血之初,出血重而不易止者,可选加大蓟、小蓟、茜草、仙鹤草、藕节、白茅根、血余炭、侧柏炭等以助凉血止血,防止再出血;若头眼胀痛,加夏枯草、石决明平肝清热。

后期血止而留瘀者,宜活血化瘀,可选用祛瘀汤等加减。若积血多而难消,可酌加三七、三棱、莪术、川牛膝、枳壳以破血行气消瘀;若有化热倾向,兼便秘者,可加大黄以泻下攻积、清热祛瘀。

2. 气滞血瘀证

主证:外伤后视物模糊,甚或视物不见;头眼胀痛,或伴恶心呕吐。检查见上胞下垂;或目珠偏斜;或黑睛混浊;或瞳神散大不收;或血灌瞳神,日久不散,黑睛泛黄混浊,眼硬如石;或晶珠混浊;或视网膜水肿、渗出、出血等;舌质紫暗,或有瘀斑,脉涩。

辨证分析:钝物撞击伤目,组织受损,血瘀水停,故见血灌瞳神、瞳神散大、视网膜水肿等,以眼各部位受损症状为辨证要点。

治法:行气活血,化瘀止痛

方药:血府逐瘀汤加减。上胞下垂、目珠偏斜者,加白附子、僵蚕以通络;黑睛混浊者,加木贼、菊花以退翳明目;瞳神散大者,加香附、白芍、五味子以顺气敛瞳;若视网膜水肿,可加车前子、茯苓、薏苡仁以利水消肿;痛甚者,加乳香、没药以活血止痛。若晶珠混浊,参照惊震内障治疗。

本证后期酌情选用滋补肝肾,活血明目之剂,以恢复功能,提高视力。

（二）外治

1. 点眼法　黑睛混浊者,可点用清热解毒滴眼液,或选用抗炎类滴眼液、眼膏。

2. 外敷法　胞睑青紫肿胀者,24 小时内宜先冷敷止血,48 小时后改热敷促消散。或用酒调七厘散外敷,以消肿止痛散瘀。目珠疼痛者,可用生地黄、红花、芙蓉叶等量捣烂,鸡蛋清调匀,隔纱布敷患眼。

3. 手术　若胞睑裂伤、或白睛撕裂超过 3mm,应行清创缝合术;前房积血,经药物治疗4~5 天无吸收,且眼压持续升高者,可行前房穿刺术;晶珠脱于黑睛黄仁间,变生绿风内障者,应摘除脱位晶珠;晶珠脱入神膏者,可行玻璃体手术;晶珠混浊,视力严重下降者,可行手术摘除;若合并眶骨、颅底骨折者,需请有关科室会诊手术。

（三）其他疗法

1. 中成药治疗　根据辨证分型,可选用复方血栓通胶囊、血府逐瘀胶囊等口服。或选用复方丹参注射液、川芎嗪注射液、葛根素注射液、血塞通注射液等静脉滴注治疗。

2. 电离子导入　血灌瞳神者,可选用复方丹参注射液、血塞通注射液、红花注射液等电离子导入,促进瘀血消散。

3. 高压氧　若发生目系暴盲者,早期可配合高压氧疗法。

4. 加压包扎　眶内出血致眼珠突出,或胞睑皮下气肿者,需加压包扎,勿擤鼻涕,避免打喷嚏。

5. 针刺治疗　目珠刺痛,黑睛生翳者,可配合针刺止痛。取穴:四白、太阳、合谷、承泣、睛明等。

五、预防与调护

1. 本病应以预防为主,工作严格操作规程,配戴护目镜等,以做好安全防护,杜绝外伤事故发生。加强青少年安全教育,制止儿童及青少年玩钝器及弹弓,体育运动时应注意安全防护。

2. 血灌瞳神者,宜取半卧位,用眼罩遮盖双眼,静卧休息。

第三节　真睛破损

真睛破损是指外物伤目并有穿通伤口的眼病。以刀、针、剪等锐器刺伤较常见,可伴眼内异物,甚者可影响健眼,为眼外伤中的重症。本病名首见于《证治准绳·杂病》,又名偶被物撞破外障、被物撞破、物损真睛。

本病相当于西医学机械性穿通性眼外伤,又称眼球穿通伤。其预后取决于伤口部位、范围和损伤程度,有无眼内异物存留、有无并发症,以及治疗措施是否及时适当,但多数预后不良。毒伤健眼者,与西医学的交感性眼炎相类似,一旦发生,往往造成严重的后果。

一、病因病机

1. 刀、剪、锥、针、钉、铁丝、竹签等锐器刺破眼珠。
2. 高速飞溅之金石、玻璃、瓷器碎屑,或爆炸之碎石、破片等飞射入目。
3. 过猛钝力撞击挤压,或跌仆碰打致眼珠破裂。

外伤可直接损伤组织,导致黑睛破损、黄仁绽出、神水外溢等。也可损伤脉络,引起血溢络外,气滞血瘀。致伤物又多污秽,眼珠一旦被穿破,风热邪毒易乘虚侵入眼内,蓄腐成脓,甚则脓攻全珠,造成睛珠毁坏。

二、临床表现

（一）自觉症状

伤眼表现为不同程度的疼痛、畏光流泪、睁眼困难,视力骤降等,可伴头痛;若毒伤健眼,则健眼亦见畏光流泪,头目疼痛,视力下降等症。

（二）眼部检查

1. 患眼伤情　伤眼可见大小形状不一的穿通伤口,可合并胞睑穿透伤。伤口可位于白睛里层、黑睛、黑白睛交界处；可见白睛或黑睛破裂、神水溢出；或前房变浅、眼压降低；或黄仁脱出、状如蟹睛；瞳神变形、或瞳神欹侧；或血灌瞳神；或晶珠脱出、晶珠混浊；或神膏外溢、视衣脱离等，甚者眼珠塌陷变软，终至萎缩失明（图21-5）。

2. 眼内异物　如系飞溅之异物射穿者，需根据病史、体征，结合眼部 X 线片和 B 超检查，必要时行 CT、MRI 扫描，明确异物属性及部位。眼内异物不仅造成机械性损伤，且因异物滞留极易造成眼内感染。铁、铜等金属异物，易发生铁质沉着症或铜质沉着症，进一步造成严重的眼部损害，甚则导致失明（图21-6）。

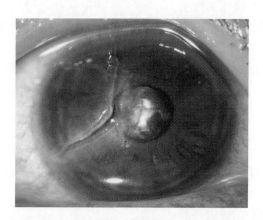

图 21-5　真睛破损（黑睛破裂、晶珠混浊）

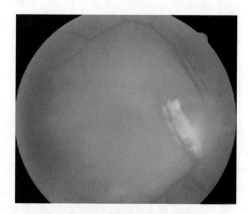

图 21-6　真睛破损（眼内异物）

3. 毒伤健眼　是真睛破损的严重并发症，多发生于伤后2~8周，如穿通伤口在白睛、黑睛交界处，创口嵌有黄仁等组织，创口长期愈合不良；或红赤疼痛难消，或反复出现；或眼内有异物存留等，较易影响健眼。健眼受累可出现视力剧降，畏光流泪、头目疼痛，抱轮红赤或白睛混赤，瞳神紧小，神水、神膏混浊，视盘水肿等症，即属交感性眼炎。

（三）实验室及特殊检查

1. 影像学检查　怀疑眼内异物时，应做眼部 X 线片和 B 超检查，必要时行 CT 扫描、MRI 检查，以明确异物属性及部位。

2. 血常规　部分患者可见白细胞总数及中性粒细胞比例增高。

三、诊断依据与鉴别诊断

（一）诊断依据

1. 有明确眼部外伤史或异物入目史。

2. 视力急剧下降，甚至无光感。

3. 黑睛、白睛、或黑白睛交界缘有穿通伤口，或黄仁脱出，状如蟹睛。

4. 神水外溢，甚者黄仁、晶珠、神膏等眼内组织脱出，眼珠塌陷变软。

5. 眼内异物存留。

（二）鉴别诊断

本病当与撞击伤目相鉴别。前者眼珠为锐器所伤，且有穿通伤口，甚者眼内组织脱出；而后者系因钝力撞击伤目，虽损及眼组织，但无穿破伤口。

四、治疗

本病属眼科急症，治疗应先清创缝合，手术封闭伤口，尽早取出异物，有效防控感染。应分辨损伤的部位，伤势的轻重、异物的有无及其性质，邪毒的轻重等情况，再采用相应治疗措施,并常配合中医辨证治疗。此外,注意观察有无感伤健眼之证。

（一）辨证论治

1. 气滞血瘀证

主证:视力剧降,伤眼刺痛或胀痛,胞睑肿胀难睁。检查见白睛或黑睛破裂,神水溢出;或白睛溢血;或血灌瞳神;或晶珠混浊;或视网膜出血;舌质暗红,脉弦或涩。

辨证分析:目为锐器刺穿,故见白睛或黑睛破裂;外力损及目中血络,血溢络外,故血灌瞳神、视网膜出血;因伤致瘀,瘀则不通,不通则痛,伤眼刺痛或胀痛。以伤眼刺痛胀痛、眼各部位出血为辨证要点。

治法:行气活血,化瘀止痛。

方药:桃红四物汤加减。血灌瞳神、或视网膜出血早期,酌加墨旱莲、茜草、侧柏叶以凉血止血。血止后,酌加丹参、郁金、牡丹皮、三七、香附以活血化瘀理气。伤眼痛剧者,酌加没药、乳香、苏木以化瘀止痛。

2. 脓毒侵袭证

主证:伤眼剧痛,热泪频流,羞明难睁,视力剧降。检查见胞睑红肿;抱轮红赤或白睛混赤;白睛或黑睛破损,伤口污秽;或黄仁、晶珠、神膏等珠内组织脱出;或神水混浊,黄液上冲;甚则脓攻全珠。舌红,苔黄,脉数。

辨证分析:真睛破损,珠内组织脱出;邪毒乘伤入侵,蓄腐成脓,致黄液上冲、甚则脓攻全珠。以伤眼剧痛、伤口污秽浮肿、黄液上冲为辨证要点。

治法:清热解毒,凉血化瘀。

方药:经效散合五味消毒饮加减。方中犀角现已禁用,常以水牛角、生地黄、玄参、牡丹皮代替。若黄液上冲、便秘者,酌加芒硝、车前草通利二便,引热下泄。

3. 毒伤健眼证

主证:伤眼白睛或黑睛破损,迁延难愈,反复发作;健眼视物模糊,或视力剧降,羞明流泪。检查见伤眼反复红赤;健眼抱轮红赤或白睛混赤,黑睛后壁沉着物,神水混浊,瞳神缩小,或神膏混浊,或视盘充血水肿,视网膜见黄白色渗出等。舌红苔黄,脉弦数或滑数。

辨证分析:一眼受伤,邪毒乘伤入侵,致伤眼迁延难愈,甚则邪毒流注经络气血,交感健眼。以伤眼迁延难愈,健眼视物模糊、神水混浊、瞳神缩小、神膏混浊为辨证要点。

治法:清热泻火,凉血解毒。

方药:泻脑汤加减。若口苦咽干、头目痛甚,酌加石决明、夏枯草、青葙子以清肝泻火。若神膏混浊,视网膜出血、渗出甚者,酌加丹参、赤芍、郁金、泽兰、川牛膝以凉血散瘀;加浙贝母、龙骨、牡蛎以软坚散结。

（二）外治

1. 伤眼处理　用生理盐水冲洗伤眼,清除所有污物。若伤口小于3mm,不伴内容物脱出者,可不必缝合,涂抗生素眼膏后加压包扎;伤口大于3mm者,需行清创缝合术。伴眼内容物脱出者,应对症酌情处理。伴眼内异物、尤为金属异物时,应尽早取出,并注意处理好睫状区伤口,以预防交感性眼炎的发生。

2. 局部点眼　滴用广谱抗生素滴眼液及散瞳滴眼液,或清热解毒滴眼液。

（三）其他疗法

1. 抗感染治疗　常规注射破伤风抗毒素,以预防破伤风;全身应用足量广谱抗生素和糖皮质激素以抗感染;或辨证选用清开灵注射液等中成药静脉滴注。

2. 交感性眼炎治疗　对可能发生或已出现症状的交感性眼炎患者,应立即全身及局部使用大剂量糖皮质激素,必要时酌情应用免疫抑制剂治疗。

五、预防与调护

1. 真睛破损是一种严重的眼外伤,常致目盲,故重在预防。应大力宣传眼外伤防治知识,厂矿企业应建立健全安全生产规章制度,严守操作规程,加强劳动保护。一旦发生眼外伤,应及时就医,尽早治疗。

2. 加强青少年安全教育,禁止玩弄刀、剪、针、笔、竹签、玻璃等尖锐物品,严禁乱玩火药、雷管等易爆物品。

3. 注意卧床休息,饮食宜清淡,保持大便通畅,避免剧烈咳嗽。

第四节　化学性眼损伤

化学性眼损伤是指化学性物质入目,引起眼部组织损伤的眼病。本节着重介绍酸碱入目引起的眼部损伤。"酸碱入目"病名见于《中医眼科全书》。古籍中虽无"酸碱入目"记载,但《华佗神医秘传》中曾载有"碱水入目"。

本病相当于西医学的酸碱化学伤,属眼科急重症。其对眼部损害程度与预后,取决于致伤物的性状、浓度、温度、压力、量的多少、与眼接触时间的长短、急救措施是否恰当等。一般情况下,碱性物质烧伤较重较深,酸性物质烧伤较浅而局限;气体损伤较轻,固体较重,液体介于两者之间;温度愈高,压力愈大,损伤愈重。如果酸碱物质浓度高,入眼量大,接触时间长,可致眼组织腐蚀性损伤坏死,甚至眼珠全毁的严重后果。

一、病因病机

1. **酸性化学伤**　致伤物为硫酸、硝酸、盐酸等强酸,及醋酸、蚁酸等有机酸。低浓度时引起局部刺激,高浓度时致组织蛋白凝固、坏死,可在一定程度上阻止酸性物质向深部组织渗透扩散。但若浓度高,入眼量大,接触时间长,亦可造成严重损害。

2. **碱性化学伤**　致伤物为氢氧化钾、氢氧化钠、石灰、石灰水、氨水、液态氨等液体及固体性强碱,以及某些有机碱。碱与组织蛋白结合后产生液化性坏死,形成可溶于水的碱性蛋白,还可与组织中的类脂质发生皂化反应而向深部组织渗透,使损伤扩大加深,并产生严重并发症。

3. 硫化氢气体等强烈化学性气体接触眼部。

4. 染料厂、制药厂的化学性粉尘、结晶、颗粒等固体物质进入眼内。

二、临床表现

1. **自觉症状**　轻者伤眼灼热刺痛,畏光流泪;重者伤眼剧痛,高度羞明,胞肿难睁,热泪频流,视力剧降。

2. **眼部检查**　轻者伤眼胞睑、白睛微红微肿,黑睛微混、表层点状脱落;中等病情者,胞睑见水疱溃烂,白睛红赤壅肿,黑睛混浊,愈后遗留瘢痕翳障(图21-7);重者胞睑红肿焮痛或起泡糜烂,白睛混赤壅肿或呈灰白色坏死,黑睛混浊坏死,甚至穿

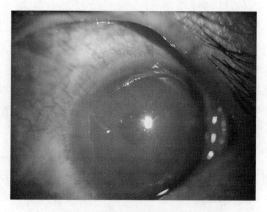

图21-7　化学性眼损伤,酸性化学伤

孔,合并黄液上冲,瞳神紧小、晶珠混浊、绿风内障等症。后期可并发睥肉粘轮,眼珠干燥,流金凌木(假性翼状胬肉),黑睛厚翳,赤脉入侵或血翳包睛,甚者眼珠萎软塌陷而失明。

三、诊断依据与鉴别诊断

（一）诊断依据

1. 明确的化学物质入目史。

2. 眼部灼热刺痛,畏光流泪,视力下降。

3. 白睛混赤,黑睛混浊或坏死,或见黄液上冲,瞳神紧小等。

（二）鉴别诊断

因进入眼部的化学物质酸碱属性不同,其治疗措施不同。酸性化学伤与碱性化学伤鉴别见表 21-1。

表 21-1　酸性化学伤与碱性化学伤鉴别表

鉴别要点	酸性化学伤	碱性化学伤
病史	酸性物质入目史	碱性物质入目史
创面	边界清楚，创面较浅，不扩大加深	边界不清，创面较深，易扩大加深
坏死组织	易分离脱落	不易分离
眼内组织反应	较轻	较重
合并症	较少	瞳神紧小、晶珠混浊、绿风内障等

四、治疗

本病治疗原则为及时、彻底清除酸碱物质,减轻眼部组织损伤,预防治疗并发症,提高视力。强调中西医结合治疗,促进组织修复。

（一）辨证论治

1. 热邪侵目证

主证:伤眼灼热刺痛,畏光流泪,视物模糊。检查见胞肿难睁,或起泡糜烂;白睛混赤壅肿或坏死,黑睛混浊,或有酸碱物质黏附于睛珠表面,甚者伴黄液上冲、瞳神紧小等症。舌红,苔薄黄,脉数。

辨证分析:酸碱入眼,热邪犯目,故灼热疼痛,白睛混赤;热邪引动肝火,灼伤黑睛、黄仁,故黑睛混浊、瞳神紧小。以伤眼灼热刺痛、白睛混赤壅肿、黑睛混浊或坏死为辨证要点。

治法:平肝清热,明目退翳。

方药:石决明散加减。脾胃虚寒者,去大黄、决明子。目赤甚者,酌加生地黄、牡丹皮、紫草、茺蔚子以凉血活血。伴黄液上冲、瞳神紧小者,参照凝脂翳、瞳神紧小治疗。

2. 阴亏翳留证

主证:伤已初愈,眼干涩羞明,视物昏蒙。查见白睛微红,黑睛翳障,或黑睛赤脉入侵,或睥肉粘轮;兼口渴便秘。舌质红,苔薄少津,脉细数。

辨证分析:酸碱伤目余邪未尽,或热邪伤阴,故干涩羞明;阴虚火旺,故白睛微红。热邪虽退,但遗留黑睛翳障,阻碍神光发越,故视物昏蒙。以伤眼干涩视昏、黑睛翳障为辨证要点。

治法:养阴清热,退翳明目。

方药:消翳汤加减。渴甚者,去防风、荆芥,酌加玉竹、天花粉、沙参、石斛以养阴生津。

若便秘,可加火麻仁润肠通便。

阴虚夹湿热者,可选用甘露饮加密蒙花、谷精草、木贼、青葙子、决明子等退翳明目。

（二）外治

1. 急救冲洗　一旦化学物质不慎入眼,立即就地用大量清水反复彻底冲洗,并尽快就医。医生接诊后,应以大量生理盐水冲洗眼球与结膜囊,反复冲洗,彻底清除残余化学物质;严重碱烧伤患者,可行球结膜切开冲洗。

2. 中和冲洗　急救处理后进行中和冲洗。酸性烧伤者,用3%碳酸氢钠液中和冲洗;碱性烧伤者,用3%硼酸液冲洗。石灰伤先予0.37%依地酸二钠溶液冲洗,继以1%~2%的依地酸二钠滴眼,避免钙离子沉着于黑睛。

3. 局部用药

（1）抗感染:伤眼频滴抗生素眼液,或清热解毒滴眼液以抗感染。

（2）散瞳:瞳神紧小者,滴用1%阿托品眼液或涂眼膏散瞳,预防瞳神干缺等症。

（3）胶原酶抑制剂:碱性烧伤黑睛溃烂时,滴用2.5%半胱氨酸滴眼液以中和烧伤后产生的胶原酶,防止黑睛穿孔。

（三）其他疗法

1. 中和注射　酸性烧伤者,用5%磺胺嘧啶钠2ml结膜下注射;碱性烧伤者,用10%维生素C注射液0.5~1ml结膜下注射,视病情确定注射次数。

2. 自血疗法　结膜下注射自身血清0.5ml,以改善黑睛营养。

3. 分离结膜囊　每日用玻璃棒分离结膜囊2~3次,并涂抗生素眼膏,以防止睑球粘连。

4. 手术治疗　病情严重或出现并发症者,据病情选择球结膜切开冲洗术、前房穿刺术、结膜囊成形术、睑外翻矫正术、角膜移植术等。

五、预防与调护

1. 本病以预防为主,做好宣传教育,妥善保管化学物品。

2. 相关人员,应了解掌握基本防护知识,加强个人防护,严格按照操作规程谨慎操作,避免眼化学伤的发生。

3. 车间、工地应备有急救必需品及中和药液,以备急用。

第五节　辐射性眼损伤

辐射性眼损伤是指由电磁波谱中各种辐射线直接照射眼部造成的眼损害。如微波、紫外线、红外线、X线、γ射线、中子、质子束等均会引起眼损伤。《中医眼科全书》将辐射线所致眼病统称为"辐射线伤目"。

本节重点介绍紫外线造成的辐射性眼损伤,又名电光性眼炎。病情轻重与紫外线强度、照射时间长短、及接受紫外线的距离有关。

一、病因病机

1. 电焊、气焊时,电弧、乙炔焰、融化金属等产生的紫外线照射引起。

2. 使用紫外线灭菌灯、太阳灯、高能光源等防护不当。

3. 在雪地、冰川、海面、沙漠等环境工作,受阳光照射后反射之紫外线所伤。

目受紫外线所伤,致胞睑、白睛、黑睛浅层发生风热伤目性病变。

二、临床表现

1. 自觉症状　受紫外线照射后 3~8 小时发病,轻者沙涩不适,羞明流泪,灼热刺痛;重者伤眼剧痛,热泪频流,胞肿难睁,视物模糊。

2. 眼部检查　胞睑红赤肿胀,可见红斑、水疱、小出血点;白睛红赤或混赤壅肿;黑睛表层微混,2%荧光素钠染色可见点片状着色,尤以黑睛暴露部分明显。症状一般持续 6~8 小时,1~2 日内消退。

若长期反复照射,可致睑弦赤烂、白睛红赤、黑睛混浊而障碍视力。

三、诊断依据与鉴别诊断

（一）诊断依据

1. 有紫外线照射病史。

2. 潜伏期一般 6~8 小时,不超过 24 小时。

3. 伤眼磣涩,羞明流泪,灼热刺痛或剧痛。

4. 胞睑红赤肿胀,白睛混赤,黑睛表层点片状翳障。

（二）鉴别诊断

本病当与聚星障相鉴别。两者临床症状相似,但前者有明确受紫外线照射病史;后者常有感冒发热病史,且易反复发作。

四、治疗

本病以止痛为要,促进修复,预防感染。

（一）辨证论治

1. 风热犯目证

主证:伤眼灼热刺痛,畏光流泪。检查见胞睑红赤肿胀;白睛红赤或混赤;黑睛浅层星翳。舌红,苔薄白,脉数。

辨证分析:目受紫外线所伤,证属风热之邪乘虚侵袭伤目,致胞睑、白睛红赤,黑睛星翳。以白睛红赤或混赤、黑睛浅层星翳为辨证要点。

治法:疏风清热,退翳止痛。

方药:新制柴连汤加减。若黑睛表层大量星翳,酌加木贼、蝉蜕、密蒙花以明目退翳。若痛剧者,酌加白芷、石决明祛风止痛。

2. 阴虚邪留证

主证:伤眼微痛干涩,视物昏蒙。检查见白睛红赤不显,黑睛星翳稀疏,伴口渴喜饮,舌红少苔,脉细数。

辨证分析:风热之邪伤津耗液,目失濡润,故眼干;黑睛遗留星翳,阻碍神光发越,故视物昏蒙。以伤眼微痛干涩、黑睛星翳稀疏为辨证要点。

治法:养阴清热,退翳明目

方药:消翳汤加减。若目干涩不爽,可酌加玉竹、天花粉、麦冬、玄参滋阴润燥。

（二）外治

1. 止痛　剧痛者,可少量滴用盐酸奥布卡因滴眼液或 0.5%丁卡因滴眼液止痛。可配合局部冷敷止痛。

2. 预防感染　滴用抗生素眼药水或眼膏以防感染。

五、预防与调护

1. 配戴防护面具 雪地、冰川、海面、沙漠等地作业者，或使用电焊、紫外线灭菌灯、太阳灯、高能光源等工作人员，应配戴防护眼镜。

2. 建立防护措施 电焊、光焊车间采用吸收紫外线涂料粉刷墙壁。

附：其他辐射伤

1. 红外线辐射伤 玻璃加工和高温环境可产生大量红外线，对眼部的损伤主要是热效应。临床表现类似轻度烧伤。其中短波红外线（波长 800~1 200nm）可被晶状体和虹膜吸收，造成白内障。红外线若透过眼组织，聚焦于视网膜，可致视网膜灼伤，后极部视网膜水肿，或见小出血点，甚者黄斑区形成裂孔，视力剧降。本病应以预防为主，接触红外线人员应戴含氧化铁的特制防护眼镜。

2. 可见光损伤 直接观看强烈日光时，可见光及短波红外线经眼组织折射，聚焦于黄斑而灼伤黄斑。眼科检查仪器及手术显微镜的强光源亦可引起光损伤。临床表现为畏光、中心暗点、视物变形、视力减退。轻者无明显病变，重者黄斑区水肿，或见小出血点、小裂孔。通常 3~6 个月恢复，宜对症治疗及配戴有色防护眼镜。

3. 电离性辐射伤 X 线、γ 线、中子或质子束可引起放射性白内障、放射性视网膜病变或视神经病变，角膜炎或虹膜睫状体炎等，应注意防护，使用防护隔离屏使射线不能穿透；眼部肿瘤放疗时，用铅板保护好眼球。

第六节 热 烧 伤

热烧伤是指因高热造成眼部组织损伤的眼病。根据致伤物不同，热烧伤分为火焰性热烧伤和接触性热烧伤两大类。直接接触高温液体、固体、气体等引起的热烧伤称接触性热烧伤，其中，由高温液体如铁水、沸水、热油等致伤者称为烫伤；由火焰喷射引起的烧伤称火焰性热烧伤。热烧伤中以火烧伤及烫伤更为常见。病情轻重及预后，与致伤物温度、数量及接触时间长短密切相关。

一、病因病机

日常生活或工作中，不慎被开水、沸油、蒸汽、钢水、铁水等高温液体，或火焰烧伤，导致胞睑、白睛、黑睛损伤。

二、临床表现

1. 自觉症状 轻者伤眼畏光流泪，灼热刺痛；重者伤眼剧痛，热泪频流，羞明难睁，视力下降或剧降。

2. 眼部检查 胞睑红赤浮肿或见水疱，重者胞睑肌肤烧焦变黑；白睛红赤或灰白色坏死；黑睛见灰白色翳障，或坏死脱落，甚者变生凝脂翳、瞳神紧小等症。后期灼伤处瘢痕形成，可发生睥肉粘轮、倒睫拳毛，黑睛翳障，愈后遗留厚翳或斑脂翳而障碍视力。

三、诊断依据与鉴别诊断

（一）诊断依据

1. 有明确热烧伤史。

2. 伤眼畏光流泪,灼热刺痛或剧痛,视力下降或剧降。

3. 胞睑红赤浮肿起水疱,白睛红赤或坏死,黑睛翳障。

（二）鉴别诊断

本病当与辐射性眼损伤相鉴别。前者有明确高温液体、气体、固体热烧伤史;后者有微波、紫外线、红外线、X线等辐射线照射病史。

四、治疗

本病治疗应防止毒邪内侵,促进创面愈合,预防并发症。

（一）辨证论治

火毒犯目证

主证:伤眼灼热剧痛,热泪频流,视物模糊。检查见胞睑红赤浮肿、或见水疱;白睛红赤或灰白色坏死;黑睛大片翳障,伴口干咽燥,便秘溲赤。舌红,苔黄,脉数。

辨证分析:热邪侵袭,灼伤胞睑、白睛、黑睛,故见胞睑、白睛红赤,黑睛生翳。以胞睑、白睛红赤,黑睛翳障为辨证要点。

治法:清热解毒,养阴散邪。

方药:银花解毒汤合石决明散加减。目赤甚者,酌加生地黄、牡丹皮、紫草以凉血活血;口干咽燥者,加玉竹、麦冬、玄参以滋阴润燥。

（二）外治

参照"辐射性眼外伤"一节。

（三）其他疗法

1. 胞睑灼伤　消毒局部后,无菌空针抽出液体,清除坏死组织,敷以紫草油纱布或外敷湿润烧伤膏。深度烧伤者,可做早期皮片覆盖。

2. 白睛灼伤　每日用玻璃棒分离结膜囊 2~3 次,并涂抗生素眼膏,以防止睑球粘连。若已发生,可行结膜囊成形术。

3. 黑睛灼伤　黑睛坏死穿孔,或遗留大片白斑者,行角膜移植术。

五、预防与调护

加强劳动保护及个人防护,配戴防护眼镜,严格操作规程。

ER-21-1

学习小结

————————————————————————————————————●（郭承伟）

复习思考题

1. 异物入目的外治方法有哪些?

2. 试述撞击伤目的临床表现、诊断及辨证论治方法。

3. 试述真睛破损的临床表现、辨证论治方法。

4. 试述化学性眼损伤的病因、诊断依据、治疗原则及急救方法。

5. 试述酸性化学伤与碱性化学伤的鉴别要点。

◇◇◇ 附　　录 ◇◇◇

附录:方剂
汇编

附录:眼科有
关正常值

主要参考书目

1. 陈达夫. 中医眼科六经法要. 成都:四川人民出版社,1978.
2. 唐由之,肖国士. 中医眼科全书. 北京:人民卫生出版社,1996.
3. 廖品正. 中医眼科学. 上海:上海科学技术出版社,1986.
4. 曾庆华. 中医眼科学. 2 版. 北京:中国中医药出版社,2007.
5. 段俊国. 中医眼科临床研究. 北京:人民卫生出版社,2009.
6. 段俊国,毕宏生. 中西医结合眼科学. 3 版. 北京:中国中医药出版社,2016.

复习思考题
答案要点

模拟试卷